정신건강 실태와

대응전략

강릉시보건소
강릉시정신보건센터

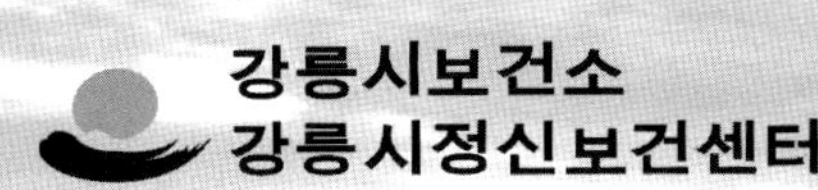

2007 강릉시

정신건강 실태와 대응전략

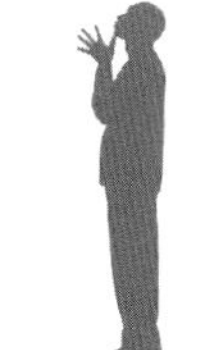

김상아 · 박웅섭
최명희 · 허영혜

한국학술정보㈜

머리말

　강릉시 보건소는 지난 10여 년 동안 강릉시의 보건수준 향상을 위해 지역보건의료계획을 세우고 실행해 오면서, 전국 최우수 보건기관, 행정서비스 우수기관, 보건시책 전반 최우수기관 등으로 선정되어 사업의 우수성을 대외적으로 인정받았습니다. 또한 강릉시민들을 대상으로 두 차례의 대대적인 조사연구 ― 2002년의 지역사회진단과 2006년의 지역사회 음주진단 ― 를 수행하였으며, 이를 바탕으로 시민들의 건강수준을 파악하고, 취약점에 대한 대응전략을 세워 근거 중심의 시민 건강증진을 위한 사업을 활발하게 진행하고 있습니다.

　이번에 강릉시 보건소에서는 강릉시민들의 정신건강증진을 위한 또 한 번의 대규모 조사연구를 실시하였습니다. 강릉시 주민들을 대상으로 임의추출을 통해 5,887명의 조사 대상자들을 선정하여 그들의 정신건강과 흡연율 실태를 조사하였습니다. 조사대상자들이 지역별, 성별, 연령별, 그리고 교육수준별로 고른 분포를 보여 강릉시의 현 정신건강 실태에 가장 근접한 결과를 산출할 수 있었습니다. 지역사회 정신건강 및 흡연율 실태 조사로는 전국적으로 모범이 되는 조사라 확신합니다.

　또한 1995년 정신보건법 제정과 함께 시작된 보건복지부의 정신보건사업에 있어 정신보건센터는 정신장애인의 재활과 지역사회의 정신건강증진을 위해 최일선에서 최고의 서비스를 제공하는 기관으로 자리매김했습니다. 강릉에서도 2007년 강릉시민의 정신건강증진을 위해 ‘강릉시정신보건센터’가 출범하였습니다. 강릉시정신보건센터는 일반 시민, 주부, 직장인, 아동과 청소년, 취약계층 및 노인 등을 대상으로 정신건강증진 및 정신질환 예방을 위한 교육 및 검사, 상담 등의 예방 프로그램과 강릉시 관내 정신질환 또는 정신장애를 지닌 이들을 위한 조기발견 및 치료, 추후관리 등의 재활 프로그램을 진행하고 있습니다. 이번 대규모 조사를 통하여 강릉지역 시민들에게 적합한 정신건강 프로그램이 개발되어 더욱 활성화될 것입니다. 마지막으로 어려운 여건 속에서도 열정적으로 연구를 수행하신 연구진 여러분들께 심심한 감사를 드립니다.

2007. 12. 27.

강릉시 보건소장 이 금 상

차 례

chapter **1**

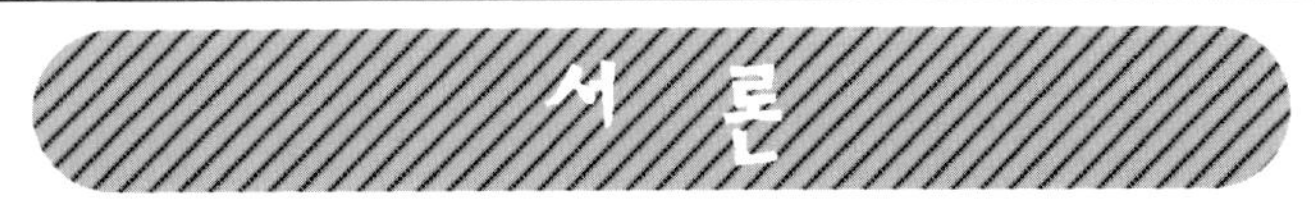

1. 연구의 필요성 및 목적

우리나라의 지역사회 정신보건사업은 1995년에 『정신보건법』이 제정되어 각 시·군·구 단위로 정신보건센터를 설치·운영하게 되면서 본격적으로 시작되었다. 정신보건법은 정신질환자들의 인권을 보장하는 내용을 기본이념으로 밝히고 있으며, 이를 계기로 정신보건에 대한 정책이 수용 위주에서 지역사회 정신보건사업으로 전환하게 되었다.

정신보건법 제정 이후 시범적으로 수도권 중심의 지역사회 정신보건사업이 시작되었다. 서울과 경기 일부 지역에 정신보건센터를 설립하고, 이러한 센터들을 주축으로 하여 지역사회 내 정신질환자 혹은 정신장애인의 권리 옹호와 사회복귀를 위한 노력을 기울여왔다. 이와 동시에 지역사회 주민들의 정신건강증진을 위한 교육 및 캠페인, 정신질환에 대한 편견 해소를 위한 사업을 진행해 왔다. 현재 이 사업의 사회·경제적 효과성이 입증되어 정부 주도하에 전국 165개의 정신보건센터가 설립되어 사업을 진행하고 있고, 앞으로 그 수는 점차 더 늘어날 계획이다. 지난 10여 년간 우리나라 지역사회 정신보건사업에서 나타난 사회·경제적 효과성을 간략히 설명하자면 다음과 같다.

첫째, 정신질환으로 인한 입원일수가 줄어들어 사회적 부담이 감소되었다. 이는 정신질환자들의 장기적 입원과 질병의 만성화를 방지하기 위해 정신질환자의 사회복귀와 직업재활에 정신보건사업의 총력을 기울여 정신질환자들의 지역사회 내 적응을 꾀한 결과로 판단된다. 둘째, 정신질환자들의 인권 신장과 정신질환자 가정의 사회·경제적 안정이다. 정신질환자의 사회복귀와 지역사회 적응을 위해서는 학업과 취업 등 그들 스스로 사회·경제적 역할을 수행할 수 있어야 한다. 정신보건사업은 지역사회 내 정신질환자들이 직업재활을 통해 경제활동을 하고 수익을 창출하여 자립할 수 있도록 지원하는 역할을 하였다. 병원이 아닌 지역사회 내, 즉 가정에서 생활하며 사회적응 또는 직업재활에 성공하여 자신의 사회·경제적 역할을 수행하게 되면, 정신질환자 스스로 성취감을 느끼고 자존감을 확립하게 된다. 또한 그들의 가족들을 환자 부양에 대한 부담을 덜게 되고 각 가족 구성원의 역할을 할 수 있게 된다. 당연히 누려야 하지만 이

전에는 그러하지 못하였던, 정신질환을 가진 한 고유한 인간의 존엄성과 권리, 그리고 가족들의 삶의 질까지 지역사회 정신보건사업을 통해 향상시킬 수 있었다.

이처럼 수도권 및 대도시에서는 여러 해 동안 정신보건센터가 정신보건사업을 수행하며 지역 내 정신질환자와 그 가족, 그리고 일반 주민들의 정신건강증진을 위해 힘써 왔으나, 강릉시에는 비로소 올해에 정신보건센터가 설립되었다.

지역사회 정신보건사업을 효과적으로 수행하기 위해서는 해당지역의 정신건강 실태 조사가 선행되어야 하고, 조사에서 드러난 지역 내 정신건강문제를 진단하여 그에 적합한 해결 전략을 세워야 한다. 전국 및 타 지역의 정신건강문제는 여러 연구와 통계청의 조사 자료로 실태가 파악되고 있으나, 강릉지역의 정신건강문제에 대한 실태 조사와 연구는 전무하다. 이에 강릉시정신보건센터는 주민들의 정신건강 실태에 대한 자료를 얻기 위해, 기관개소 원년인 올해 강릉지역의 정신건강 실태 파악을 위한 대대적인 조사에 착수하였다.

본 센터는 이번 조사결과를 근거로 한 지역사회 주민들의 정신건강문제에 대한 조기 개입과 위기중재, 정신질환 예방사업을 진행하여 향후 강릉지역의 전반적인 정신건강 증진에 기여하고자 한다.

2. 연구방법

가. 사망자료 분석

통계청에서 구축한 개인별 사망 데이터와 통계청에서 산출한 생명표를 이용하여 연령별 사망순위를 전국 데이터와 비교하여 전국과 비교하여 강릉에서 더 많은 사망원인을 살펴보았으며, 강릉시의 개인별 사망 당시의 기대여명을 사용하여 사망원인별 손실연수를 산출하여 강릉시 주민들에게 가장 영향을 미치고 있는 사망원인을 조사하였다.

사망원인 구분은 전국의 데이터와 비교할 수 있도록 사망원인 코드별로 분류된 자료를 가공하여 통계청에서 사용하고 있는 56 분류로 제시하였다.

전국과의 사망 순위 비교는 강릉의 특수적인 사망원인을 파악하는 데 있으나 사망손실 연수 분석은 사망원인들이 강릉시에 미치는 절대적인 부담 정도를 파악하는 데에 있으며 연령별 사망손실 연수보다는 총괄적인 부담 정도를 해석하는 것이 바람직하다.

사망손실 일수는 보통 65세를 기준으로 하지만 평균 수명이 연장됨에 따라 선진국에서는 75세를 기준으로 하기도 한다. 따라서 이 연구에서는 65세와 75세를 모두 산출하였으며, 75세를 기준으로 해석하였다.

나. 지역사회 조사

이 조사는 강릉시 주민들을 대상으로 임의추출에 의해 5,887명을 조사하였다.

조사지역은 2006년 강릉시 지역사회 복지계획 조사 방법과 동일하도록 홍제동, 내곡동을 동내륙 지역으로, 교동, 포남동, 중앙동, 옥천동을 동도심 지역으로, 성덕동, 강남동을 동남부 지역으로, 경포동, 초당동, 송정동을 동해안 지역으로, 사천면, 연곡면을 면북부 지역으로, 성산, 왕산, 구정면을 면내륙 지역으로, 강동면, 옥계면을 면남부 지역으로, 주문진읍을 주문진읍 지역으로 나누어 조사하였다.

조사결과 동남부 지역에서 675명, 동내륙 지역에서 1,764명, 동도심 지역에서 571명, 면남부 지역에서 554명, 면북부 지역에서 178명, 주문진읍지역에서 1,247명이 조사되었다.

남성은 2,487명, 여성 3,376명이 조사되었으며 연령과 교육수준별로 상대적으로 고르게 조사되었다.

〈표 1〉 조사대상자 수

		강릉	동남부	동내륙	동도심	동해안	면남부	면내륙	면북부	주문진
강릉	전체	5887	3148	2739	675	1764	571	129	554	790
	연령									
	20~29세	352	288	65	24	234	26	3	5	2
	30~39세	503	409	94	76	222	96	15	4	26
	40~49세	746	521	227	116	261	125	17	34	56
	50~59세	802	373	431	78	199	81	13	94	130
	60~69세	1002	329	673	91	182	46	10	165	173
	70세 이상	2468	1224	1248	290	664	195	71	252	403
	교육수준									
	무학	1267	667	603	170	374	82	38	171	290
	초등	1199	604	597	146	329	94	33	210	255
	중졸	436	243	193	78	109	49	7	66	77
	고졸	623	477	148	140	159	146	30	41	73
	대학 이상	759	714	46	71	497	129	16	6	25
	의료보장									
	건강보험	387	375	12	13	341	14	7	0	5
	의료급여1종	26	26	0	2	24	0	0	0	0
	의료급여2종	4	4	0	0	2	2	0	0	0
	기타	11	11	0	0	11	0	0	0	0
남	전체	2487	1421	1069	253	878	229	58	194	316
	연령									
	20~29세	201	176	26	7	160	6	2	3	0
	30~39세	258	222	36	32	145	39	6	1	7
	40~49세	365	274	92	60	158	49	6	12	21
	50~59세	354	207	148	41	115	46	4	23	47
	60~69세	396	123	273	33	66	19	5	50	80
	70세 이상	911	418	493	80	234	69	35	105	161
	교육수준									
	무학	242	123	119	20	76	13	14	33	64
	초등	464	214	251	57	113	27	16	79	125
	중졸	218	117	101	39	54	21	3	26	49
	고졸	304	220	85	59	87	61	12	28	41
	대학 이상	511	493	19	37	379	65	11	4	10
	의료보장									
	건강보험	147	147	0	0	147	0	0	0	0
	의료급여1종	9	9	0	0	9	0	0	0	0
	의료급여2종	1	1	0	0	1	0	0	0	0
	기타	2	2	0	0	2	0	0	0	0
여	전체	3376	1718	1664	422	877	342	71	359	469
	연령									
	20~29세	146	107	39	17	69	20	1	2	2
	30~39세	245	187	58	44	77	57	9	3	19
	40~49세	381	247	135	56	103	76	11	22	35
	50~59세	447	165	283	37	83	35	9	71	83
	60~69세	603	205	398	58	115	27	5	115	91
	70세 이상	1551	804	751	210	428	126	36	146	239
	교육수준									
	무학	1022	544	481	150	298	69	24	138	223
	초등	732	389	344	89	215	67	17	131	128
	중졸	218	126	92	39	55	28	4	40	28
	고졸	317	255	63	81	70	85	18	13	32
	대학 이상	246	219	27	34	116	64	5	2	15
	의료보장									
	건강보험	240	228	12	13	194	14	7	0	5
	의료급여1종	17	17	0	2	15	0	0	0	0
	의료급여2종	3	3	0	0	1	2	0	0	0
	기타	9	9	0	0	9	0	0	0	0

조사 대상자 특성별 조사대상자 수가 다르기 때문에 나타나는 삐뚤림을 제거하기 위해 이 연구에서는 지역, 연령, 성별 가중치를 사용하여 통계치가 최대한 강릉시 전체의 모수를 대표할 수 있도록 보정하였다.

〈표 2〉 가중치

		동남부	동내륙	동도심	동해안	면남부	면내륙	면북부	주문진
남	20~29세	530.4	9.8	1,077.0	668.0	2864.0			79.5
	30~39세	142.3	11.1	178.3	265.0	816.0	90.9	859.0	68.0
	40~49세	67.4	10.6	142.9	283.5	79.7	37.7	198.3	35.8
	50~59세	58.3	8.3	100.0	249.5	32.8	14.0	177.5	20.3
	60~69세	51.8	12.0	170.6	145.0	14.3	8.5	39.2	9.7
	70세 이상	12.2	1.8	21.8	11.9	4.3	3.1	24.5	3.3
여	20~29세	194.8	19.5	300.6	1185.0	364.0	288.0	348.5	47.2
	30~39세	100.0	19.9	124.3	165.9	188.7	23.6	619.0	43.6
	40~49세	69.8	16.3	101.9	155.3	35.1	18.8	92.0	26.9
	50~59세	66.1	12.3	145.6	112.2	10.6	7.6	54.78	14.4
	60~69세	35.0	8.2	129.9	155.2	7.8	8.0	25.3	9.0
	70세 이상	9.2	1.8	22.6	21.3	6.1	3.3	13.2	4.0

다. 조사변수의 정의 및 측정도구

1) 스트레스

스트레스를 측정하기 위해서 사용한 도구는 Linn[1]이 개발하고, 고경봉과 박중규[2]에 의해 신뢰도와 타당도가 검증된 한국판 Global Assessment of Recent Stress(GARS)를 사용하였다. GARS는 최근 일주일간의 스트레스 지각을 평가하도록 고안된 척도로 설문의 구성은 스트레스 정도를 나타내는 8개 항목으로 되어 있으며 각 항목마다 스트레스가 전혀 없는 경우를 0점으로 하고 스트레스가 극도로 심한 경우를 9점으로 하여 점수를 나타내도록 되어 있다. GARS의 한국판은 피검자들이 스트레스의 정도를 잘 구분할 수 있도록 Likert척도를 사용하고 있다.

---

1) Linn MW. A Global Assessment of Recent Stress(GARS) scale. Int J Psychiatry Med 1985－86, 15:47－59.

2) 고경봉, 박중규(미발간). 한국판 최근 스트레스의 전반적 평가척도의 타당도 및 신뢰도.

2) 우울 정도

지역사회주민들의 우울 정도는 Beck[3]이 고안하고, 국내에서 한홍무 등[4]이 표준화한 우울 정도 측정도구인 BDI(Beck depression inventory)를 사용하여 측정하였다. BDI는 원래 우울증의 진단용으로 고안된 것이나 정상인의 우울 정도도 잘 반영하는 것으로 밝혀져 많은 연구에서 사용되어 왔다. 이 연구에서 우울은 BDI로 측정된 점수를 말한다. BDI 자체는 총 21개 문항으로 구성되어 있으며, 각 문항당 점수가 0점에서 3점까지로 되어 있어 이론상 총점은 0점부터 63점까지로 주어지며 점수가 높을수록 우울의 정도가 심한 것을 나타낸다. 즉 9점 이하이면 경도의 우울, 10점부터 20점까지의 경우 중등도의 우울, 그리고 21점 이상부터는 중증 우울이며, 입원치료를 하는 환자의 평균 BDI점수는 16점이다.

3) 일반적 신체건강 및 정신건강

일반적 신체건강과 정신건강은 SF－12(Short Form－12)를 사용하여 조사하였다. SF－12는 SF－36을 간단하게 축약한 것으로 9개 하부영역, 총 12개 문항으로 구성되어 신체적 건강지수(physical component score, PCS)와 정신적 건강지수(mental component score, MCS)를 측정할 수 있다. SF－36[5]은 1980년대 Rand 회사가 건강상태와 의료 이용에 대한 연구를 위해 개발한 것으로 인구집단을 대상으로 전반적인 건강상태를 측정하거나 임상과 연구에서 특정 질병과 관련하여 널리 사용되어 오고 있다. 여러 연구[6]

---

3) Beck D. Indication for Psychoanalytic short time therapy. A Psychosom Med Psychoanal 1967;13(4):257－65.

4) 한홍무, 염태호, 신영우 등. Beck Depression Inventory의 한국판 표준화 연구. 신경정신의학 1987;26(3).

5) Lohr KN, Brook RH, Kamberg JC, et al. Use of medical care in the Rand and Health Insurance Experiment Diagnosis－and service－specific analyses in a randomized controlled trial. Med Care 1986;24(suppl):1～87.

6) Ware JE. Jr. Patient－based assessment: Tolls for monitoring and improving healthcare outcomes. Behavioral Healthcare Tomorrow 2001;42(3):190～195.
Garrat AM, Hutchinson and Russell. Patient－assessed measures of health outcome in asthma: A comparison of four approaches Respiratory Medicine 2000;94(6):597～606.
Ware JE. Jr. and Dewey JE. Health status and outcomes assessment tools. The International Electronic Journal of Health Education 2000;(3):138～148.
Jeukinson C. and Layte R. Development and testing of the UK SE－12. Journal of Health Services Research Policy 1997;2(1):14～18.

를 통해 신뢰도와 타당도가 검증되었으며, 다양한 임상 결과를 추출해 낼 수 있고, 대규모 집단을 대상으로 한 연구도 가능함이 증명되었으며, 비교적 동질성을 갖는 집단 구성원의 건강 수준 측정에도 적절하다고 알려져 있다.[7] SF-36은 우리나라에서도 신뢰도와 타당도가 검증되었으며, 근로자들의 건강수준 평가에 사용된 바 있다. 또한 SF-12는 많은 양의 설문이 어려운 경우에 사용이 가능하다고 하였다.[8]

SF-12는 정신건강요인과 신체건강요인으로 구성되어 있는데, 설문지를 이용하여 각각의 요인을 이용한 계산방법은 SF-12의 저작권자인 미국 Qualitymetric사의 계산방법을 이용하였다.[9]

4) 사회적 지지

사회적 지지는 Ziment과 그의 동료들이 개발한 Multidimensional Scale of Perceived Social Support(MSPSS)[10]를 번역하여 사용하였다. MSPSS는 성인들이 자신의 가족, 친구, 그리고 의미 있는 주변 사람들로부터 적절한 사회적 지지를 받고 있다고 인식하는 정도를 자기보고식으로 평가하도록 구성되어 있다. 문항은 총 12개 문항으로 가족, 친구, 의미 있는 주변사람 등 총 3개 분야에 각각 4개의 하위문항으로 구성되어 있으며, 각각의 문항은 1점 '전혀 아님'으로부터 7점 '정말 그렇다'까지로 사회적 지지 정도에 대한 자기인식을 표시할 수 있도록 Likert 척도로 구성되어 있다.

5) 기타 인구사회학적 특성

기타 인구사회학적 특성으로는 연구대상자들의 연령, 성별, 결혼상태, 학력, 직업, 현재같이 살고 있는 가족의 명수, 운동여부, 흡연유무, 식사습관, 신체적 질병상태 등을 조사하였다.

---

7) Ziebland S. The short form 36 health status questionnaire: clues from the Oxford region's normative data about its usefulness in measuring health gain in population surveys. Journal Epidemiology Community Health 1995;49(1):102~105.

8) 차봉석, 고상백, 장세진, 박종구, 강명근. SF-36을 이용한 근로자들의 건강수준 평가. 대한산업의학회지 1998;10(1):9~19.

9) Ware JE. Jr., Kosinski M, Turner-Bowker M, Gandeck B. How to score version 2 of the SF-12 health survey: with a supplement documenting version 1. Quality Metric Incorporation 2002.

10) Janie CM, Gergory DZ. Psychometric Properties of the Multidimensional Scale of Perceived Social Support in Urban Adolescents. Am J Comm Psychology 2000;28(3):391-400.

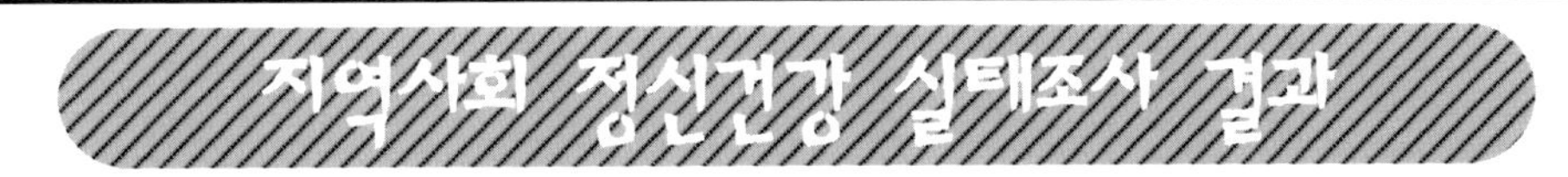
지역사회 정신건강 실태조사 결과

chapter 2

1. 피해 실태

정신건강과 관련된 강릉지역의 피해실태를 알아보기 위해 전국 단위로 조사된 통계자료를 근거로 2차 분석을 실시하였고, 이 중 정신건강과 상관관계가 높은 자살을 중심으로 관련된 요인을 살펴보았다.

가. 사망순위분석

사망순위에 대한 자료를 조사한 결과, 사망원인 중 1위는 전국과 강릉 모두 공통적으로 악성신생물로 나타났다. 2위와 3위 또한 전국과 강릉에서 공통적인 원인이 같았는데, 2위는 뇌혈관질환이었고 3위는 심장질환이었다. 사망원인 4위는 전국에서 자살, 강릉에서는 간질환이었으며, 5위는 전국과 강릉에서 공통적으로 당뇨병이었다.

연령별로 나누어 사망순위를 살펴보면 10대부터 노년층에 이르기까지 자살이 주요 사망원인을 차지하고 있다는 사실을 알 수 있다. 전국에서 10대의 사망원인 중 2위였고, 강릉에서 10대의 사망원인 중 4위였다. 전국 20대 사망순위 중 1위, 강릉의 20대 사망순위 중 4위였고, 30대에서 전국 사망순위 중 1위, 강릉의 사망순위 중 5위였다. 그리고 40대에서는 전국과 강릉 모두 자살이 사망원인 중 3위를 차지하였다. 또한 전국의 50대 사망 순위 중 4위, 강릉의 60대 사망 순위 중 5위였다.

<표 3> 전국 및 강릉 사망순위 분석

연령	지역	1위	2위	3위	4위	5위
총계	전국	악성신생물	뇌혈관질환	심장질환	**자살**	당뇨병
	강릉	악성신생물	뇌혈관질환	심장질환	간질환	당뇨병
0세	전국	출생전후기질환	선천기형	영아급사증후군	악성신생물	심장질환
	강릉	출생전후기질환	선천기형	영아급사증후군		
1~9세	전국	운수사고	악성신생물	익수사고	선천기형	추락사고
	강릉	운수사고	추락사고	선천기형	악성신생물	타살
10대	전국	운수사고	**자살**	악성신생물	익수사고	심장질환
	강릉	운수사고	뇌혈관질환	선천기형	악성신생물	**자살**
20대	전국	**자살**	운수사고	악성신생물	심장질환	익수사고
	강릉	운수사고	악성신생물	간질환	**자살**	타살
30대	전국	**자살**	악성신생물	운수사고	간질환	심장질환
	강릉	악성신생물	간질환	당뇨병	뇌혈관질환	**자살**
40대	전국	악성신생물	간질환	**자살**	뇌혈관질환	운수사고
	강릉	악성신생물	간질환	**자살**	뇌혈관질환	운수사고
50대	전국	악성신생물	뇌혈관질환	간질환	**자살**	심장질환
	강릉	악성신생물	간질환	심장질환	뇌혈관질환	당뇨병
60대	전국	악성신생물	뇌혈관질환	심장질환	당뇨병	간질환
	강릉	악성신생물	뇌혈관질환	간질환	당뇨병	**자살**
70세 이상	전국	악성신생물	뇌혈관질환	심장질환	만성하기도질환	당뇨병
	강릉	악성신생물	심장질환	뇌혈관질환	당뇨병	인플루엔자

나. 사망손실연수 분석

위 표에서 제시한 사망순위는 사망에 대한 가중치를 두지 않기 때문에 사회에 더 큰 부담이 되는 조기사망이 과소평가되는 경향이 있다. 이에 주민들의 자연수명을 65세 또는 75세로 두고 그 이전에 사망하는 경우 자연수명에서 손실된 연수를 합산한 사망손실 일수를 산출하였다. 자살로 인해 65세에 사망하는 경우는 588년이 손실되고 있고, 75세에 사망하는 경우는 1,009년이 손실되고 있는 것으로 나타났다.

단위: 년

		사망원인	65세	사망원인	75세
1위	계	악성신생물	1,976	악성신생물	4,295
	남	악성신생물	1,381	악성신생물	3,068
	여	악성신생물	595	악성신생물	1,227
2위	계	운수사고	808	간질환	1,253
	남	운수사고	765	간질환	1,160
	여	선천성기형	264	뇌혈관질환	406
3위	계	간질환	704	뇌혈관질환	1,247
	남	간질환	643	운수사고	1,108
	여	**자살**	**185**	선천성기형	314
4위	계	**자살**	**588**	운수사고	1,203
	남	**자살**	**403**	뇌혈관질환	841
	여	뇌혈관질환	144	**자살**	**282**
5위	계	뇌혈관질환	463	**자살**	**1,009**
	남	뇌혈관질환	319	**자살**	**727**
	여	주산기질환	130	당뇨병	233

다. 주요 질병별 치료 유병률

2003년부터 2005년까지 3년 동안의 주요 질병별 치료 유병률을 살펴보면, 국내 전체의 정신질환은 3.10%에서 3.50%로, 강릉지역의 정신질환은 2.90%에서 3.30%로 증가하였다. 강릉지역의 정신질환 유병률은 전국과 강원도 전체에서의 유병률보다 낮은 수준이긴 하나 해마다 점차 증가하는 추세이다. 또한 정신질환은 치주질환과 전염병, 고혈압 다음으로 높은 유병률을 나타내고 있고, 간질환과 같이 주위에서 흔히 볼 수 있는 질병보다 높은 수치를 보이고 있다.

<표 5> 전국, 강원, 강릉의 주요 질병별 치료 유병률

단위: %

구분	2003년			2004년			2005년		
	강릉	강원	전국	강릉	강원	전국	강릉	강원	전국
위암	0.21	0.21	0.18	0.22	0.20	0.18	0.22	0.21	0.20
간암	0.16	0.14	0.10	0.13	0.12	0.10	0.12	0.12	0.10
폐암	0.20	0.17	0.10	0.15	0.14	0.09	0.12	0.12	0.09
대장암	0.13	0.14	0.12	0.14	0.15	0.13	0.15	0.16	0.14
유방암	0.10	0.10	0.11	0.12	0.11	0.11	0.12	0.12	0.13
자궁암	0.06	0.06	0.06	0.07	0.06	0.05	0.07	0.07	0.05
고혈압	8.60	8.50	6.80	9.20	9.30	7.40	10.40	10.50	8.10
당뇨	2.90	3.50	3.00	3.20	3.80	3.20	3.60	4.30	3.50
치주질환	22.00	21.90	22.70	23.00	22.60	23.40	23.30	23.00	23.90
관절염	7.20	9.50	8.00	8.00	10.00	8.50	8.80	10.40	9.00
정신질환	**2.90**	**3.20**	**3.10**	**3.20**	**3.50**	**3.20**	**3.30**	**3.60**	**3.50**
전염병	13.90	14.20	16.00	14.10	14.60	16.50	15.80	15.20	16.90
간질환	2.50	2.80	2.40	2.50	2.80	2.40	2.60	2.90	2.50

2. 스트레스 실태

한국판 Global Assessment of Recent Stress(GARS)를 활용하여 업무, 대인관계, 대인관계 변화, 병이나 상해, 금전적 문제, 범죄와 재해 등 사고, 일상생활 변화와 무변화, 그리고 일주간 전반적 스트레스를 측정하였다. 점수가 높을수록 스트레스 정도가 심함을 의미하며, 원척도는 0점에서 9점까지로 평정하도록 되어 있으나, 본 조사에서는 1점에서 10점까지 평정하도록 하여 총점은 1점에서 80점 사이에 분포한다.

가. 스트레스 고위험군 비율

조사에 의하면 스트레스 점수가 33점 이상을 나타낸 비율은 강릉시 전체에서 19.1%

를 나타냈다. 남자는 16.0%, 여자는 21.4%로 여자에게서 고위험군 비율이 더욱 높다는 것을 알 수 있다.

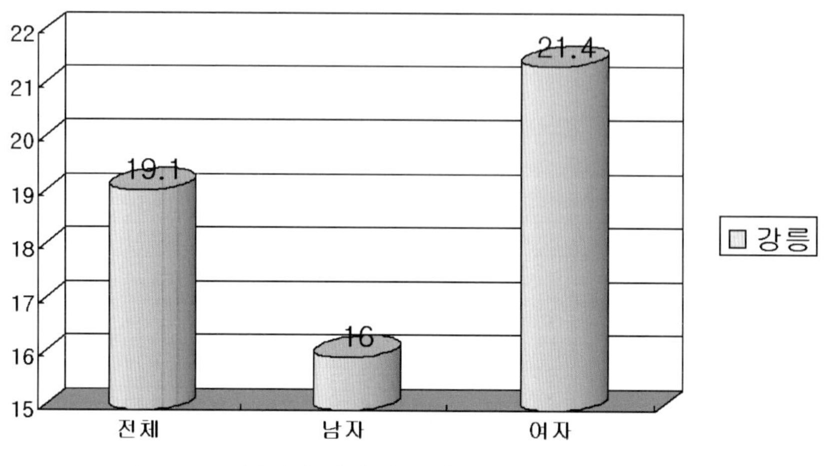

〈그림 1〉 강릉시의 전체 및 성별 스트레스 고위험군 비율

1) 연령별 스트레스 고위험군 비율

연령별 스트레스 고위험군 비율을 살펴보면, 20대(21.4%)와 40대(20%), 그리고 70대 이상(19.1%)에서 전체 평균 이상의 수치가 나타났다. 이외 30대에서는 17.8%, 50대에서 는 18.7%, 60대에서는 18.3%로 비교적 고위험군 비율이 낮은 편이었다.

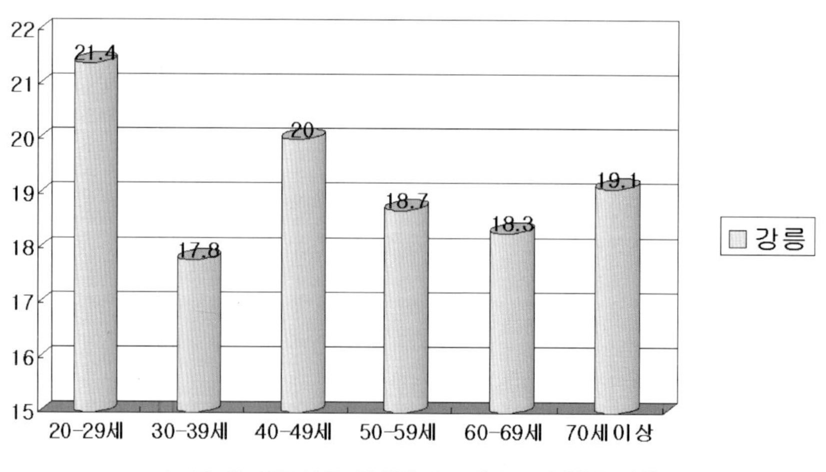

〈그림 2〉 강릉시의 연령별 스트레스 고위험군 비율

2) 지역별 스트레스 고위험군 비율

스트레스 고위험군 비율을 동지역과 읍면지역으로 나누어 보았을 때, 동지역의 고위험군 비율은 21.3%로 읍면지역의 16.4%보다 높은 수치를 보여 동지역에 심한 스트레스 상황인 주민의 비율이 더 많다는 것을 알 수 있다.

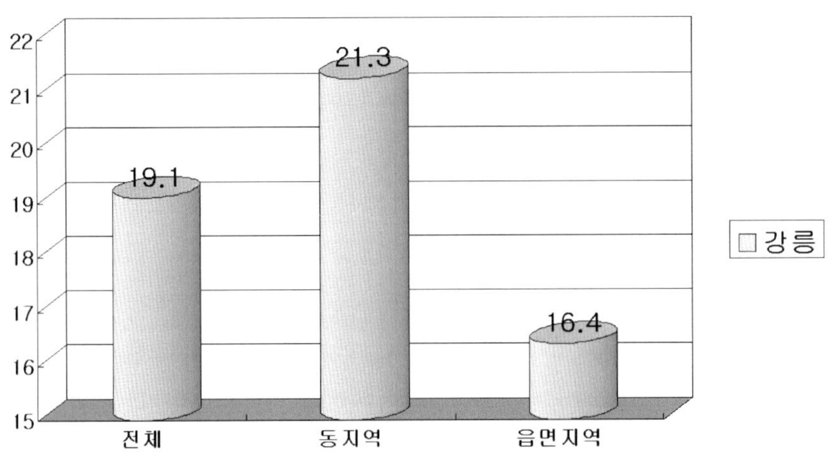

〈그림 3〉 강릉시의 지역별 스트레스 고위험군 비율

4) 지역별 연령별 스트레스 고위험군 비율

강릉지역의 연령별 스트레스 고위험군 비율을 동지역과 읍면지역으로 나누어 살펴보았을 때, 모든 연령대에서 동지역의 고위험군 비율이 훨씬 높았다. 특히 20대에서 지역 간 스트레스 고위험군 비율의 차이가 컸는데, 동지역의 20대에서는 25.2%의 고위험군 비율을 보였고 반면에 읍면지역에서는 4.7%를 보였다. 이 외 동지역 30대는 19.1%, 40대는 21.8%, 50대는 21.6%, 60대는 21.8%, 70세 이상은 20.7%로 모두 강릉지역 전체 평균 이상의 수치를 보였다. 이에 강릉지역 내 동지역의 전 연령층에 스트레스에 대한 고위험군을 선별하는 접근이 시도되어야 하겠고, 그보다 앞서 스트레스 발생 시 지역 주민 스스로 관리할 수 있도록 하는 적극적인 예방 교육이 필요할 것이다.

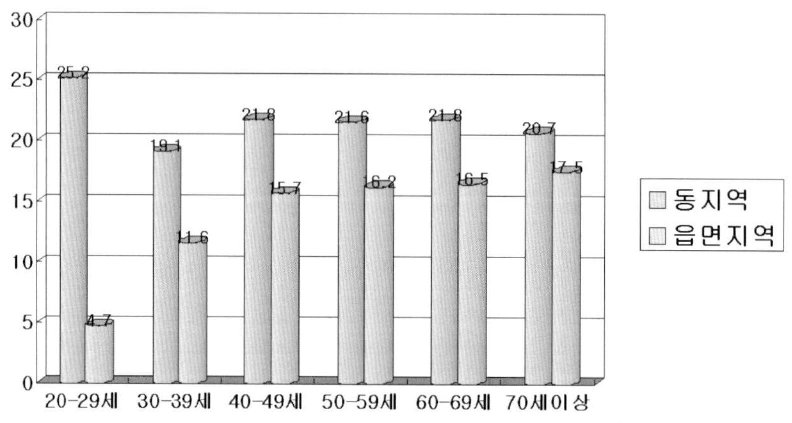

〈그림 4〉 강릉시의 지역별 연령별 스트레스 고위험군 비율

5) 교육수준별 스트레스 고위험군 비율

스트레스 고위험군 비율을 교육수준별로 나누어보면, 무학과 고졸, 그리고 중졸에서 다른 교육수준에서의 고위험군 비율보다 높은 수치를 보이고 있다. 무학에서 25.2%로 스트레스 고위험군 비율이 가장 높았고, 고졸에서 24%, 중졸에서 20%의 고위험군 비율을 나타냈다. 이 외 초졸과 대학 이상 모두에서는 18.9%로 비교적 낮은 수치를 보이고 있다. 이에 무학과 고졸 집단에서 평균 이상의 스트레스 고위험군 비율이 높은 사실이 발견되어 앞으로의 강릉시민 대상 스트레스 관리에 있어 체계적인 접근이 이루어질 수 있는 기반이 마련된 것이라 판단된다.

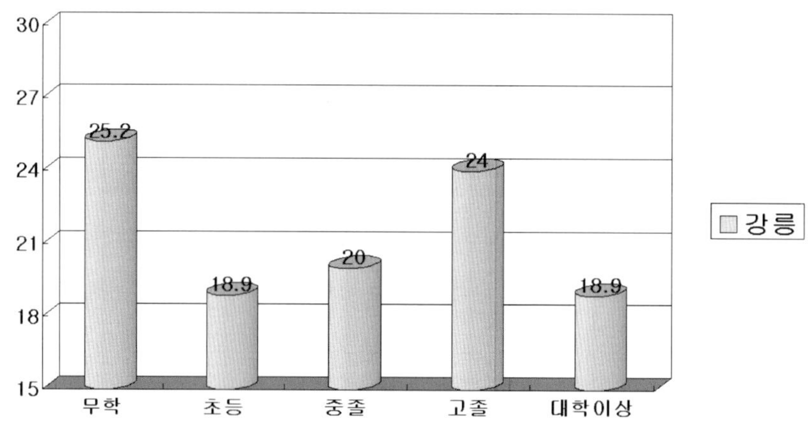

〈그림 5〉 강릉시의 교육수준별 스트레스 고위험군 비율

나. 스트레스 점수

강릉지역 전체의 스트레스 점수의 평균은 25.3점이며, 남자는 25.1점, 여자는 25.4점으로 성별 간 스트레스 점수에서 큰 차이를 보이지 않았다.

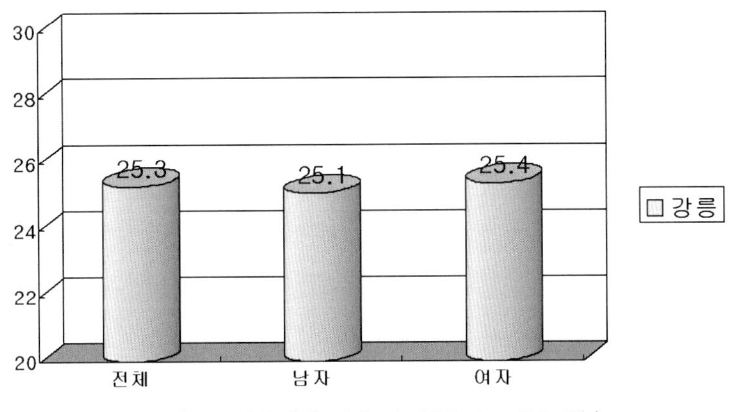

〈그림 6〉 강릉시의 전체 및 성별 스트레스 점수

1) 연령별 스트레스 점수

연령별 평균 스트레스 점수를 보면, 40대에서 평균 27.3점으로 가장 높은 점수를 보였고, 그 다음으로 50대(25.7점), 30대(25.1점), 60대(24.3점), 70세 이상(24.1점), 20대(23.87점) 순이었다. 중년층에서의 스트레스 점수가 다른 연령대에 비하여 높게 나타나 일반적으로 중년층의 스트레스가 다른 연령에 비하여 높은 편임을 확인할 수 있었다.

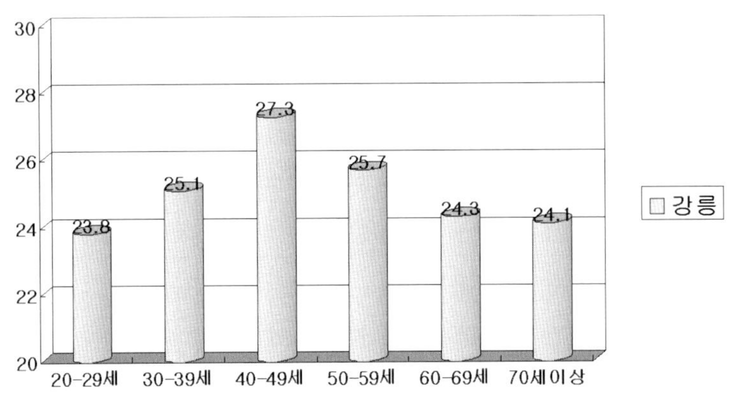

〈그림 7〉 강릉시의 연령별 스트레스 점수

2) 지역별 스트레스 점수

강릉지역을 동과 읍면지역으로 나누어 각각 스트레스 점수를 살펴보면, 읍면지역에서보다 동지역에서의 스트레스 점수가 높았다. 동지역의 평균 스트레스 점수는 26.1점, 읍면지역의 점수는 22.7점이었다.

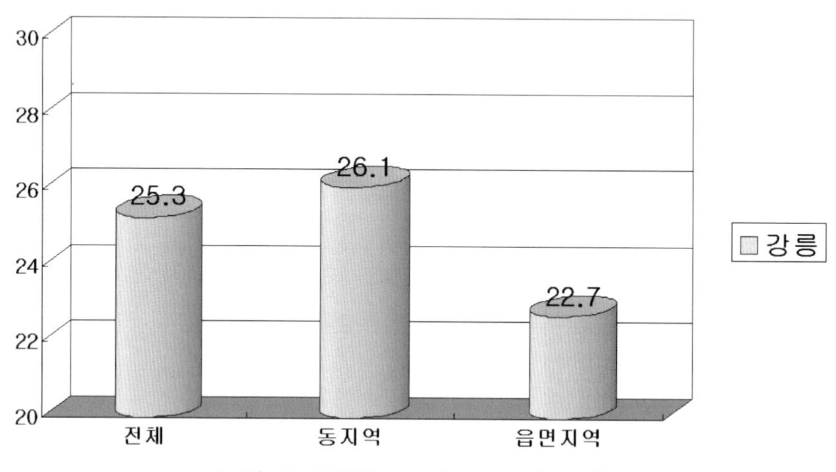

〈그림 8〉 강릉시의 지역별 스트레스 점수

3) 지역별 연령별 스트레스 점수

강릉지역의 모든 연령대에서 동지역의 스트레스 점수가 읍면지역의 점수보다 높았고, 특히 30대, 40대, 50대에서 동지역의 스트레스 점수가 25.6점, 28.3점, 26.6점으로 전체 평균 점수보다 높은 수치를 나타냈다. 이외 동지역의 20대에서는 25.2점, 50대에서는 26.6점, 60대에서는 24.9점, 그리고 70세 이상에서는 24.3점이었다.

반면에 읍면지역의 20대에서는 18.3점으로 모든 집단 중 가장 낮은 점수를 보이고 있어, 이들의 스트레스가 동지역의 20대와 이외 다른 연령대와 비교하여 비교적으로 스트레스가 낮은 수준이라 판단된다. 읍면지역의 30대(23점), 40대(24점), 50대(23.6점), 60대(23.1점), 그리고 70세 이상(23.8%)에서는 각 연령층마다 비슷한 스트레스 점수를 보이고 있고, 모두 강릉지역 전체 평균 점수보다 낮은 수준이다.

이에 강릉지역의 스트레스 점수에 대한 고위험 혹은 취약계층이라 불릴 수 있는 집단은 동지역 중년층이라 하겠다. 이들의 특성에 맞는 스트레스 관리를 위한 중재 방법이나 프로그램이 개발되어 이들 가까이에 접근될 수 있도록 해야겠다.

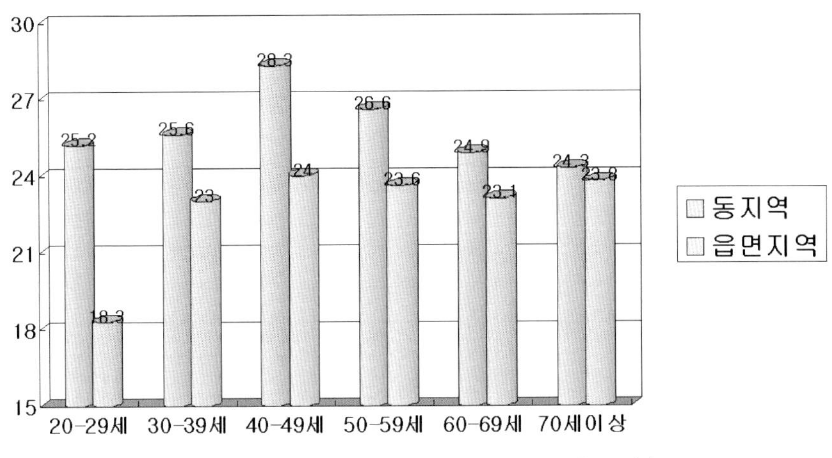

〈그림 9〉 강릉시의 지역별 연령별 스트레스 점수

5) 교육수준별 스트레스 점수

교육수준별 평균 스트레스 점수는 고졸, 무학, 중졸 순으로 높았고, 무학에서 26.7점의 평균 점수를 보였다. 고졸은 26.8점, 중졸은 25.6점으로 강릉지역의 평균 점수 25.3점보다 높았다. 이 외 초졸은 25점, 대학 이상은 25.1점으로 비교적 낮은 스트레스 점수를 보였다.

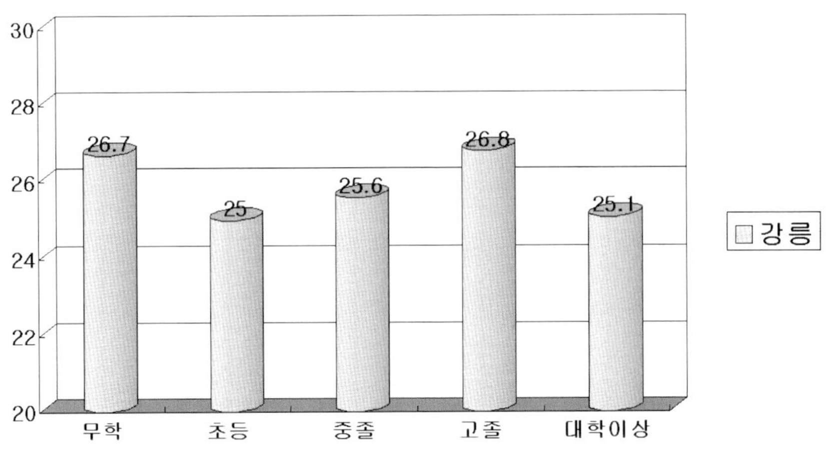

〈그림 10〉 강릉시의 교육수준별 스트레스 점수

다. 업무 스트레스 점수

강릉지역 평균 업무 스트레스 점수는 3.7점이고, 남자에서는 3.8점, 여자에서는 3.6점으로 남자에서 업무 스트레스 점수가 높은 것을 알 수 있다.

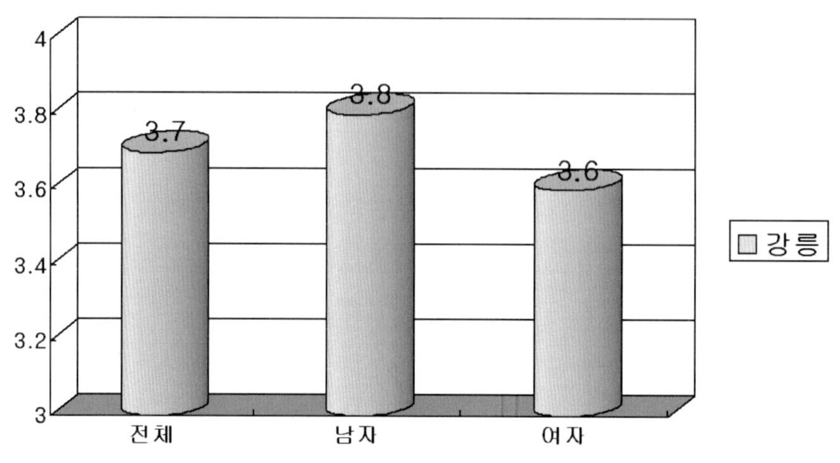

〈그림 11〉 강릉시의 전체 및 성별 업무 스트레스 점수

1) 연령별 업무 스트레스 점수

업무 스트레스 점수를 연령별로 나누어 보면, 20대, 30대, 40대에서 가장 높은 점수를 나타내고 있다. 그중 40대는 4점으로 가장 높고, 30대에서 3.9점, 20대에서 3.8점으로 업무 활동이 많은 시기의 연령대에서 높은 점수를 보인 것으로 간주된다. 그 다음으로 50대(3.5점), 60대(3.3점), 70세 이상(3점)의 순이었다. 50대 이상의 중장년층과 노년층에서의 업무 스트레스가 다른 연령대에 비하여 비교적 낮았으며, 특히 50대 이후로는 연령이 증가할수록 업무 스트레스가 다시 줄어드는 양상을 보였다.

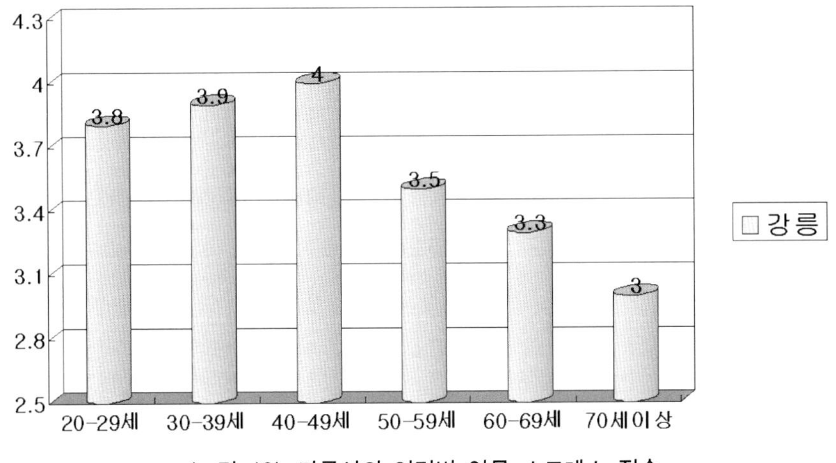

<그림 12> 강릉시의 연령별 업무 스트레스 점수

2) 지역별 업무 스트레스 점수

동지역과 읍면지역의 업무 스트레스 점수를 살펴보면, 동지역은 3.8점으로 강릉지역의 전체 평균보다 높은 점수이고, 읍면지역은 이보다 낮은 3.2점이다. 이는 동지역에 생산 인구의 분포가 많고, 읍면지역보다 다양하고 복잡한 업무에 종사하는 인구가 많은 요인으로 인한 결과라 판단된다.

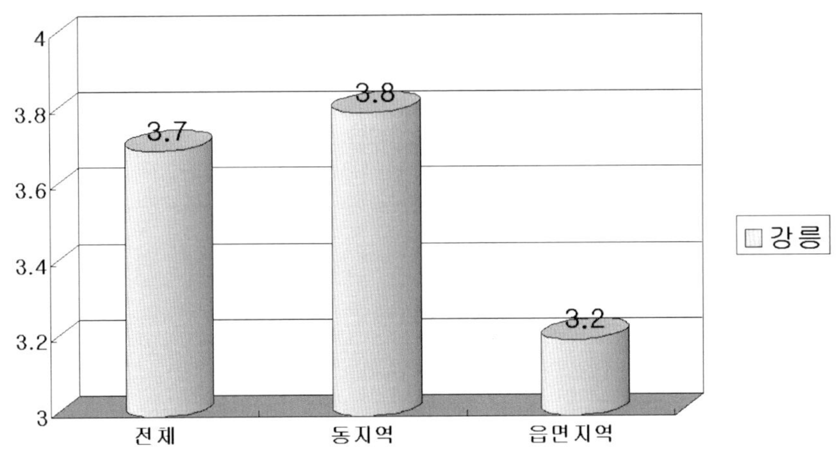

<그림 13> 강릉시의 지역별 업무 스트레스 점수

3) 지역별 연령별 업무 스트레스 점수

각 연령대에서 지역별 업무 스트레스 점수를 비교해보면, 70세 이상과 30대에서 동지역과 읍면지역의 평균 점수가 같았고, 이 외의 연령대에서는 모두 동지역의 업무 스트레스 점수가 읍면지역에 비해 훨씬 높게 나타났다. 40대 동지역에서 4.2점으로 평균 점수가 가장 높고, 그 다음으로 20대 동지역에서 4.1점이었다. 반면에 40대 읍면지역에서는 3.4점, 20대 읍면지역에서는 2.7점으로 동지역의 평균 점수와 큰 차이를 보이고 있다.

이 중 동지역 20대, 모든 지역의 30대, 그리고 40대 동지역은 업무 스트레스 점수가 가장 높은 집단으로 스트레스 관리 중 업무 관련 스트레스에 대한 중재와 개입이 필요할 것으로 보인다.

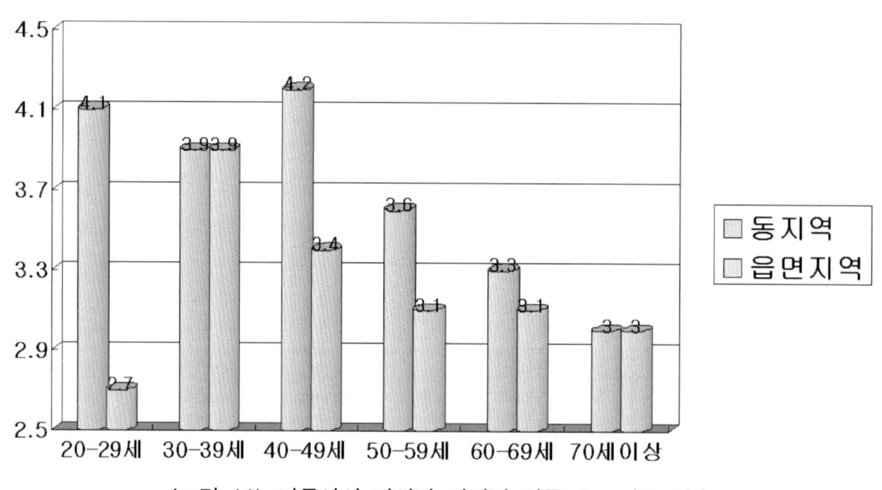

〈그림 14〉 강릉시의 지역별 연령별 업무 스트레스 점수

4) 교육수준별 업무 스트레스 점수

교육수준별 업무 스트레스 점수를 보면, 대체로 교육수준이 높아질수록 점수가 높아지는 경향을 볼 수 있다. 대학 이상에서는 4점으로 가장 높은 점수를 보였고, 다음으로 고졸이 3.8점, 중졸이 3.6점을 보였다. 무학과 초졸은 각각 3.5점과 3.4점으로 강릉지역 평균 업무 스트레스 점수보다 낮은 점수를 보여 비교적 업무 스트레스가 낮은 집단으로 판단된다.

이에 지역주민들을 위한 업무 스트레스 관리에 있어 각 교육수준에 따른 접근을 모색해야 할 것이다.

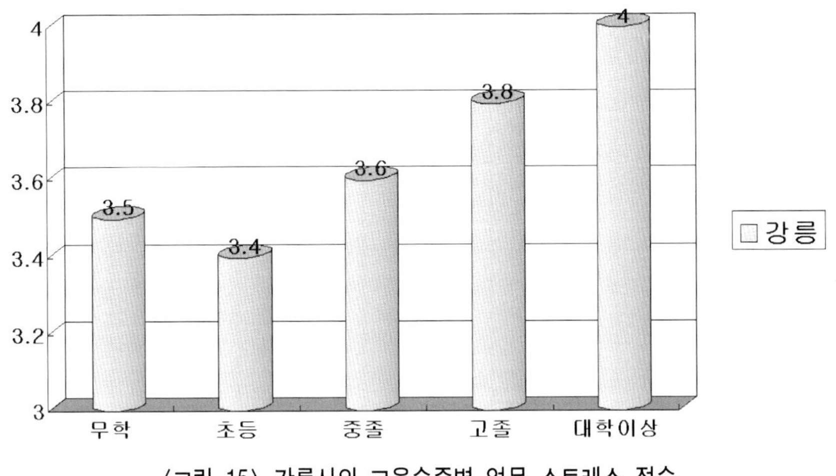

〈그림 15〉 강릉시의 교육수준별 업무 스트레스 점수

라. 관계 스트레스 점수

관계 스트레스 점수는 강릉지역 전체에서 평균 3점을 나타냈고, 남녀 모두 각각 3점을 나타냈다. 이로 강릉지역에서 관계 스트레스는 일반적으로 성별에 따른 차이가 없다는 것을 알 수 있다.

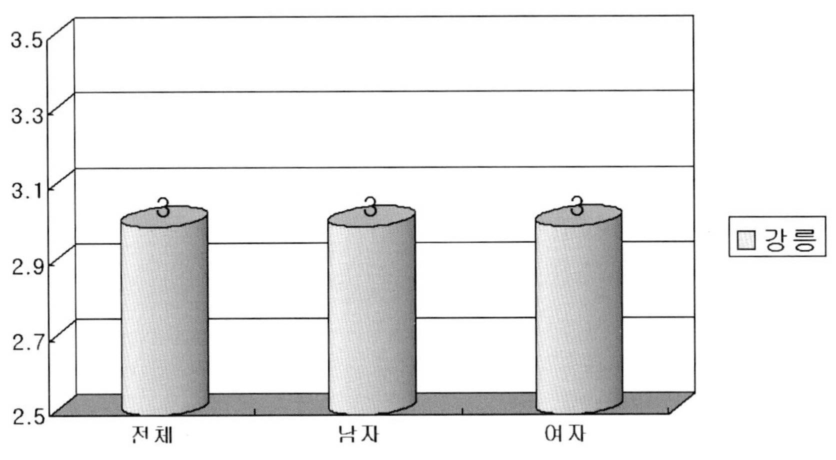

〈그림 16〉 강릉시의 전체 및 성별 관계 스트레스 점수

1) 연령별 관계 스트레스 점수

관계 스트레스 평균 점수는 연령대 중 40대에서 3.3으로 가장 높게 나타났다. 또한 30대에서는 3.1점으로, 40대와 30대에서 강릉지역 평균 점수인 3점 이상을 보였다. 그 다음으로 20대와 50대에서 2.9점이었고, 60대와 70세 이상에서 2.6점으로 점수가 가장 낮았다. 비교적 학업과 업무 등으로 인한 대인관계를 비롯한 사회생활이 많은 젊은 연령대에서 관계 스트레스가 높게 나타났다. 청년 및 중장년층들을 위한 스트레스 관리 시 그들의 관계 스트레스에 대한 접근 또한 함께 다루어야 할 것이다.

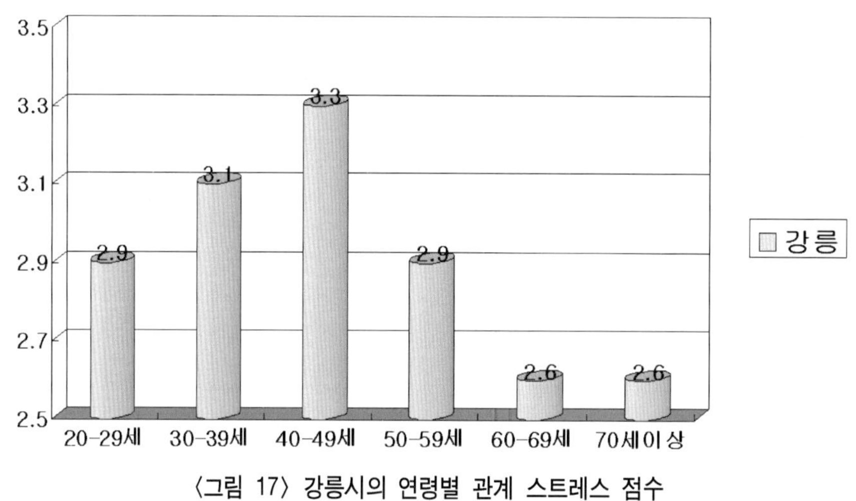

〈그림 17〉 강릉시의 연령별 관계 스트레스 점수

2) 지역별 관계 스트레스 점수

지역별 관계 스트레스를 보면, 동지역에서는 평균 3.1점이었고 읍면지역에서는 평균 2.6점이었다. 동지역에 거주하는 사람들의 관계 스트레스가 읍면지역의 거주자들보다 훨씬 높은 것으로 나타났다.

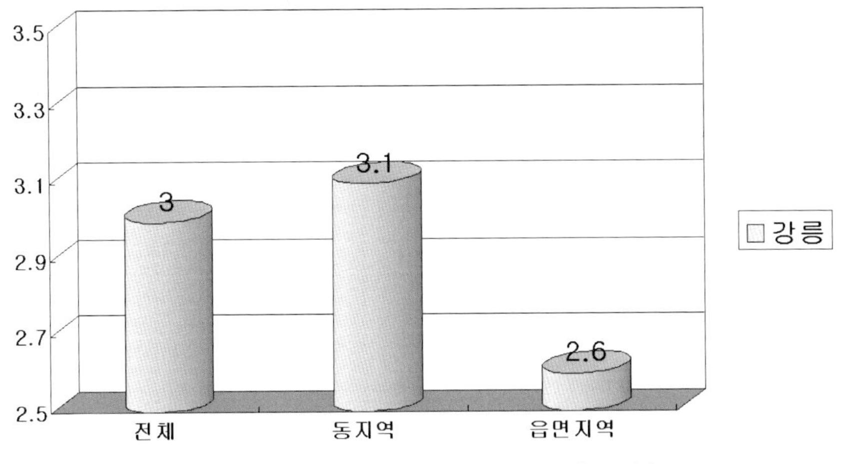

〈그림 18〉 강릉시의 지역별 관계 스트레스 점수

3) 지역별 연령별 관계 스트레스 점수

모든 연령대에서 동지역의 관계 스트레스 점수가 읍면지역의 점수보다 높게 나타났다. 특히 20대(3.1점), 30대(3.2점), 40대(3.4점), 50대(3점)의 동지역 거주자들의 평균 점수가 강릉지역 전체 평균보다 높게 나타났으며, 읍면지역에서는 모든 연령대에서 전체 지역 평균 점수보다 낮은 수치를 보이고 있다. 동지역에 거주하는 젊은 연령대인 집단일수록 관계 스트레스 점수가 높은 경향이 있어 이들을 위한 예방적인 중재가 필요하다 사료된다.

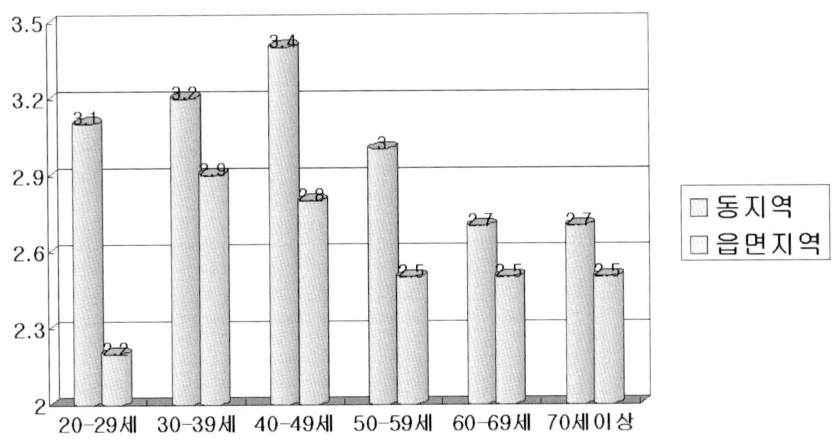

〈그림 19〉 강릉시의 지역별 연령별 관계 스트레스 점수

4) 교육수준별 관계 스트레스 점수

관계 스트레스 점수를 교육수준별로 나누어 보았을 때, 고졸에서 3.1점으로 가장 높은 점수를 나타냈고, 그 다음으로 대학 이상에서 3점을 나타냈다. 반면, 중졸은 2.9점, 초졸과 무학은 2.8점으로 고졸과 대학 이상과 비교하여 낮은 점수를 보이고 있다. 이에 교육수준이 높은 집단에서 관계 스트레스 점수가 비교적 높게 나타난다는 사실을 알 수 있다.

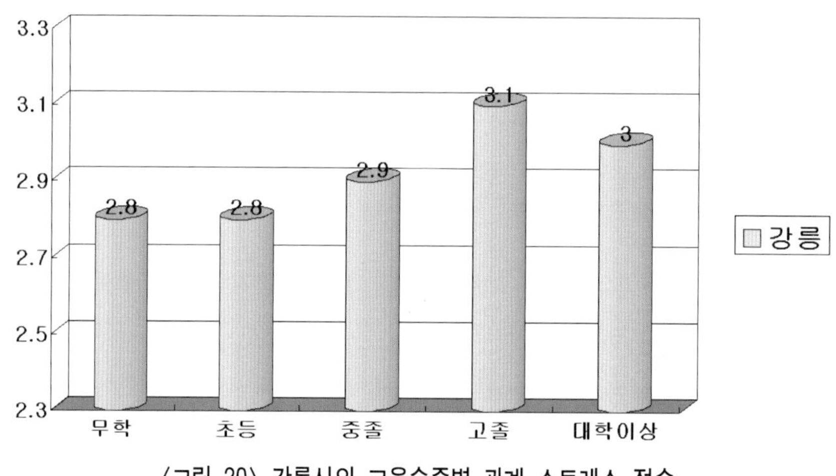

〈그림 20〉 강릉시의 교육수준별 관계 스트레스 점수

마. 변화 스트레스 점수

강릉시 전체의 평균 변화 스트레스 점수는 2.72점이고, 남자는 2.66점, 여자는 2.79점이다. 변화 스트레스 점수의 성별에 따른 차이로 여자에게서 점수가 더 높은 것을 알 수 있다.

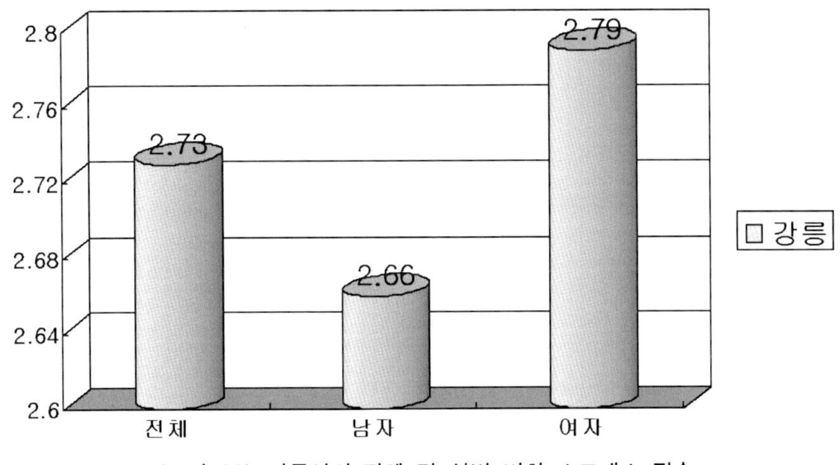

〈그림 21〉 강릉시의 전체 및 성별 변화 스트레스 점수

1) 연령별 변화 스트레스 점수

연령별 변화 스트레스 점수를 살펴보면, 40대가 2.94점으로 가장 높았고, 50대가 2.9점, 30대와 70세 이상이 각각 2.72점, 2.71점으로 나타났다. 이 외 60대는 2.62점, 20대가 2.41점으로 변화 스트레스 점수가 가장 낮은 연령층이었다. 변화 스트레스는 일반적으로 중년층에서 높게 나타났다.

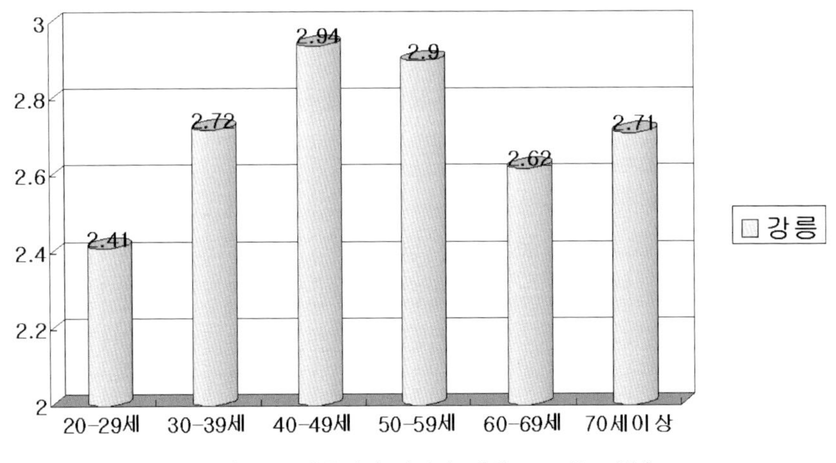

〈그림 22〉 강릉시의 연령별 변화 스트레스 점수

2) 지역별 변화 스트레스 점수

동지역의 평균 변화 스트레스 점수는 전체 지역의 점수보다 높은 2.81점이고, 읍면지역은 이보다 낮은 2.45점이다. 동지역 거주자들에서 읍면지역 거주자들보다 변화 스트레스에 대한 점수가 더 높게 나타남을 알 수 있다.

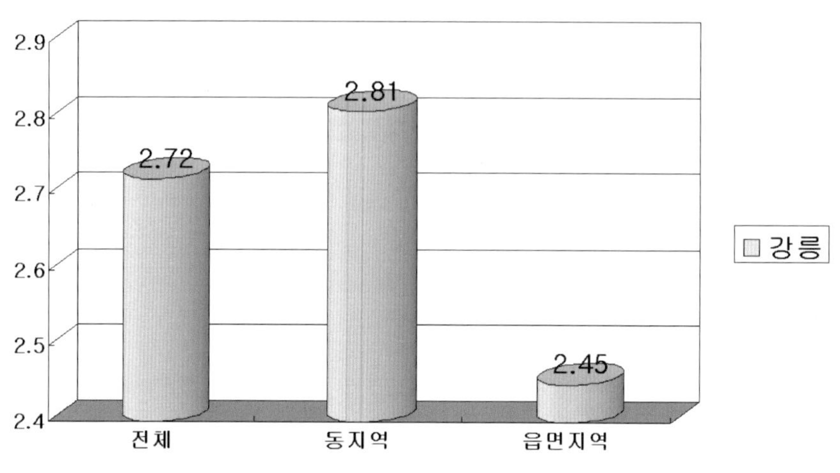

〈그림 23〉 강릉시의 지역별 변화 스트레스 점수

3) 지역별 연령별 변화 스트레스 점수

모든 연령대에서 동지역의 변화 스트레스 점수가 읍면지역보다 더 높았고, 특히 20대, 30대, 40대, 그리고 50대에서 큰 점수 차이로 동지역이 더 높았다. 읍면지역의 변화 스트레스 점수는 20대가 가장 낮은 1.93점이었고, 가장 높은 연령대는 70세 이상으로 점수는 2.65점이었다. 동지역의 30대(2.8점), 40대(3.06점), 50대(3.01)에서는 강릉지역 전체 평균보다 높은 점수를 보여, 동지역의 중년층이 변화 스트레스가 높은 집단이라는 것을 알 수 있고 이에 적합한 접근이 제시되어야 하겠다.

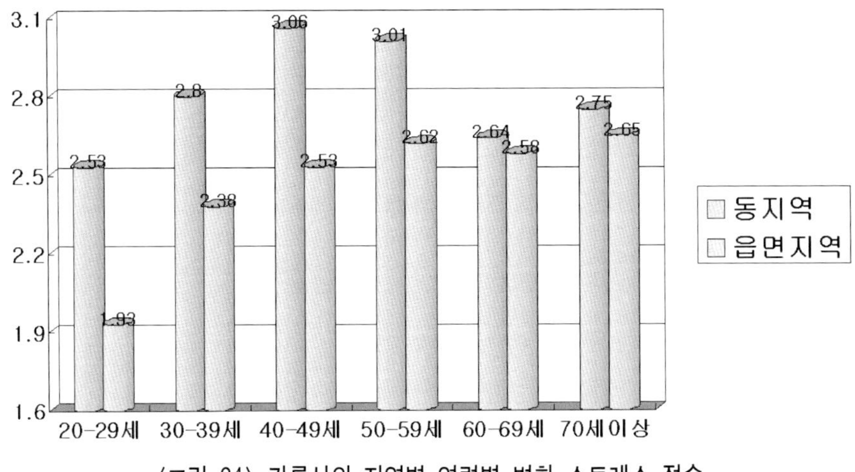

〈그림 24〉 강릉시의 지역별 연령별 변화 스트레스 점수

4) 지역별 성별 변화 스트레스 점수

동지역에서는 여자(2.92점)가 남자(2.69점)보다, 읍면지역에서는 남자(2.55점)가 여자 (2.36점)보다 더 높은 변화 스트레스 점수를 보인다. 동지역의 여자에서 점수가 가장 높았고, 읍면지역의 남녀 모두 동지역 남자의 평균 점수보다는 낮은 점수를 보였다. 특히 이 중 동지역 여자에서 변화 스트레스가 높다는 것을 알 수 있어 앞으로 지역사회 내 스트레스 관리에 대한 접근에서 지침이 될 것으로 판단된다.

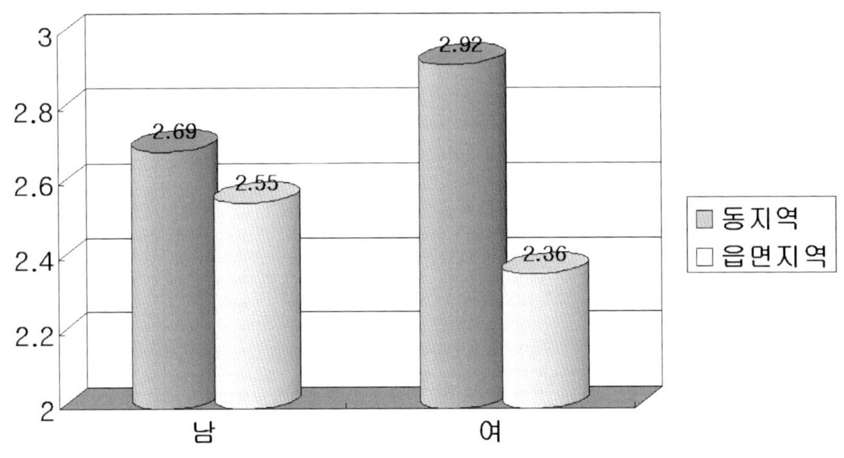

〈그림 25〉 강릉시의 지역별 성별 변화 스트레스 점수

5) 교육수준별 변화 스트레스 점수

변화 스트레스 점수는 무학인 경우에 평균 3.05점으로 가장 높게 나타났다. 그 다음으로 초졸(2.86점), 고졸(2.85점), 중졸(2.72점)이었고, 대학 이상이 2.71점으로 가장 낮은 점수를 나타냈다. 무학과 초졸, 고졸에서 변화 스트레스가 다른 집단에서보다 높은 것으로 나타났다.

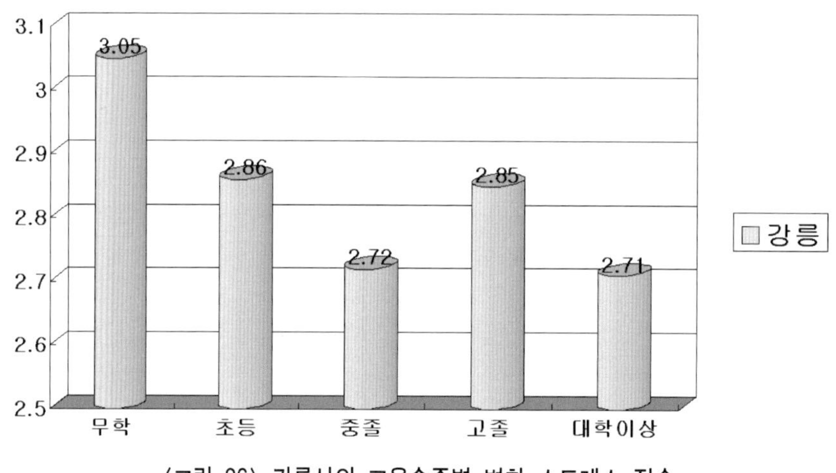

〈그림 26〉 강릉시의 교육수준별 변화 스트레스 점수

바. 상해 스트레스 점수

강릉지역 전체의 상해 스트레스 평균 점수는 3.2점으로 나타났다. 남자는 이보다 낮은 3.1점, 여자는 3.4점으로 여자에게서 상해 스트레스 점수가 더 높은 것을 알 수 있다.

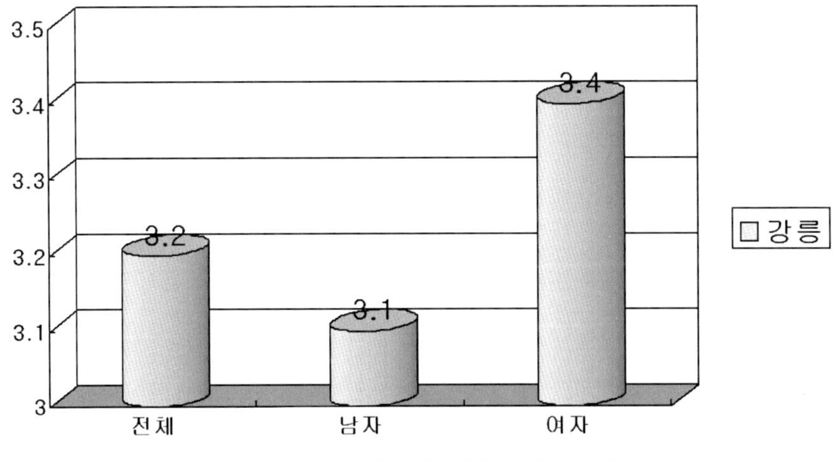

〈그림 27〉 강릉시의 전체 및 성별 상해 스트레스 점수

1) 연령별 상해 스트레스 점수

상해 스트레스 점수를 연령별로 나누어서 살펴보면, 연령대가 증가할수록 점수가 높아지는 것을 볼 수 있다. 20대에서는 2.6점으로 가장 낮은 수치를 보이고, 30대에서는 2.9점, 40대에서는 3.3점, 50대에서는 3.5점, 60대에서는 3.8점을 보였으며, 70세 이상에서는 가장 높은 4.1점을 보였다. 이에 연령대가 증가할수록 상해 스트레스의 수준이 높아지는 경향이 있다는 것을 알 수 있어, 지역사회 주민들을 위한 스트레스 관리 접근의 지침을 제공한 것으로 사료된다.

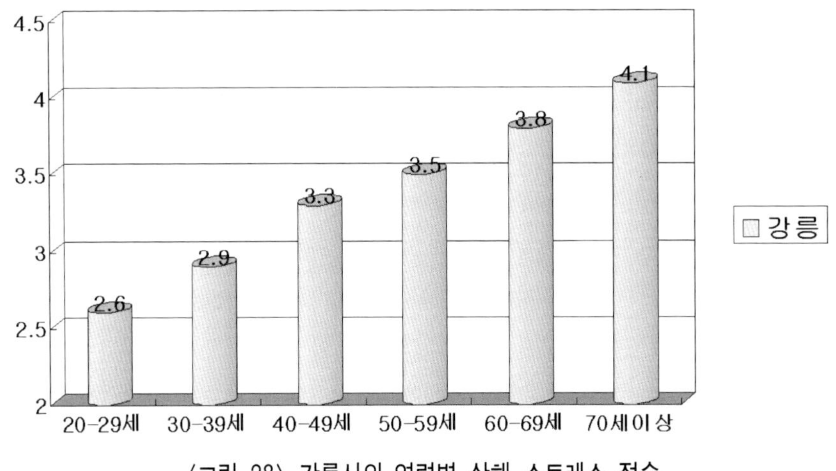

〈그림 28〉 강릉시의 연령별 상해 스트레스 점수

2) 지역별 상해 스트레스 점수

동지역에서의 상해 스트레스 점수가 3.3점으로 읍면지역의 3.1점보다 높게 나타났다. 상해 스트레스 수준은 동지역에서 더 높은 것을 알 수 있다.

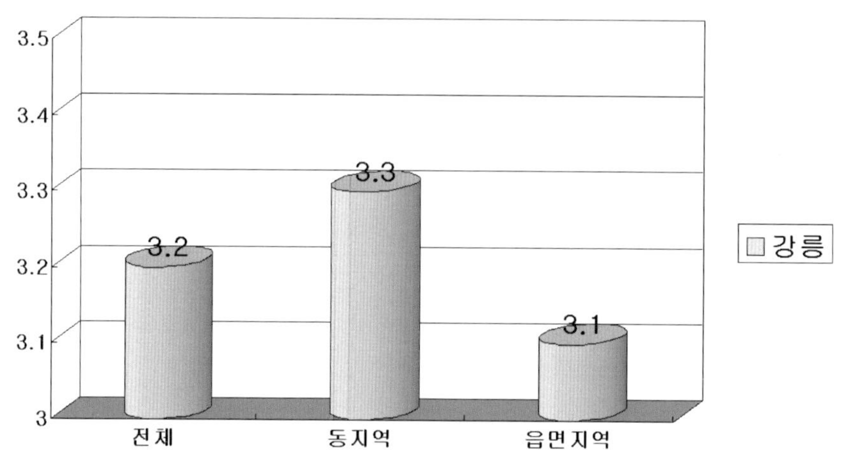

〈그림 29〉 강릉시의 지역별 상해 스트레스 점수

3) 지역별 연령별 상해 스트레스 점수

동지역과 읍면지역 모두, 연령대가 증가함에 따라 상해 스트레스 점수가 함께 증가하는 것을 볼 수 있는데, 그리하여 노년층의 상해 스트레스 점수가 가장 높다. 동지역의 70세 이상은 4점, 읍면지역의 70세 이상은 4.1점으로, 읍면지역의 70세 이상이 전체중 가장 높은 상해 스트레스 점수를 보이고 있다. 그 다음으로 60대에서 동지역은 4점, 읍면지역은 3.5점을 보였고, 50대에서 동지역은 3.6점, 읍면지역은 3.4점을 보였다. 40대에서 동지역은 3.4점, 읍면지역은 3.2점을 보여, 40대 이상의 모든 지역에서 강릉지역 전체의 평균 상해 스트레스 점수보다 높았다.

반면에 동지역 20대는 2.8점, 읍면지역의 20대는 2점을 보여 전체 중 가장 낮은 상해 스트레스 점수를 보였고, 30대 동지역은 2.9점, 30대 읍면지역은 2.6점을 보여 전반적으로 20대와 30대는 상해 스트레스가 낮은 수준임을 알 수 있다.

이에 거주 지역에 상관없이 연령의 증가에 따라 상해 스트레스가 증가하는 문제에 대한 관리 접근을 지역주민들을 위한 스트레스 관리에 포함시켜야 하겠다.

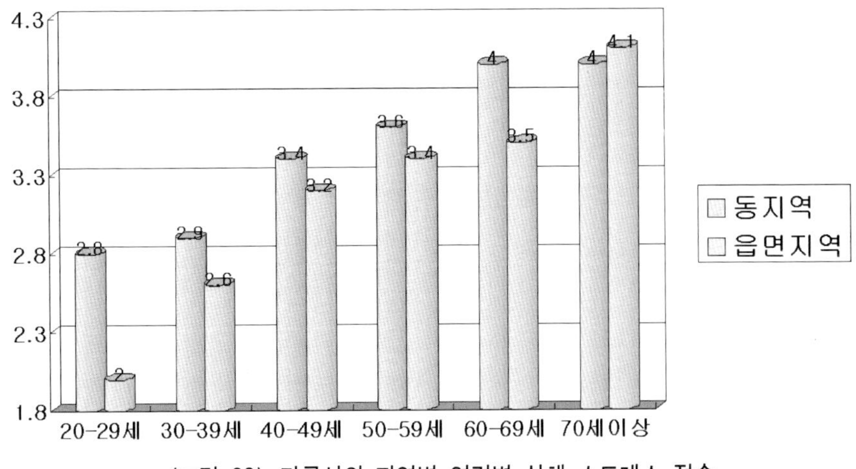

〈그림 30〉 강릉시의 지역별 연령별 상해 스트레스 점수

4) 지역별 성별 상해 스트레스 점수

동지역과 읍면지역 모두에서 상해 스트레스 점수는 여자가 더 높게 나타났다. 남자에서는 지역별 점수 차이가 없었으나, 여자에서 지역별 차이가 크게 나타나 동지역 여자는 3.5점, 읍면지역 여자는 3.2점이었다. 여자일수록, 동지역 거주 여자일수록 상해 스트레스 점수가 높다는 것을 알 수 있고, 이러한 결과를 기반으로 한 스트레스 관리를 다루어야 할 것이다.

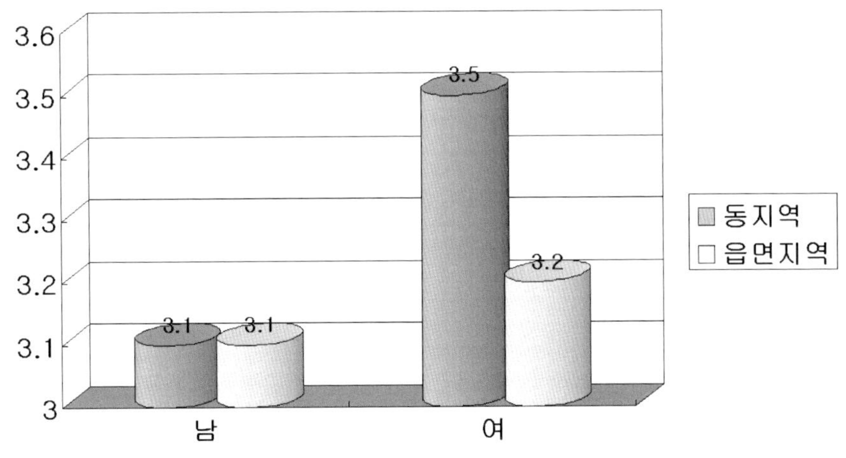

〈그림 31〉 강릉시의 지역별 성별 상해 스트레스 점수

5) 교육수준별 상해 스트레스 점수

교육수준별 상해 스트레스 점수를 살펴보면, 무학은 4.2점으로 가장 높은 수치를 보였고 그 다음으로 초졸이 3.7점, 중졸이 3.6점, 고졸이 3.3점으로 나타났다. 대학 이상이 2.8점으로 가장 낮은 점수를 보이고 있다. 따라서 교육수준이 높아질수록 상해 스트레스 점수가 낮게 나타나고 있다. 대학 이상의 집단을 제외하면 모든 집단에서 강릉지역 전체의 평균 상해 스트레스 점수보다 높은 수준을 나타내 교육수준에 따른 상해 스트레스 관리 방법이 필요할 것이다.

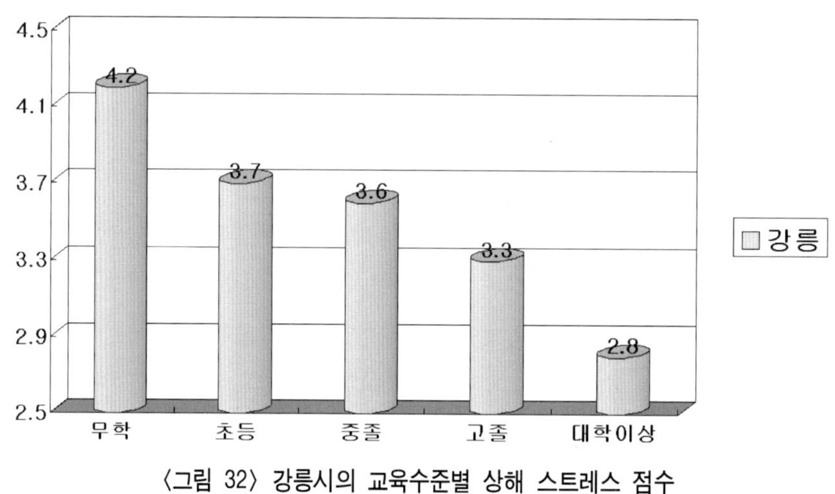

〈그림 32〉 강릉시의 교육수준별 상해 스트레스 점수

사. 금전 스트레스 점수

강릉지역 전체 평균 금전 스트레스 점수는 4점으로 나타났고, 여자와 남자에게서 모두 4점으로 나타났다. 금전 스트레스에 대한 성별 차이는 없는 것으로 나타났다.

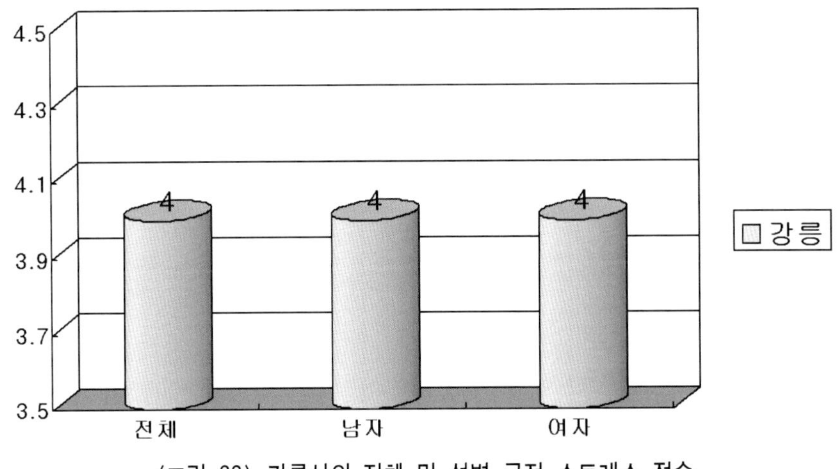

〈그림 33〉 강릉시의 전체 및 성별 금전 스트레스 점수

1) 연령별 금전 스트레스 점수

금전 스트레스의 점수를 연령대로 나누어 보면 40대에서 가장 높은 4.3점이 나타났고, 다음으로 20대와 50대 모두 4.1점으로 나타났다. 또한 30대에서는 3.9점을 나타내었고, 노년층인 60대와 70세 이상에서는 전체 평균보다 낮은 3.7점, 3.6점을 보였다. 대체로 금전 스트레스 청년층과 중년층에서 높고, 노년층에서 낮은 경향을 보였다.

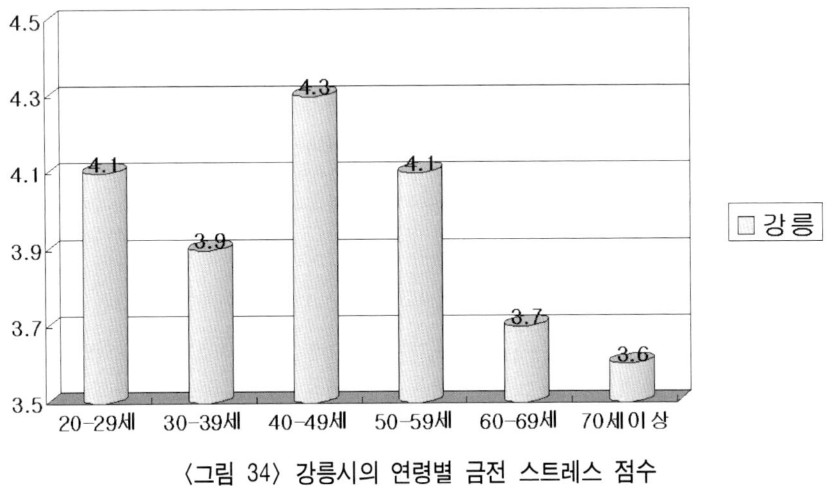

〈그림 34〉 강릉시의 연령별 금전 스트레스 점수

2) 지역별 금전 스트레스 점수

동지역의 금전 스트레스 점수는 전체 평균보다 높은 4.1점, 읍면지역에서는 이보다 낮은 3.7점을 나타냈다. 읍면지역보다 동지역에서의 금전 스트레스 점수가 더 높게 나타났다.

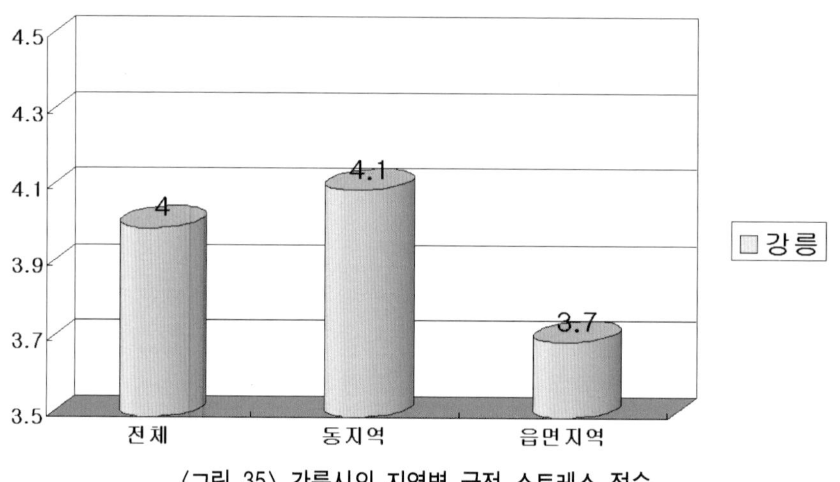

〈그림 35〉 강릉시의 지역별 금전 스트레스 점수

3) 지역별 연령별 금전 스트레스 점수

20대, 30대, 40대에서는 동지역의 금전 스트레스 점수가 읍면지역보다 더 높았으나, 50세 및 노년층에서는 읍면지역의 점수가 동지역보다 훨씬 높게 나타남을 알 수 있다. 동지역에서의 점수는 젊은 연령층에서 높으나 50대 이상에서는 연령대가 올라갈수록 점차 감소하는 양상을 보이나, 읍면지역에서는 연령대별 금전 스트레스 점수 차이가 크게 없는 상태이다.

이를 자세히 살펴보면, 동지역 40대는 4.4점으로 가장 높은 금전 스트레스 점수를 보이고 있고, 그 다음으로 동지역 20대와 읍면지역 40대, 그리고 읍면지역 50대에서 4.2점이 나타났다. 이외 읍면지역 20대가 4점, 동지역 30대와 50대 그리고 읍면지역 60대가 3.9점, 읍면지역 30대와 70세 이상이 3.8점, 동지역 60대가 3.5점을 나타냈으며 동지역의 70세 이상은 3.2점으로 가장 낮은 점수를 나타냈다.

전반적으로 20대와 중년층의 모든 지역에서 금전 스트레스가 높은 경향이 있음을 알 수 있었고, 이는 지역사회 내 스트레스 관리 프로그램의 접근에 대한 지침이 될 수 있을 것이다.

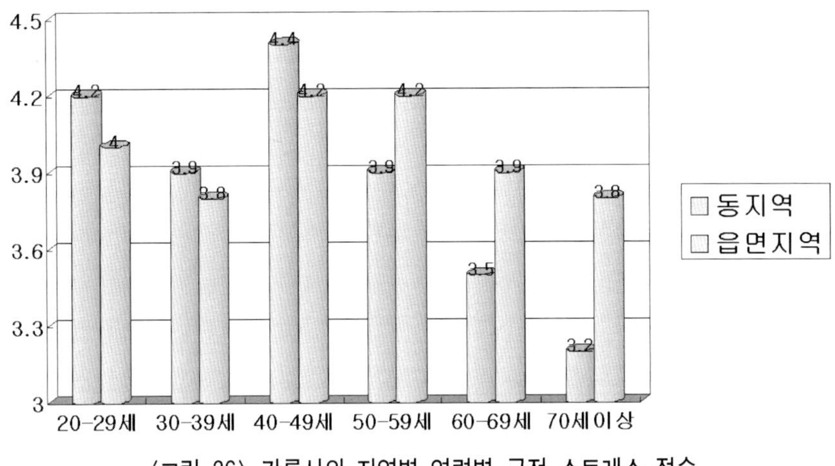

〈그림 36〉 강릉시의 지역별 연령별 금전 스트레스 점수

아. 사고 스트레스 점수

강릉지역 전체의 사고 스트레스 점수는 평균 2.6점을 나타내고 있다. 이는 성별의 차이 없이 남자와 여자 모두에게서 같은 점수가 나타나고 있다.

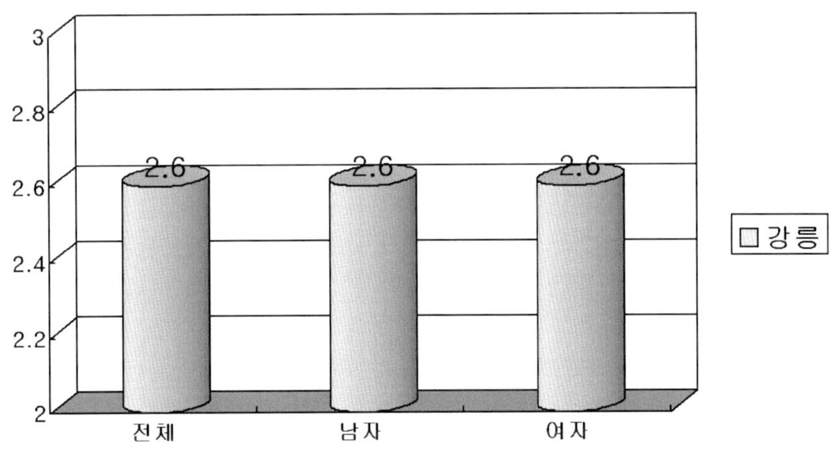

〈그림 37〉 강릉시의 전체 및 성별 사고 스트레스 점수

1) 연령별 사고 스트레스 점수

연령별로 사고 스트레스 점수를 살펴보면, 20대와 30대는 모두 전체 평균 점수보다 낮은 2.4점을 나타내고 있다. 40대, 50대, 60대는 모두 전체 평균 점수보다 높은 2.9점, 2.8점, 2.6점을 보이고 있으며, 70세 이상에서 2.5점을 보인다. 사고 스트레스 점수는 젊은 청년층에서 가장 낮았고, 중년에 들어서는 40대에 가장 높았으며 이후로 점차 낮아지는 양상을 보였다. 전반적으로 중년층과 노년층의 사고 스트레스 수준이 높은 수준임을 알 수 있었으며, 이러한 대상자들에 대한 관리 접근의 지침이 되는 결과로 판단된다.

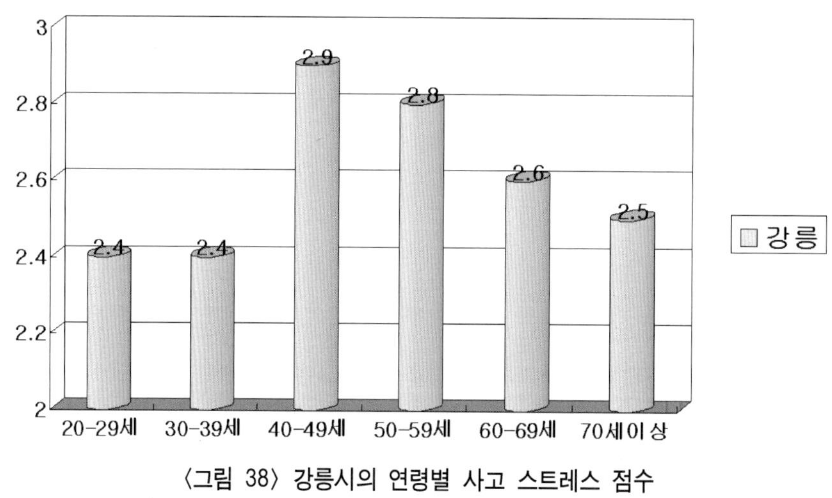

〈그림 38〉 강릉시의 연령별 사고 스트레스 점수

2) 지역별 사고 스트레스 점수

동지역의 사고 스트레스 점수는 전체 평균 점수보다 높은 2.7점을 나타냈고, 읍면지역은 이보다 낮은 2.3점을 나타냈다. 동지역 거주자들의 사고에 대한 스트레스 점수가 더 높다는 것을 알 수 있다.

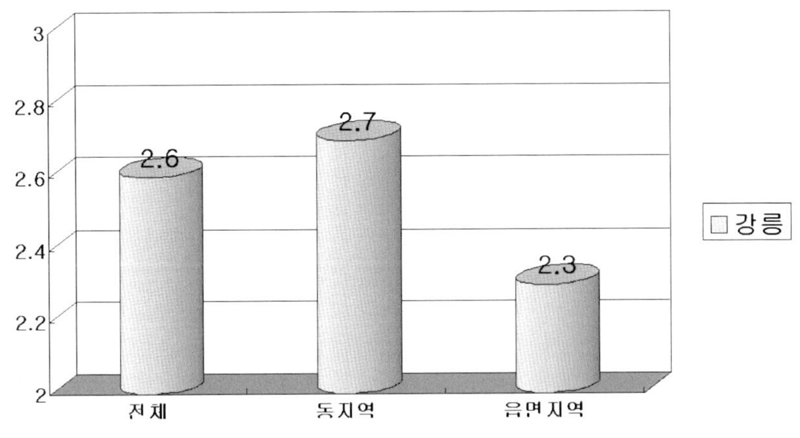

〈그림 39〉 강릉시의 지역별 사고 스트레스 점수

3) 지역별 연령별 사고 스트레스 점수

연령별 사고 스트레스 점수를 지역별로 나누어 비교해보면, 50대 이상에서는 동지역과 읍면지역 사이의 사고 스트레스 점수의 차이가 거의 없이 비슷하나, 20대부터 40대까지의 연령대에서는 지역 간 점수들이 큰 차이를 보였다. 이 연령대에서는 모두 동지역의 사고 스트레스 점수가 높았고, 동지역의 20대와 30대는 2.5점, 40대는 3.1점을 보였다. 반면에 읍면지역의 20대는 1.7점, 30대는 1.9점, 40대는 2.4점을 보였다. 동지역에서는 중년층일 경우, 읍면지역에서는 중년부터 노년층까지 높은 사고 스트레스 점수를 보여, 이들에 대한 사고 스트레스 관리가 필요할 것으로 판단된다.

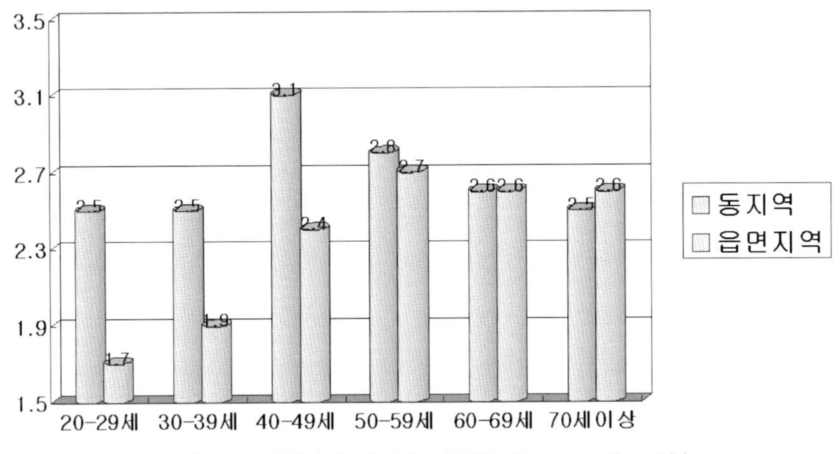

〈그림 40〉 강릉시의 지역별 연령별 사고 스트레스 점수

자. 무변화 스트레스 점수

　강릉지역 전체의 무변화 스트레스 평균 점수는 2.9점이다. 남자는 2.9점, 여자는 3점으로 여자에게서 무변화 스트레스 점수가 더 높은 것을 알 수 있다.

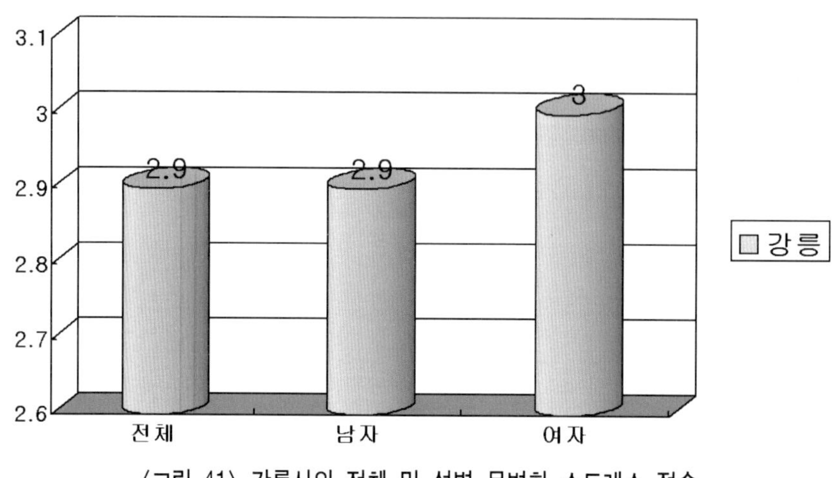

〈그림 41〉 강릉시의 전체 및 성별 무변화 스트레스 점수

1) 연령별 무변화 스트레스 점수

　무변화 스트레스 점수가 높은 연령대는 40대(3.2점), 50대(3.1점), 그리고 30대(2.9점)으로 나타난다. 반면에 20대와 60대 이상의 노년층의 연령대에서는 강릉지역 전체 평균보다 낮은 점수를 보이고 있다. 특히 중년층에서의 무변화 스트레스 수준이 높아 이들 특정 대상자들에 대한 스트레스 관리가 필요할 것으로 보인다.

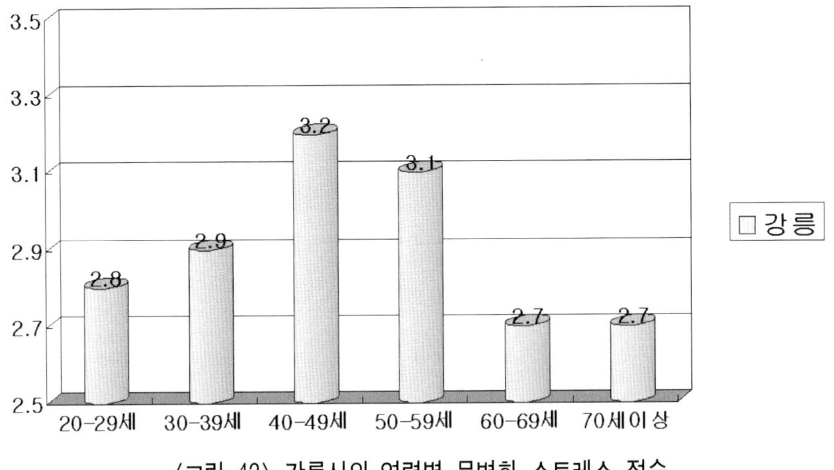

〈그림 42〉 강릉시의 연령별 무변화 스트레스 점수

2) 지역별 무변화 스트레스 점수

무변화 스트레스 점수를 지역별로 나누어보면, 동지역은 3점으로 전체 평균보다 높은 수치이고, 읍면지역은 2.6점으로 이보다 낮은 점수를 보였다. 이에 전반적으로 동지역의 거주자들이 읍면지역 거주자들보다 더 높은 수준의 무변화 스트레스를 보인다는 것을 알 수 있다.

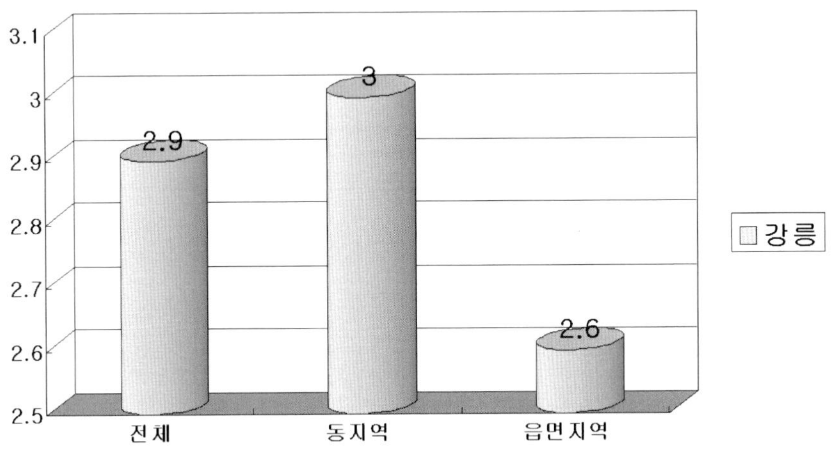

〈그림 43〉 강릉시의 지역별 무변화 스트레스 점수

3) 지역별 연령별 무변화 스트레스 점수

지역별 연령별 무변화 스트레스 점수를 살펴보면, 동지역과 읍면지역에서 모두 대체적으로 중장년층에서 높은 점수를 보이고 있다. 동지역의 50대와 40대가 각각 3.5점과 3.4점으로 가장 높은 점수를 보이고 있고, 다음으로 30대와 60대가 2.8점, 20대가 2.7점, 70세 이상이 2.4점을 나타내고 있다. 읍면지역의 30대는 3.2점으로 읍면지역의 연령대 중 가장 높은 점수를 보이고 이는 동지역의 30대보다 높은 수치이다. 다음으로 50대, 40대의 순으로 읍면지역에서 무변화 스트레스 점수가 높다.

전반적으로 동지역의 중년층과 읍면지역의 30대에게서 무변화 스트레스 수준이 높은 것으로 나타나 이들을 대상으로 하는 스트레스 관리가 필요할 것으로 판단된다.

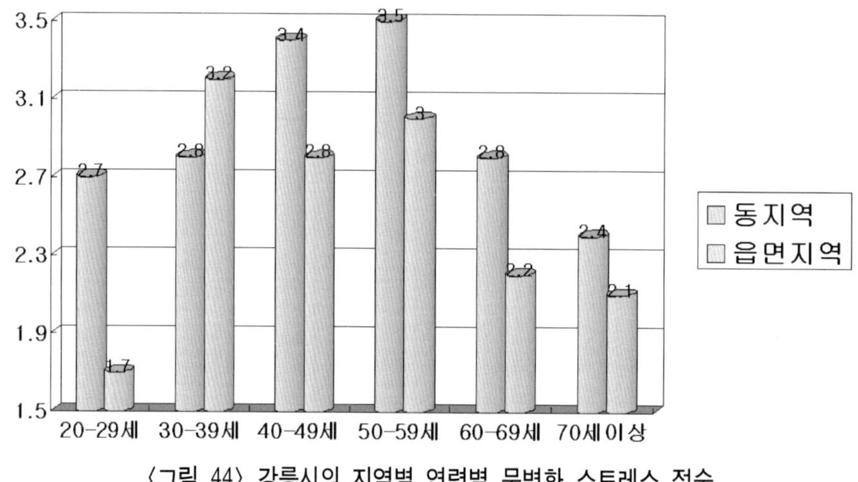

〈그림 44〉 강릉시의 지역별 연령별 무변화 스트레스 점수

차. 전반적 스트레스 점수

강릉지역 전체 평균 전반적 스트레스 점수는 3.2점이고, 이는 성별의 차이 없이 남자와 여자에서 각각 같은 수치를 보이고 있다.

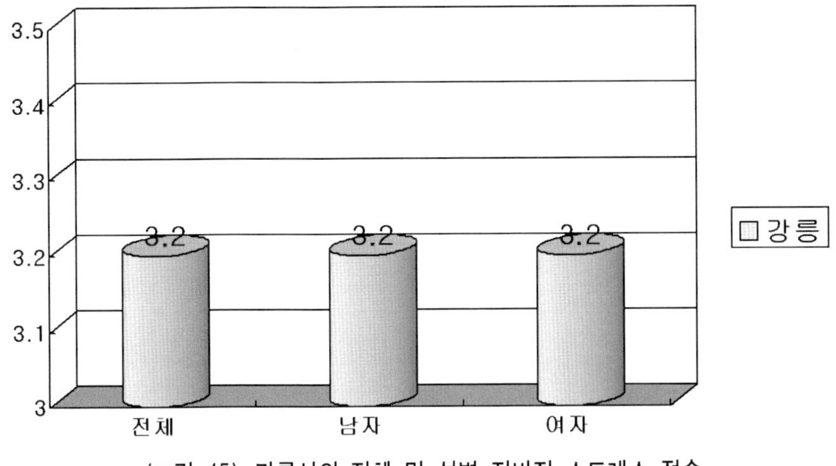

<〈그림 45〉 강릉시의 전체 및 성별 전반적 스트레스 점수>

〈그림 45〉 강릉시의 전체 및 성별 전반적 스트레스 점수

1) 연령별 전반적 스트레스 점수

연령별로 전반적 스트레스 점수를 보면, 30대와 40대에서 같은 3.4점을 보이며 가장 높다. 다음으로 50대에서 3.2점으로 강릉지역 전체 평균 점수와 같다. 이 외에는 20대가 2.9점으로 가장 낮은 점수를 보이고 있고, 50대부터 점차 연령대가 높아질수록 전반적 스트레스 점수가 감소하는 경향을 보이고 있다. 청장년층의 전반적 스트레스가 다른 연령대에 비하여 높은 경향이 있는 것을 알 수 있다.

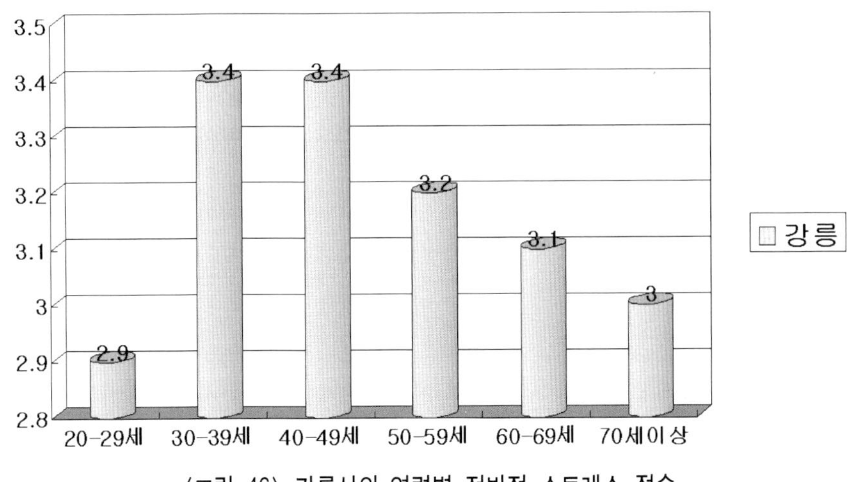

〈그림 46〉 강릉시의 연령별 전반적 스트레스 점수

2) 지역별 전반적 스트레스 점수

전반적 스트레스 점수는 읍면지역보다 동지역에서 더 높았는데, 동지역에서 3.3점을 나타냈고 읍면지역에서는 2.8점을 나타냈다. 동지역에서 전반적 스트레스의 수준이 읍면지역보다 더 높은 것을 알 수 있다.

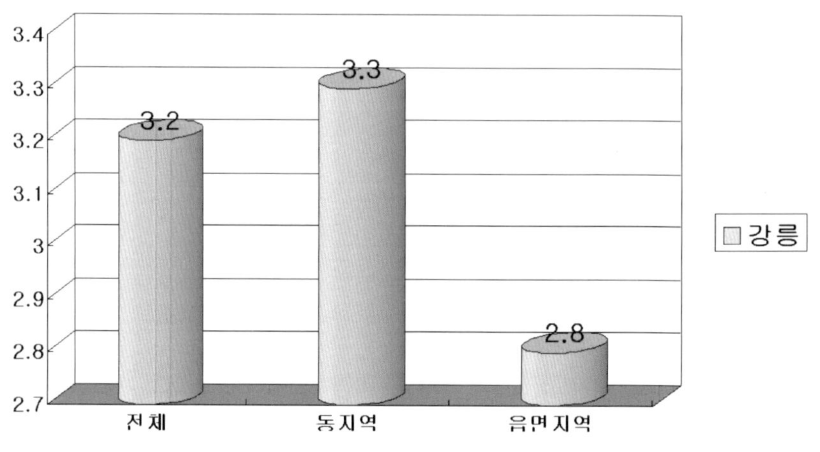

〈그림 47〉 강릉시의 지역별 전반적 스트레스 점수

3) 지역별 연령별 전반적 스트레스 점수

모든 연령대에서 동지역의 전반적 스트레스 점수가 더 높게 나타났다. 읍면지역의 30대와 동지역의 30대, 40대, 50대, 60대가 강릉지역 평균 점수보다 높았다. 그중 동지역의 40대는 3.6점으로 가장 높은 점수를 나타냈고, 그 다음으로 3.4점인 동지역 30대, 3.3점인 동지역 50대와 읍면지역 30대가 뒤를 이었다. 동지역의 중장년층에서의 전반적 스트레스 점수가 대체적으로 높게 나타났다.

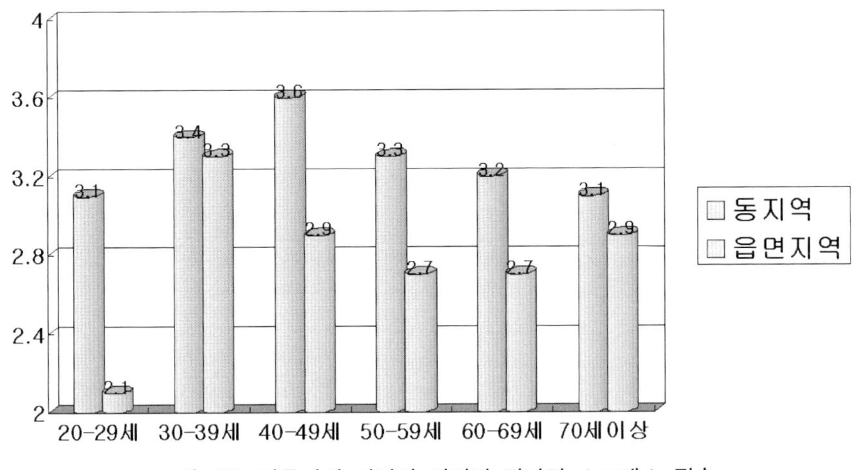

〈그림 48〉 강릉시의 지역별 연령별 전반적 스트레스 점수

카. 항목별 스트레스 점수

강릉지역 전체의 항목별 스트레스 평균 점수를 보면, 금전 스트레스가 4점으로 가장 높았고, 그 다음으로는 업무 스트레스가 3.7점, 상해 스트레스와 전반적 스트레스가 3.2점이었다. 이외 관계 스트레스는 3점, 무변화 스트레스는 2.9점, 변화 스트레스는 2.72점 순이었고, 사고 스트레스는 2.6점을 나타내며 각 항목들 중 가장 낮은 수치를 보였다.

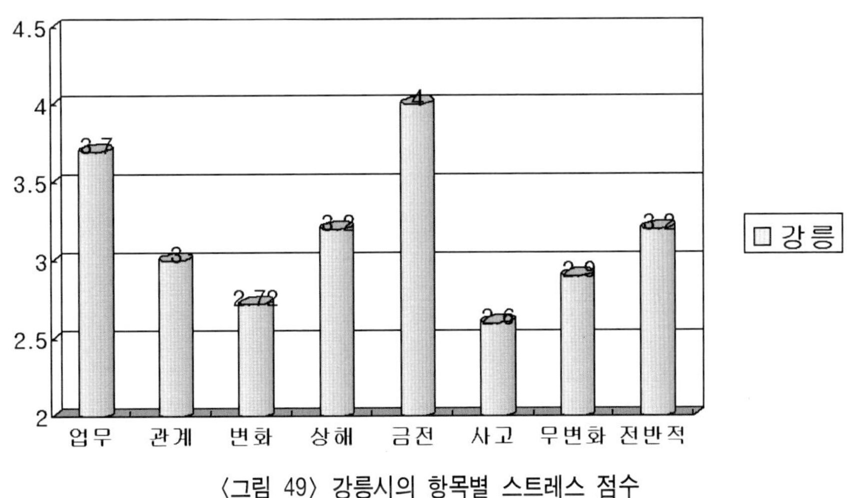

〈그림 49〉 강릉시의 항목별 스트레스 점수

1) 성별 항목별 스트레스 점수

가) 남자의 항목별 스트레스 점수

남자에서 나타난 스트레스 점수를 항목별로 나누어 보면, 금전 스트레스가 가장 높은 4점을 보였고, 업무 스트레스가 3.8점, 전반적 스트레스가 3.2점, 상해 스트레스가 3.1점을 보였다. 그 다음으로 관계 스트레스가 3점, 무변화 스트레스가 2.9점, 변화 스트레스가 2.66점, 사고 스트레스가 2.6점이었다. 남자들에게서 대체적으로 금전 스트레스와 업무 스트레스가 높게 나타났으며, 강릉지역 평균 점수와 비교하여서는 업무 스트레스가 다소 높은 수치를 보였고, 반면에 상해 스트레스는 낮은 편이었다. 따라서 지역사회 남자들을 대상으로 하는 스트레스 관리에서는 그들에게 금전과 업무에 대한 스트레스가 많음을 인지하고 접근하는 방법이 필요할 것이다.

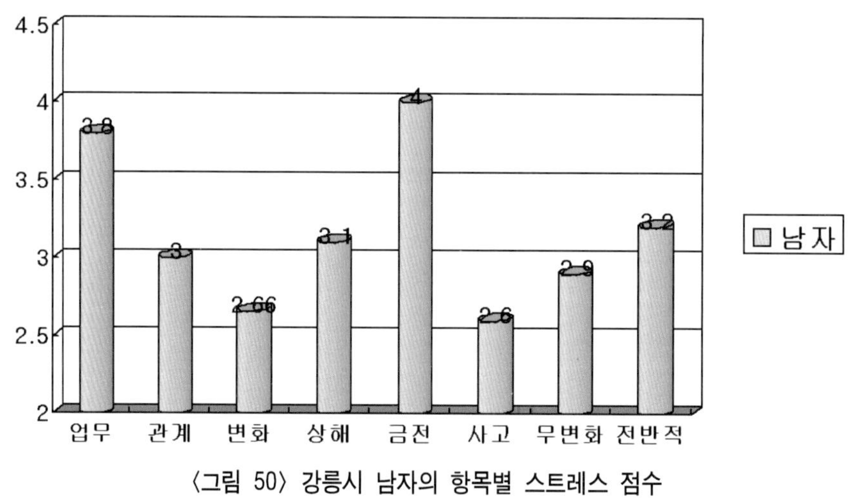

〈그림 50〉 강릉시 남자의 항목별 스트레스 점수

나) 여자의 항목별 스트레스 점수

여자들에게서의 항목별 스트레스 점수를 살펴보면, 금전 스트레스에서 4점이 가장 높았고, 다음으로 업무 스트레스가 3.7점, 상해와 전반적 스트레스가 3.2점, 관계 스트레스가 3점, 무변화 스트레스가 2.9점, 변화 스트레스가 2.72점, 마지막으로 사고 스트레스가 2.6점이었다. 업무와 관계, 금전, 사고, 그리고 전반적 스트레스 항목에서는 지역 전체 평균 점수와 같거나 다소 작은 수치를 보였고, 이외 변화, 상해와 무변화 스트레스는 지역 평균보다 높은 수준이었다. 이에 기본적으로 스트레스 수준이 높은 금전과 업무 스트레스에 대한 관리와 함께 변화, 상해, 무변화 스트레스에 대한 관리 또한 지역사회 여성들을 위해 제공되어야 하겠다.

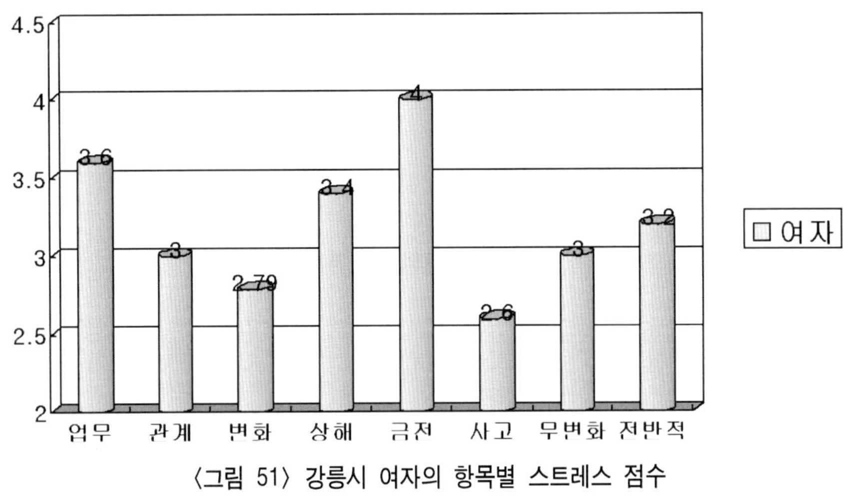

〈그림 51〉 강릉시 여자의 항목별 스트레스 점수

2) 지역별 항목별 스트레스 점수

가) 동지역의 항목별 스트레스 점수

동지역 내 항목별 스트레스 점수를 보면, 금전 스트레스가 가장 높은 4.1점이었고, 그 다음으로 업무 스트레스가 3.8점, 상해와 전반적 스트레스가 3.3점, 관계 스트레스가 3.1점, 무변화 스트레스가 3점, 변화 스트레스가 2.81점, 그리고 사고 스트레스가 2.7점이었다. 금전과 업무에 대한 스트레스가 항목들 중 단연 높은 수치를 나타냈고, 모든 항목에서 지역 평균 점수보다 높은 점수를 보였다. 이에 동지역의 주민들을 위한 스트레스 관리 프로그램은 모든 항목별 스트레스에 대한 관리를 전반적으로 포괄하는 접근이어야 하겠다.

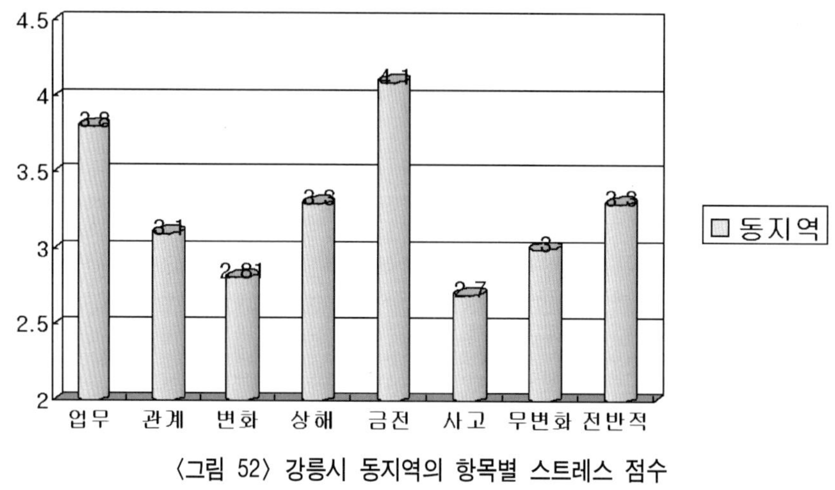

〈그림 52〉 강릉시 동지역의 항목별 스트레스 점수

나) 읍면지역의 항목별 스트레스 점수

읍면지역의 항목별 스트레스 점수를 보면, 금전 스트레스가 3.7점, 업무 스트레스가 3.2점, 상해 스트레스가 3.1점, 전반적 스트레스가 2.8점, 관계와 무변화 스트레스가 2.6 점, 변화 스트레스가 2.45점, 사고 스트레스가 2.3점이었다. 읍면지역에서 또한 다른 항목들에 비하여 금전과 업무 스트레스가 높은 편이었으나, 모든 항목이 지역사회 전체 평균 점수보다 낮은 수치를 보여 동지역과 대조적인 경향이었다.

읍면지역 주민들을 위한 스트레스 관리 시에는 전반적인 일상의 스트레스에 대한 관리와 그들 스스로 금전과 업무 스트레스에 대한 대처능력 향상을 꾀할 수 있는 관리가 필요하다.

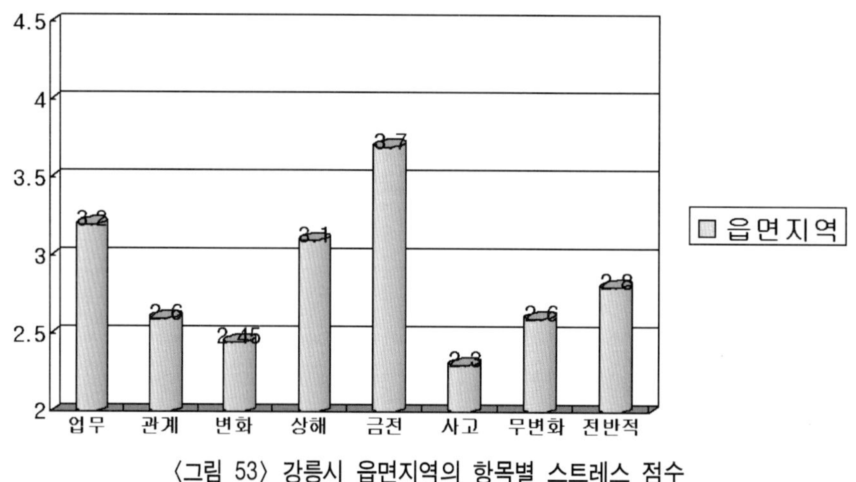

〈그림 53〉 강릉시 읍면지역의 항목별 스트레스 점수

3) 연령대별 항목별 스트레스 점수

가) 20대의 항목별 스트레스 점수

20대의 스트레스 점수를 항목별로 나누어 살펴보면, 금전 스트레스가 4.1점으로 가장 높았고, 다음으로 업무 스트레스가 3.8점으로 높았다. 이는 강릉지역 전 연령대에서의 금전 스트레스 점수와 업무 스트레스 점수보다 높은 수치였다. 이에 20대의 금전과 업무 스트레스는 강릉지역의 다른 연령대에 비하여 높은 상태라는 것을 알 수 있고, 20대의 스트레스 관리에 있어 중점을 두어야 하는 항목일 것이다.

이외 관계 스트레스와 전반적 스트레스 점수는 2.9점, 무변화 스트레스 점수는 2.8점, 상해 스트레스 점수는 2.6점이었고, 변화 스트레스 점수는 2.41점, 사고 스트레스 점수는 2.4점으로 가장 낮았다. 금전과 업무 스트레스를 제외한 나머지 항목의 스트레스 점수는 모두 강릉지역 전 연령대의 평균 점수보다 낮은 수준이었다.

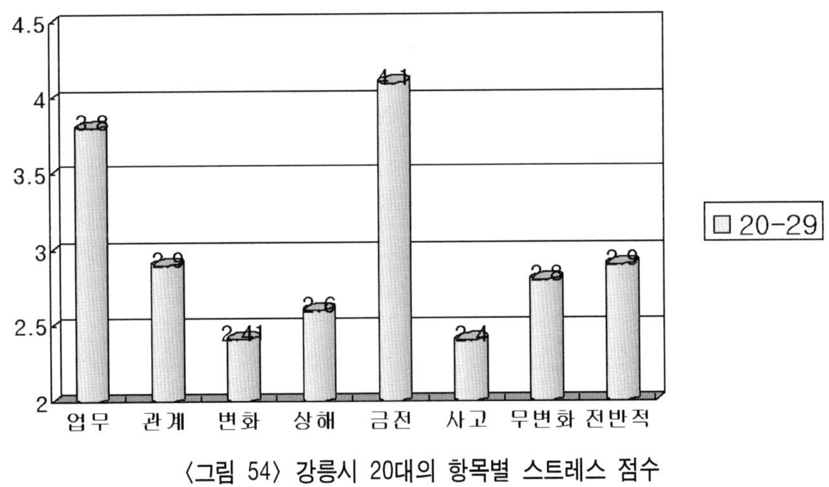

〈그림 54〉 강릉시 20대의 항목별 스트레스 점수

나) 30대의 항목별 스트레스 점수

30대의 항목별 스트레스 점수에서 금전 스트레스와 업무 스트레스가 3.9점으로 같은 수치를 보이며 가장 높게 나타났다. 이 중 금전 스트레스는 전 연령에서의 평균 점수보다 낮은 수치였으나, 업무 스트레스는 그보다 높은 수준인 것으로 나타났다. 30대에서 전 연령 평균 점수보다 높게 나온 스트레스 항목은 업무(3.9점), 전반적(3.4점), 관계

(3.1점) 스트레스 점수였는데, 30대 대상의 스트레스 관리에서 이 항목들에 중점을 두어야 할 것으로 보인다.

이 외 상해와 무변화 스트레스 점수는 2.9점, 변화 스트레스는 2.72점, 사고 스트레스는 2.4점으로 전 연령대에서의 평균 점수 이하의 수치를 보였다.

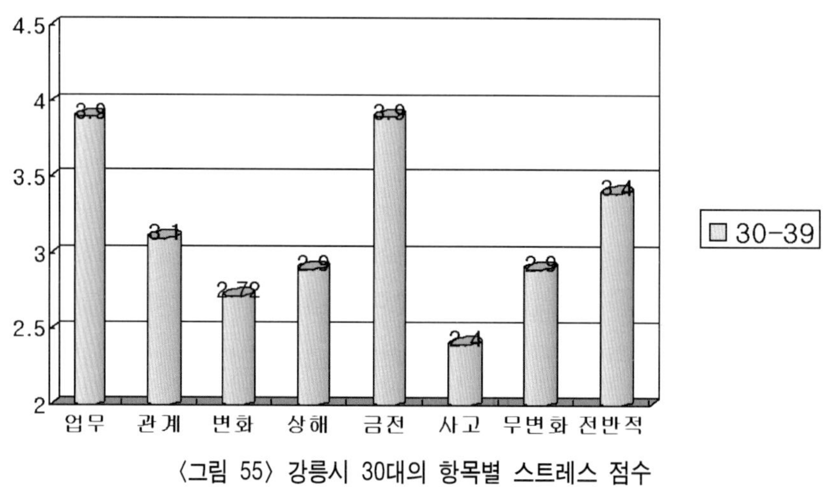

〈그림 55〉 강릉시 30대의 항목별 스트레스 점수

다) 40대의 항목별 스트레스 점수

40대의 항목별 스트레스 점수는 금전 스트레스가 4.3점으로 가장 높았다. 이 외 업무 스트레스 점수는 4점, 전반적 스트레스 점수는 3.4점, 관계와 상해 스트레스 점수는 3.3점, 무변화 스트레스 점수는 3.2점, 변화 스트레스 점수는 2.94점, 사고 스트레스 점수는 2.9점이었다. 모든 항목에서 전 연령대에 비해 높은 점수를 보여, 40대의 스트레스 수준이 전 항목에 걸쳐 높은 수준이라는 사실을 알 수 있다. 40대의 전 항목에 걸쳐 이루어지는 스트레스 관리가 시급한 것으로 판단된다.

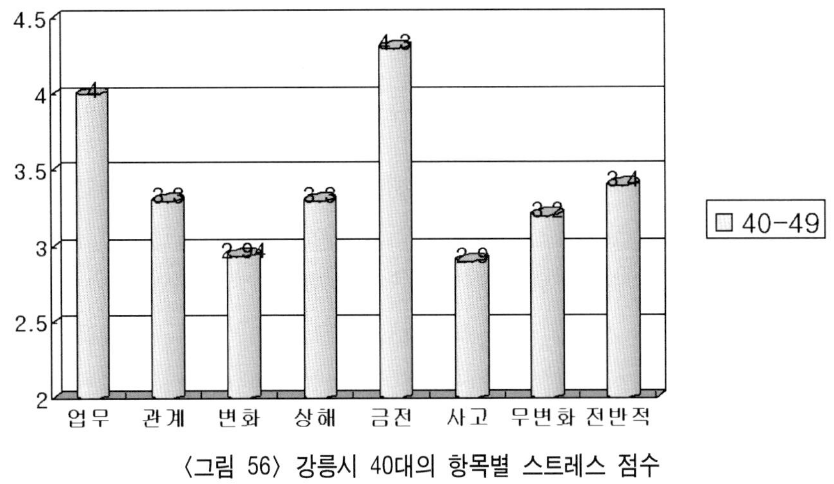

〈그림 56〉 강릉시 40대의 항목별 스트레스 점수

라) 50대의 항목별 스트레스 점수

강릉지역 50대에서 금전 스트레스 점수는 4.1점, 업무와 상해 스트레스 점수는 3.5점, 전반적 스트레스 점수는 3.2점, 무변화 스트레스 점수는 3.1점, 관계와 변화 스트레스 점수는 2.9점, 사고 스트레스 점수는 2.8점으로 나타났다. 이 중 금전, 상해, 무변화, 변화, 사고 스트레스 점수는 전 연령대의 점수보다 높은 수준이었다. 이렇듯 발견된 조사 결과를 토대로 강릉지역 50대에 적합한 스트레스 관리를 제공해야 할 것이다.

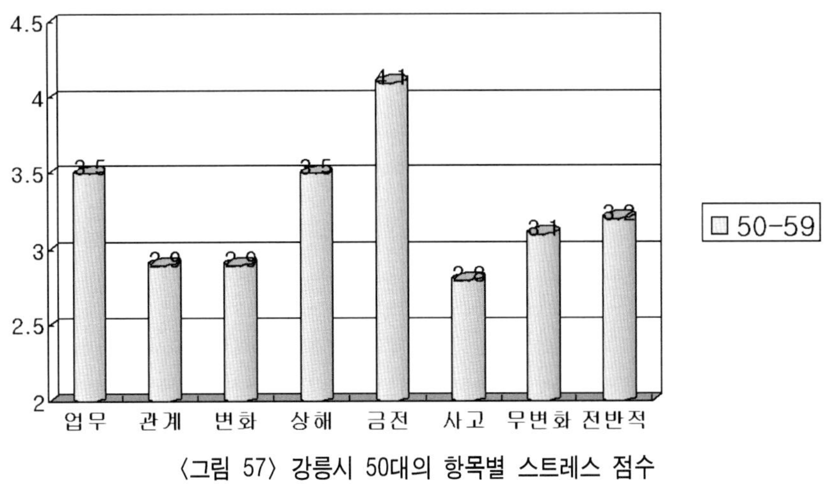

〈그림 57〉 강릉시 50대의 항목별 스트레스 점수

마) 60대의 항목별 스트레스 점수

60대의 항목별 스트레스 점수를 살펴보면, 상해 스트레스 점수가 3.8점으로 가장 높고, 그 다음으로 금전 스트레스가 3.7점이었다. 그 밖에 업무 스트레스 점수는 3.3점, 전반적 스트레스 점수는 3.1점, 무변화 스트레스 점수는 2.7점, 변화 스트레스 점수는 2.62점, 관계와 사고 스트레스 점수는 2.6점이었다. 이 중 상해 스트레스만이 전 연령대의 평균 점수보다 높은 수준을 보였다. 이것은 일반적으로 60대에서 전 연령대와 다른 연령층에 비하여 항목별 스트레스 수준이 낮은 편이지만, 상해 스트레스에서는 다른 연령층에 비하여 더욱 높은 수준을 보인다는 것을 보여주고 있다. 이에 60대의 스트레스 관리 개입에 있어 상해 스트레스에 대한 문제에 중점을 두어야 할 것이다.

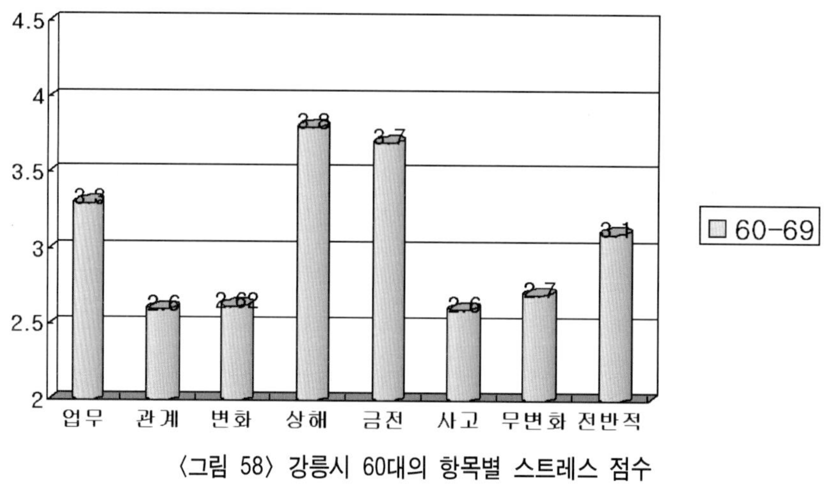

〈그림 58〉 강릉시 60대의 항목별 스트레스 점수

바) 70세 이상의 항목별 스트레스 점수

70세 이상에서 항목별 스트레스 점수를 살펴보면, 상해 스트레스 점수가 4.1점으로 가장 높았고, 그 다음으로 금전 스트레스 점수가 3.6점, 업무와 전반적 스트레스 점수가 3점을 나타냈다. 이외 변화 스트레스 점수는 2.71점, 무변화 스트레스 점수는 2.7점, 관계 스트레스 점수는 2.6점, 그리고 마지막으로 사고 스트레스는 2.5점으로 가장 낮았다. 각 항목들 중 상해 스트레스 점수만이 전 연령층의 평균 점수보다 높은 수준을 보여, 이에 알맞은 접근이 필요할 것이다.

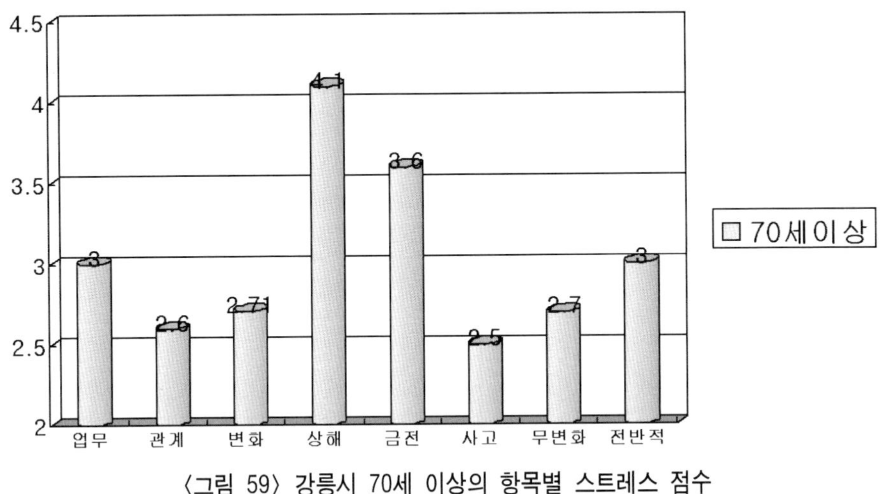

〈그림 59〉 강릉시 70세 이상의 항목별 스트레스 점수

4) 교육수준별 항목별 스트레스 점수

가) 무학의 항목별 스트레스 점수

교육수준이 무학인 이들의 각 항목별 스트레스 점수를 살펴보면, 상해 스트레스는 4.2점, 금전 스트레스는 4점, 업무와 전반적 스트레스는 3.5점, 무변화 스트레스는 3.1점, 변화 스트레스는 3.05점, 관계와 사고 스트레스는 2.8점 순이었다. 무학에서 스트레스 중 상해와 금전 스트레스가 다른 항목들보다 훨씬 높은 점수를 보였다. 금전 스트레스는 강릉지역 전체의 평균 금전 스트레스 점수와 같은 수치였고, 상해는 지역 전체 평균보다 훨씬 높은 수준의 수치였다. 이 외 변화, 사고, 무변화, 전반적 스트레스 항목이 전체 평균보다 높게 나타났다.

이와 같이 무학에서는 관계와 업무 스트레스를 제외한 모든 항목의 스트레스가 강릉 지역 전체 평균보다 높은 수준이며, 전반적으로 다른 교육수준의 대상자들보다 많은 항목에서 높은 수준의 스트레스를 가지고 있는 실정이다. 이에 무학인 대상자들의 스트레스 관리에 대한 보다 적극적이고 광범위한 개입이 필요할 것이다.

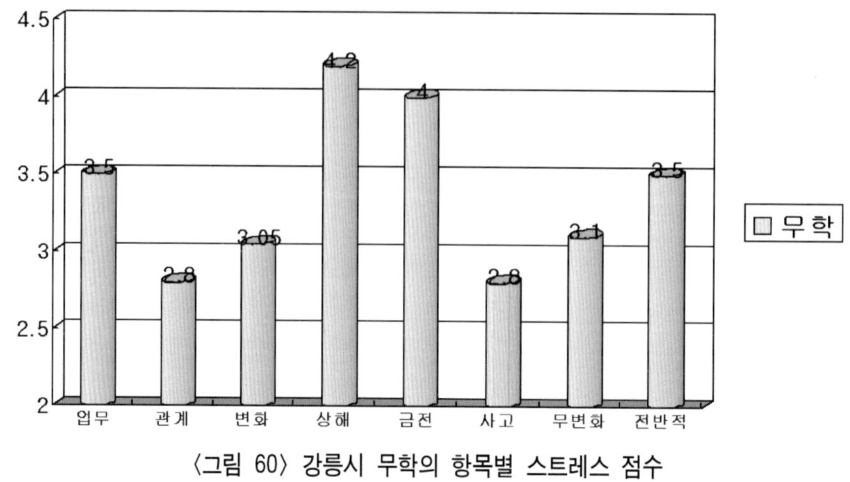

〈그림 60〉 강릉시 무학의 항목별 스트레스 점수

나) 초졸의 항목별 스트레스 점수

초졸에서 항목별 스트레스 점수를 살펴보면, 점수가 가장 높은 항목은 금전 스트레스(3.8점)였다. 3.7점으로 상해 스트레스가 그 다음이었고, 업무 스트레스가 3.4점, 전반적 스트레스가 3.1점으로 초졸에서 점수가 다른 항목들에 비해 높게 나타났다. 이 외 무변화 스트레스는 2.9점, 변화 스트레스는 2.86점, 관계 스트레스는 2.8점, 사고 스트레스는 2.6점이었다.

전 연령대의 평균 점수보다 높은 수치를 보인 항목은 변화 스트레스와 상해 스트레스였다. 특히 상해 스트레스는 강릉지역 평균 점수와 많은 점수 차이를 보여, 초졸 집단의 스트레스 중 상해 스트레스 관리에 중점을 둔 적극적 개입이 요구되고 있는 실정이다.

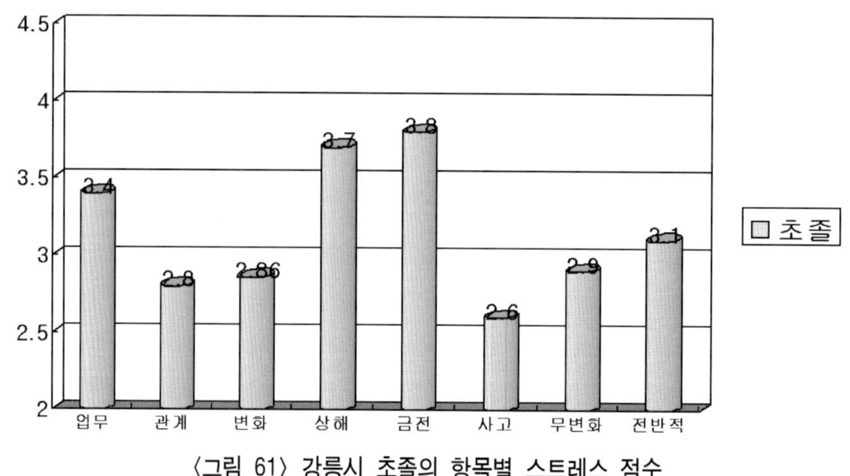

〈그림 61〉 강릉시 초졸의 항목별 스트레스 점수

다) 중졸의 항목별 스트레스 점수

중졸 집단에서의 스트레스 점수 중 금전 스트레스가 3.9점으로 가장 높았고, 그 다음으로 3.6점인 상해와 업무 스트레스가 높았다. 이 외 전반적 스트레스는 3.3점, 관계 스트레스는 2.9점, 사고와 무변화 스트레스는 2.8점이었고, 마지막으로 변화 스트레스는 2.72점이었다. 이 중 상해 스트레스, 사고 스트레스와 전반적 스트레스 점수가 강릉지역 평균 스트레스 점수보다 높게 나타났다. 이러한 중졸 집단의 각 항목별 스트레스 경향에 맞추어 관리되어야 하겠다.

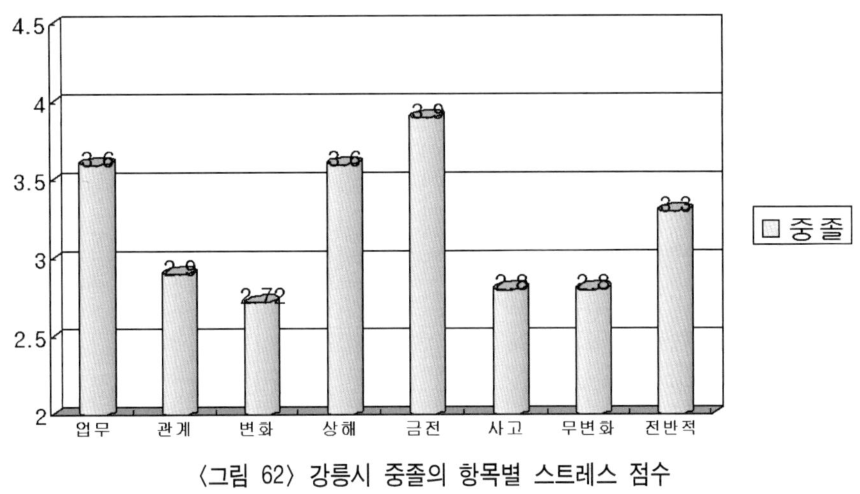

〈그림 62〉 강릉시 중졸의 항목별 스트레스 점수

라) 고졸의 항목별 스트레스 점수

고졸에서 항목별 스트레스 점수는 금전 스트레스가 4.3점, 업무 스트레스가 3.8점, 전반적 스트레스가 3.5점, 상해 스트레스가 3.3점, 무변화 스트레스가 3.2점, 관계 스트레스가 3.1점, 사고 스트레스가 2.9점, 변화 스트레스가 2.85점을 나타냈다. 이는 항목들은 모두 전 연령대의 평균 점수보다 높게 나타났다. 이는 고졸 집단의 스트레스 정도가 각 항목별로 모두 강릉지역 전체 평균 점수 이상임을 시사해준다. 이러한 스트레스 위험 상황에 놓인 고졸 집단을 위한 스트레스 관리가 시급한 실정이다.

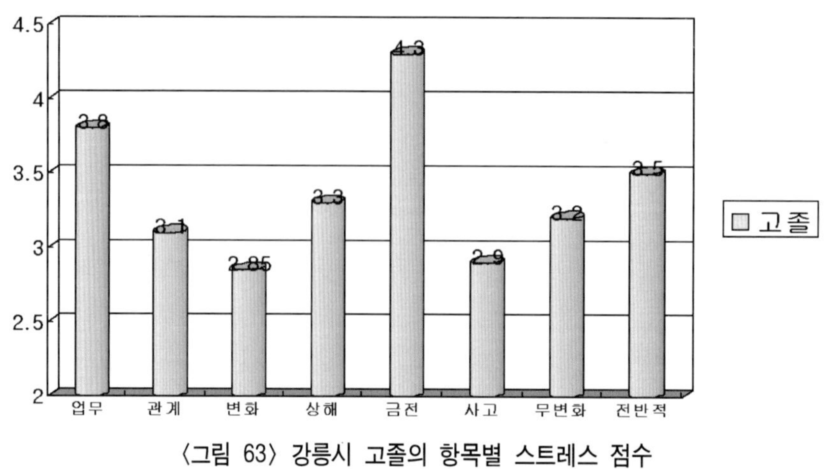

〈그림 63〉 강릉시 고졸의 항목별 스트레스 점수

마) 대학 이상의 항목별 스트레스 점수

대학 이상의 집단에서는 업무 스트레스(4점), 금전 스트레스(3.8점), 그리고 전반적 스트레스(3.2점)가 비교적 높게 나타났다. 이 외 관계와 무변화 스트레스가 3점, 상해 스트레스가 2.8점, 변화 스트레스가 2.71점, 사고 스트레스가 2.5점이었다. 이 중 강릉지역 평균 스트레스 점수보다 수치가 높게 나타난 항목은 업무, 무변화 그리고 전반적 스트레스였다. 이에 대학 이상의 집단에서는 타 교육수준의 집단보다 업무와 무변화, 전반적 스트레스를 일반적으로 더 높게 느끼고 있으며, 금전과 상해 스트레스에 대해서는 지역 전체에 비해 덜 느끼고 있다는 사실을 알 수 있었다. 특히 업무 스트레스가 월등하게 높았던 것이 특이하였는데 이에 알맞은 스트레스 관리가 이루어져야 하겠다.

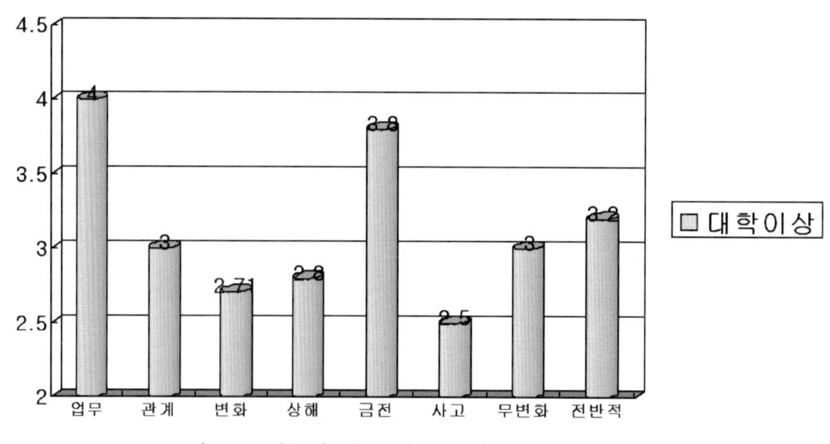

〈그림 64〉 강릉시 대학 이상의 항목별 스트레스 점수

3. 우울 실태

BDI(Beck depression inventory)를 통해 우울 정도를 측정하였다. 원척도는 0점에서 3점까지 평정하게 되어 있으나, 본 조사에서는 1점부터 4점까지로 평정하도록 하여 총점은 21점에서 84점까지 분포한다. 이에 따라 총점 42점 이상을 우울 의심, 46점 이상을 우울 경향, 61점 이상을 심한 우울로 규정하였다.

가. 우울 점수

강릉지역 우울 점수를 살펴보면, 전체 평균 점수는 32점이었다. 또한 남자는 31.4점, 여자는 32.5점으로 여자에서 우울 점수가 남자에서보다 높게 나타났다. 일반적으로 남자보다 여자에게서 우울 성향이 높다고 알려져 있듯이, 강릉지역에서도 지역사회 우울 점수 사정을 통하여 여자들에게서 점수가 더 높음을 확인하였다.

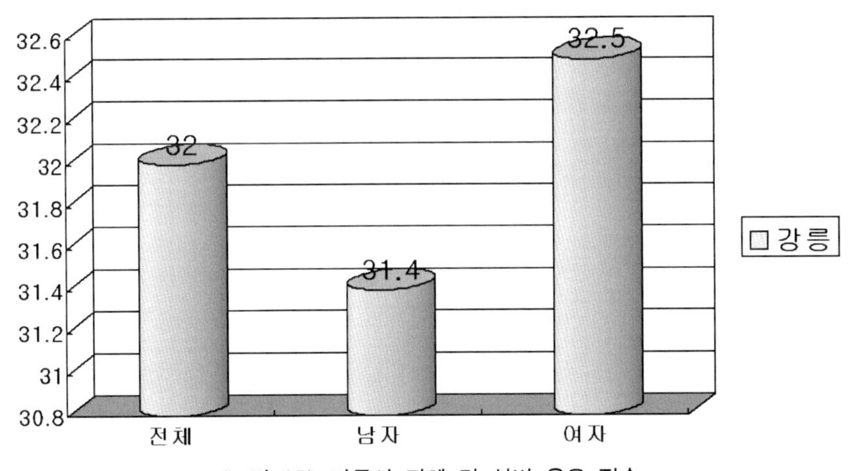

〈그림 65〉 강릉시 전체 및 성별 우울 점수

1) 연령별 우울 점수

우울 점수를 연령별로 나누어서 살펴보면, 60대와 70세 이상에서 35.1점으로 가장 높은 수치를 보였고, 그 다음으로 50대에서 33.4점, 40대에서 32.2점 순이었고, 지역 전체 평균보다 높은 우울 점수를 보였다. 이 외 20대와 30대에서는 각각 28.7점, 30.3점으로 평균보다 낮은 점수였다. 20대에서 우울 점수가 가장 낮았고 연령대가 높아지면서 점차 점수가 증가하여 노년층에서 가장 높은 점수를 보였다. 이는 전반적으로 연령이 증가하면서 우울 성향이 더욱 증가하는 사실을 반영하는 것으로 보인다. 노년층의 우울에 대한 문제가 다른 연령에서의 문제보다 더 심각할 수 있음이 예상되고, 이들에 대한 정확한 사정과 관리가 요구된다고 하겠다.

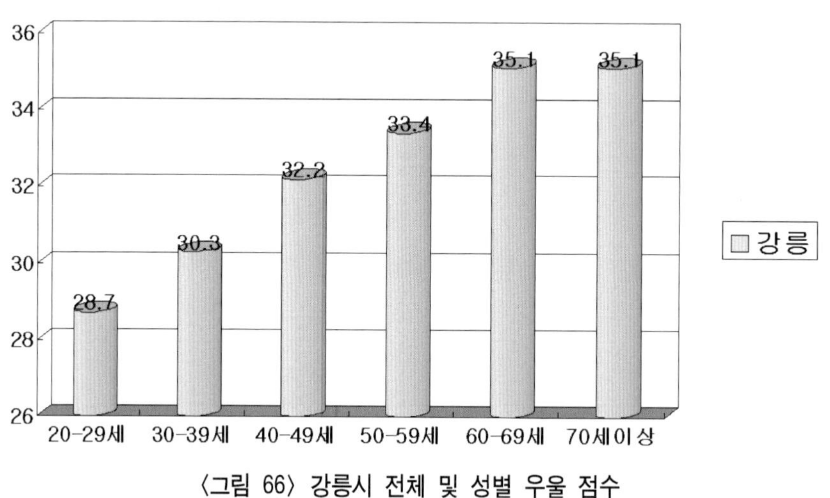

〈그림 66〉 강릉시 전체 및 성별 우울 점수

2) 지역별 우울 점수

강릉지역 우울 점수를 동지역과 읍면지역으로 나누어 보면, 동지역은 전체 평균 점수보다 높은 32.6점이었고, 읍면지역은 이보다 낮은 30.4점이었다. 이로써 지역별 우울은 전반적으로 동지역에서의 우울이 더 높은 수준이라는 사실을 알 수 있다.

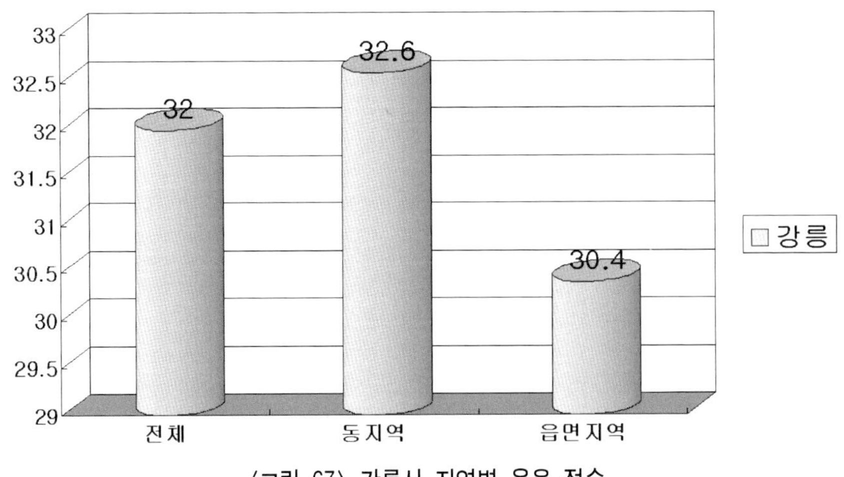

〈그림 67〉 강릉시 지역별 우울 점수

3) 지역별 연령별 우울 점수

지역에 따른 연령별 우울 점수를 살펴보면, 모든 연령대에서 읍면지역의 우울 점수보다 동지역의 우울 점수가 높게 나타났고, 그중 동지역의 40대 이상의 모든 연령대에서 강릉지역의 전체 평균보다 높은 점수를 보였다. 동지역의 60대가 가장 높은 36.7점, 70세 이상이 35.9점, 50대가 34.5점, 40대가 32.8점을 보였고, 20대와 30대는 각각 28.8점, 31점을 나타냈다. 읍면지역에서는 70세 이상에서 33.5점을 보여 유일하게 전체 평균보다 높은 점수를 나타냈고, 이 외의 연령대에서는 모두 강릉지역 전체 평균 점수보다 낮은 수치를 보였다.

이에 동지역 중년층 이상의 연령대에서 전반적으로 우울 점수가 가장 높게 나타나 이들의 정신건강 예방 및 증진을 위한 전략이 필요할 것이다.

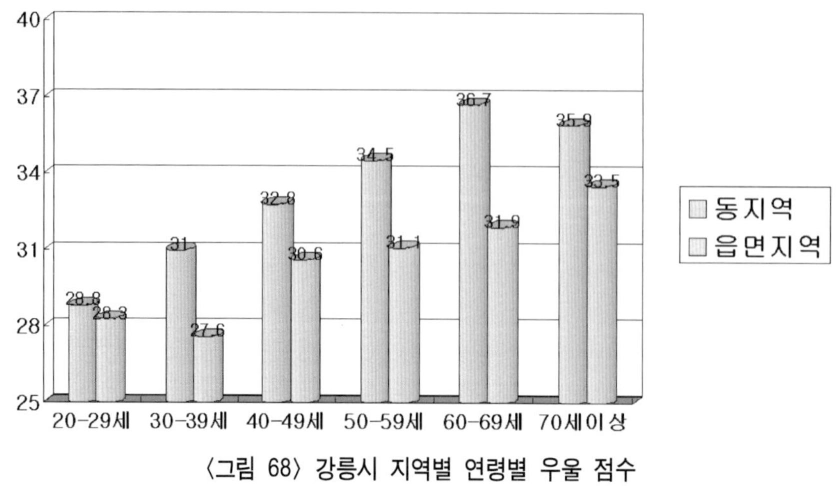

〈그림 68〉 강릉시 지역별 연령별 우울 점수

4) 교육수준별 우울 점수

강릉지역 주민들의 우울 점수를 교육수준별로 나누어 살펴보면, 무학은 36.3점, 초졸은 35점, 중졸은 34.4점, 고졸은 33.1점 순이었고 대학 이상은 29.3점으로 가장 낮은 점수를 나타냈다. 무학에서 점수가 가장 높고 교육수준이 높아질수록 점차 감소하여 대학 이상에서 가장 낮은 점수를 보이고 있다. 교육수준이 높을수록 우울 성향이 낮고, 반대로 교육수준이 낮은 인구에서 우울 성향이 높은 것으로 나타나 이들의 정신건강에 대한 개입이 필요할 것으로 판단된다.

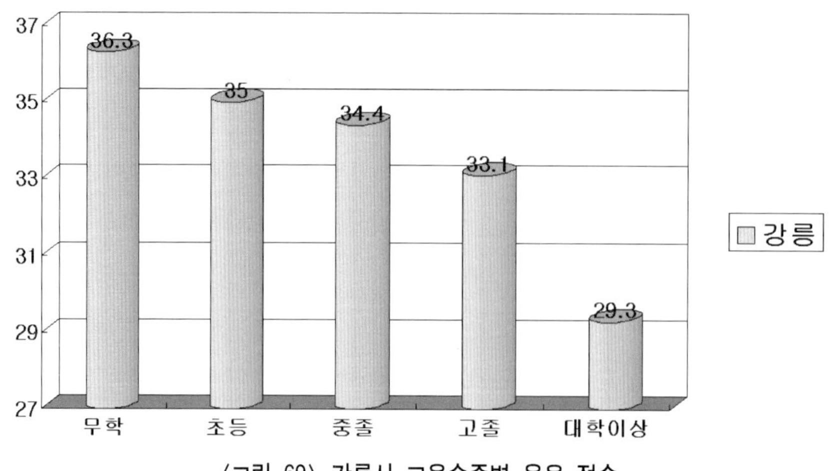

〈그림 69〉 강릉시 교육수준별 우울 점수

나. 우울 의심률

강릉지역 우울증이 의심되는 군에 속한 사람들의 비율은 평균 11.19%이다. 남자에서
는 10.79%, 여자에서는 11.57%로 나타나 우울 의심 인구가 여자에게 더 많다는 사실을
확인할 수 있었다.

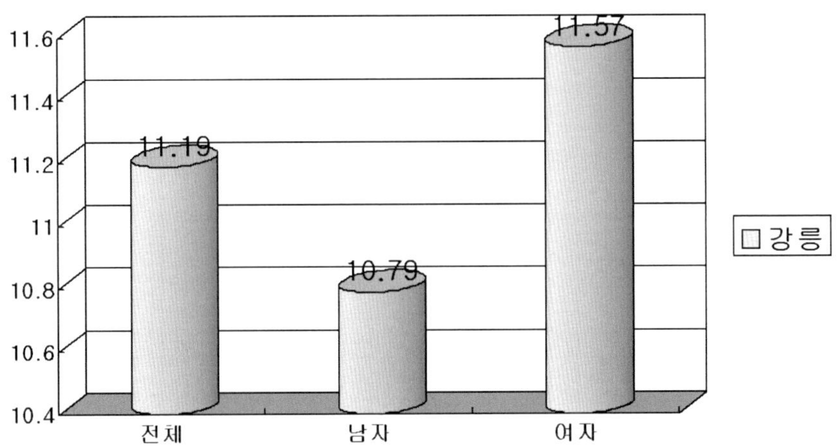

* 우울 의심률 : 우울 점수 42점 이상인 사람들의 비율

〈그림 70〉 강릉시 전체 및 성별 우울 의심률

1) 연령별 우울 의심률

연령별 우울증 의심되는 인구의 비율을 살펴보면, 20대에서 2.36%로 가장 낮은 수치
를 보였고, 30대에서 7.59%, 40대에서 11.44%, 50대에서 13.63%로 연령층이 올라갈수록
우울 의심률 또한 점차 증가하다 60대와 70세 이상에서는 각각 20.47점과 20.4점을 보
이며 가장 높은 수치를 보인다. 여기서는 40대 이상의 연령층에서의 우울증 치료가 필
요한 인구 선별과 이에 따른 관리가 초기에 개입되어야 할 필요성을 제공한다.

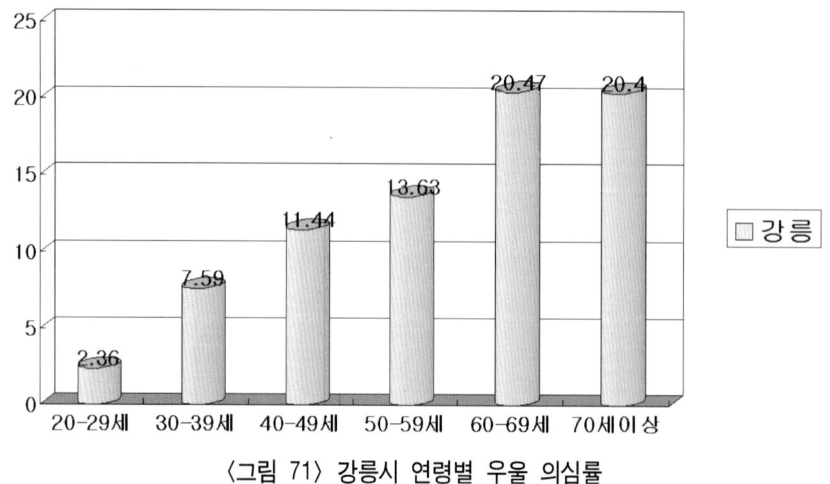

〈그림 71〉 강릉시 연령별 우울 의심률

2) 지역별 우울 의심률

우울 의심률을 동지역과 읍면지역으로 나누어 살펴보면, 동지역의 우울 의심률은 11.72%이고 읍면지역은 9.63%이다. 동지역에서의 우울증 의심 인구 비례 수치가 읍면 지역에 비하여 높은 수치를 나타냈다. 동지역 거주자들에게서 우울증이 의심되는 수가 더 많음이 확인되어 이에 적당한 정신건강 관리 개입이 필요할 것으로 판단된다.

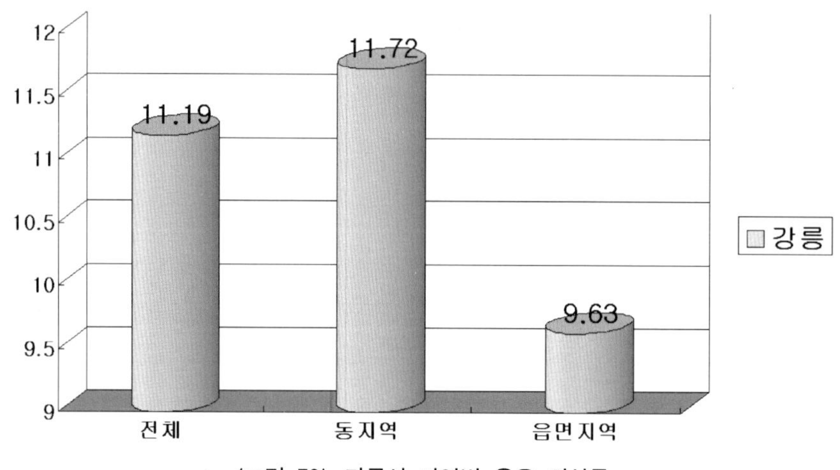

〈그림 72〉 강릉시 지역별 우울 의심률

3) 지역별 연령별 우울 의심률

강릉지역의 우울 의심률을 지역에 따라 연령대로 나누어 살펴보면, 동지역 60대에서 가장 높은 24.86%, 그 다음으로 동지역 70세 이상에서 23.75%로 나타났다. 이 외 20대는 2.38%, 30대는 8.38%, 40대는 11.47%, 50대는 13.94%의 비율을 나타냈다.

반면 읍면지역의 양상을 보면 40대(11.34%)와 50대(12.88%), 노년층(각각 11.95%, 14.74%)에서 거의 비슷한 수치를 보이며 모두 동지역의 같은 연령대보다 낮은 비율을 나타냈다. 읍면지역의 20대와 30대는 각각 2.27%와 4.43%로 역시 모두 동지역보다 낮은 수치를 보였다.

동지역에서 중년층에 비하여 노년층에서 급격하게 우울 의심률이 증가하는 성향과는 달리 읍면지역에서는 중년층과 노년층의 차이가 거의 없는 것으로 나타났다. 동지역의 노년층의 우울 의심률이 강릉지역 전체 평균의 두 배가 넘는 수치를 보여 이에 따른 적극적 개입이 필요한 실정이다.

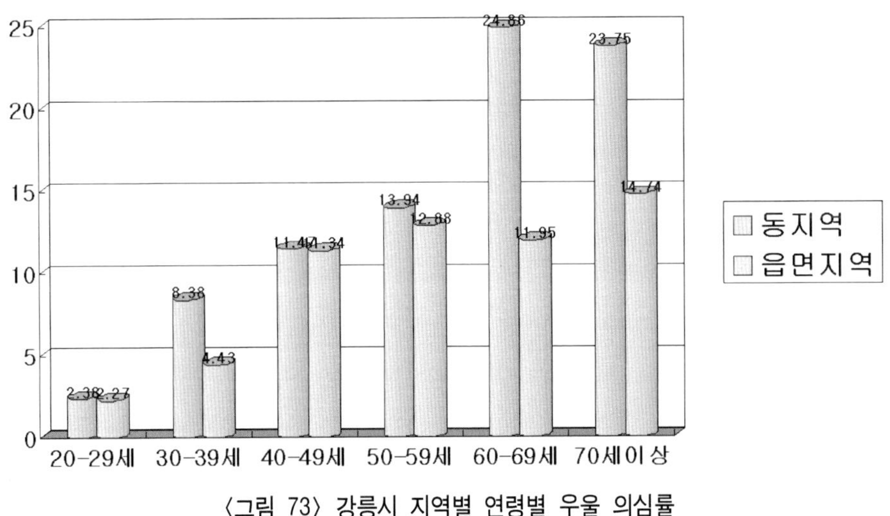

〈그림 73〉 강릉시 지역별 연령별 우울 의심률

4) 지역별 성별 우울 의심률

강릉지역의 지역별 성별 우울 의심률에서 동지역 남자는 11.75%, 읍면지역 남자는 7.93%, 동지역 여자는 11.69%, 읍면지역 여자는 11.22%의 비율을 나타냈다. 모든 지역 여자와 동지역 남자에서의 우울 의심률은 비슷한 수치를 보였으나, 읍면지역의 남자에서는 이와 큰 수치 차이로 비율이 낮게 나타났다. 이로써 여성의 우울 의심률은 지역에 따른 차이가 거의 없었으나, 남자에게서는 주거지역에 따른 차이가 확연하게 컸고 동지역 남성의 우울 의심률이 가장 크다는 사실을 확인할 수 있다.

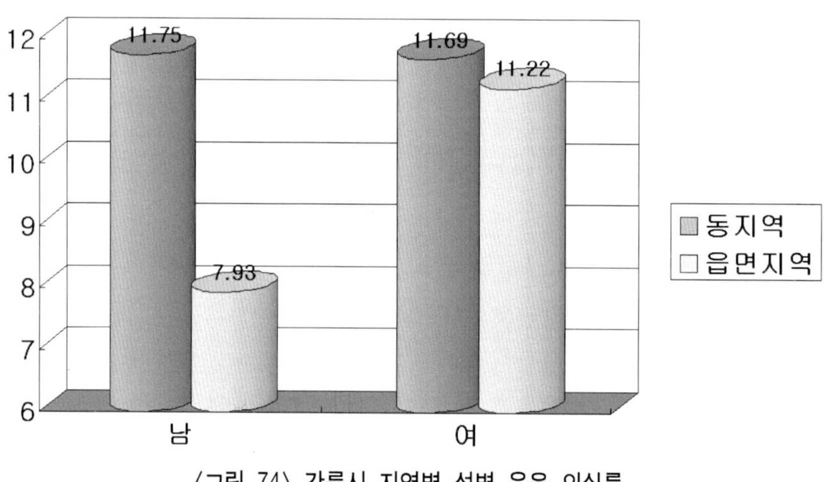

〈그림 74〉 강릉시 지역별 성별 우울 의심률

5) 교육수준별 우울 의심률

우울 의심률을 교육수준별로 나누어 보면, 무학에서는 25.84%, 초졸에서는 19.02%, 중졸에서는 15.06%, 고졸에서는 12.04%, 대학 이상에서는 3.34%를 나타냈다. 무학에서 가장 높은 수치를 보였고 교육수준이 증가할수록 점차 우울 의심률이 낮아졌고, 대학 이상에서 가장 낮은 우울 의심률을 보였다. 또한 대학 이상 외 모든 집단에서 강릉지역의 전체 평균보다 높은 우울 의심률을 보였다. 고졸 이하의 집단에서 교육수준이 낮아질수록 우울 의심률이 확연하게 증가하는 것을 염두에 둔 정신건강 관리가 필요할 것으로 판단된다.

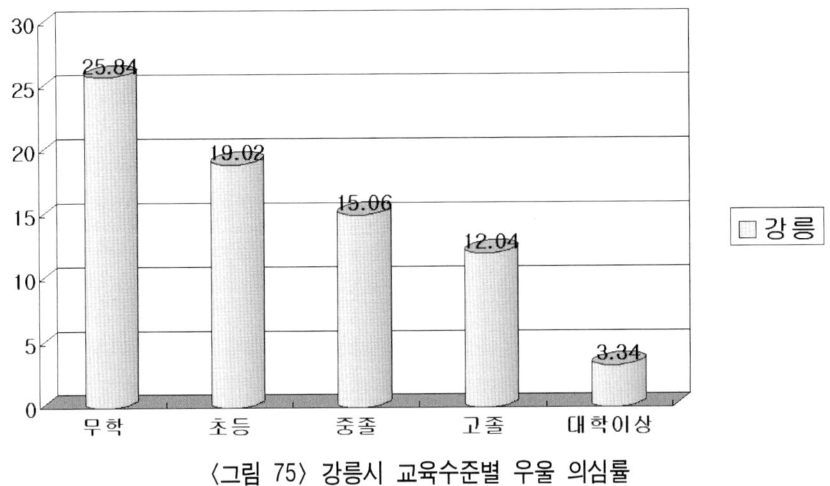

〈그림 75〉 강릉시 교육수준별 우울 의심률

다. 우울 경향률

강릉지역 전체에서 우울 경향률은 7.48%로 나타났고, 남자에서는 7.17%, 여자에서는 7.77%였다. 우울 경향률은 남자보다 여자에게서 수치가 더 높게 나타나 여자에게서 우울 경향의 인구가 더 많다는 사실을 유추해 볼 수 있다.

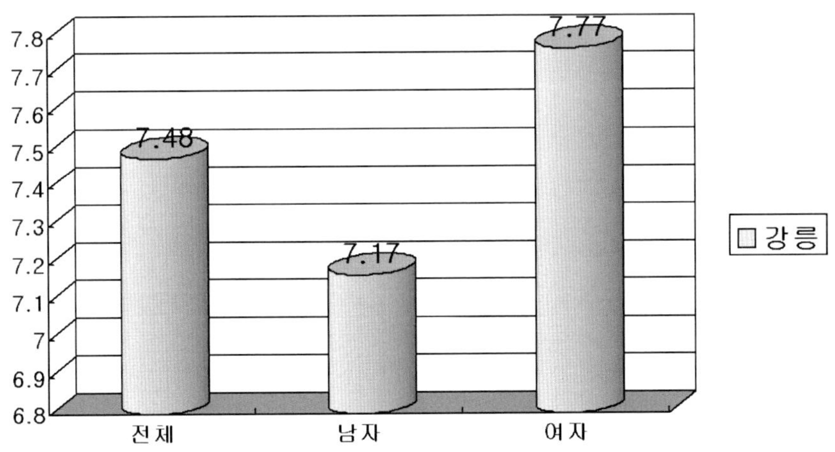

* 우울 경향률 : 우울 점수 46점 이상인 사람들의 비율

〈그림 76〉 강릉시 전체 및 성별 우울 경향률

1) 연령별 우울 경향률

우울 경향률을 연령별로 나누어 보면, 60대에서 16.19%로 가장 높은 수치를 나타냈고 그 다음으로 70세 이상에서 15.35%를 나타냈다. 50대에서는 9.03%, 40대에서는 7.7%, 30대에서는 3.84%, 가장 낮은 수치의 20대에서는 0.49%를 보였다. 모든 중년과 노년층에서의 우울 경향이 전체 지역 평균 이상의 비율을 보였고, 20대와 30대에서는 평균 이하의 수치를 나타냈다. 연령대가 증가함에 따라 우울 경향률이 점차 높아졌고, 청년층과 중년층, 중년층과 노년층 사이에서 급격한 증가를 보여 중년층과 노년층에서의 높은 우울 경향률 관리와 함께 청년층에도 예방적 관리가 접근되어야 하겠다.

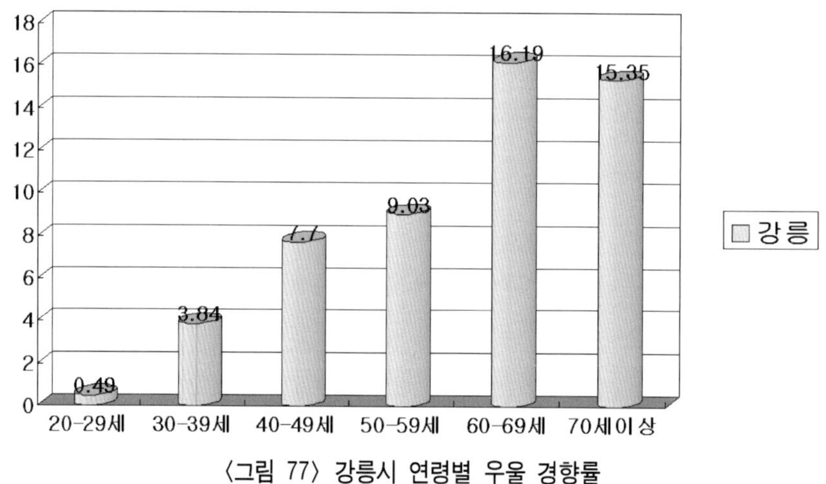

〈그림 77〉 강릉시 연령별 우울 경향률

2) 지역별 우울 경향률

지역별 우울 경향률에서 동지역은 7.73%, 읍면지역은 6.75%를 나타냈다. 동지역 거주자들 중 우울 경향을 나타내는 사람들의 비율이 읍면지역보다 높아, 동지역에서 우울 경향 위험률이 더 높은 것으로 나타났다.

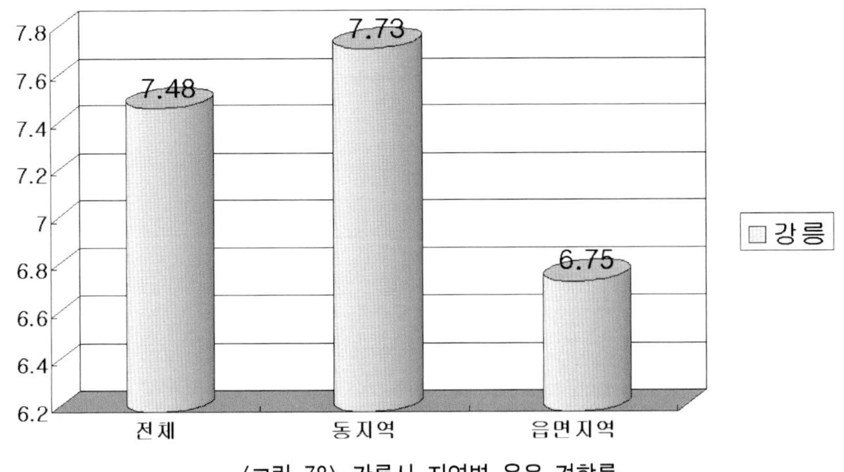

〈그림 78〉 강릉시 지역별 우울 경향률

3) 지역별 연령별 우울 경향률

지역별 연령별 우울 경향률을 보면, 연령층이 높을수록 그리고 읍면지역보다는 동지역 거주자일수록 우울 경향률이 높다는 것을 알 수 있다. 특히 동지역 노년층의 경우 60대는 20.71%, 70세 이상은 18.32%의 우울 경향률을 보이며, 이 수치는 다른 집단들에 비해 훨씬 높은 수준이다. 읍면지역의 노년층에서는 60대가 7.42%, 70세 이상이 10.33%를 나타냈고, 같은 동지역의 중년층인 40대와 50대에서는 각각 7.32%와 9.29%의 비율을 보였다. 각 연령대에서 지역 간 우울 경향률의 차이가 크지 않고 연령이 증가함에 따라 우울 경향률이 함께 증가하는 양상을 보였으나, 동지역의 노년층에서는 이와 다르게 우울 경향률의 급격한 증가를 보였다. 이에 대한 원인분석과 후속 조치가 뒤따라야 하겠다.

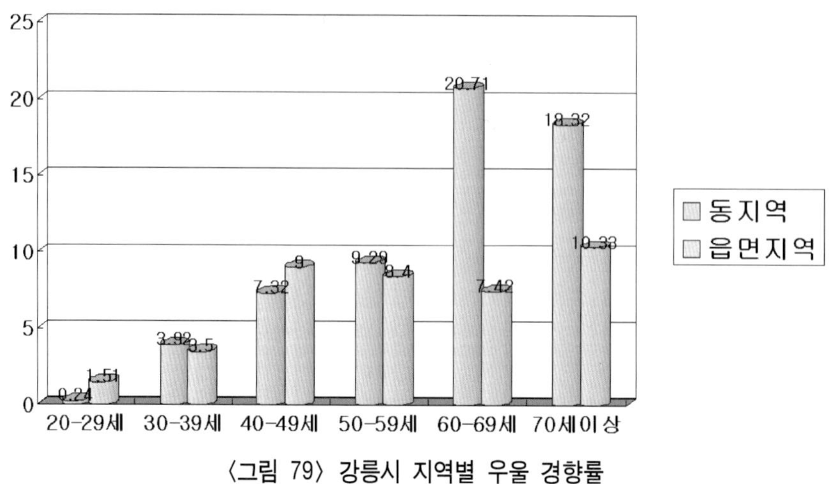

〈그림 79〉 강릉시 지역별 우울 경향률

4) 교육수준별 우울 경향률

교육수준별 우울 경향률을 살펴보면, 무학에서 20.97%, 초졸에서 14.15%, 중졸에서 12.54%, 고졸에서 6.47%, 그리고 대학 이상에서 0.9%였다. 교육수준이 낮을수록 우울 경향률이 높아져 이에 따른 접근이 필요할 것으로 사료된다.

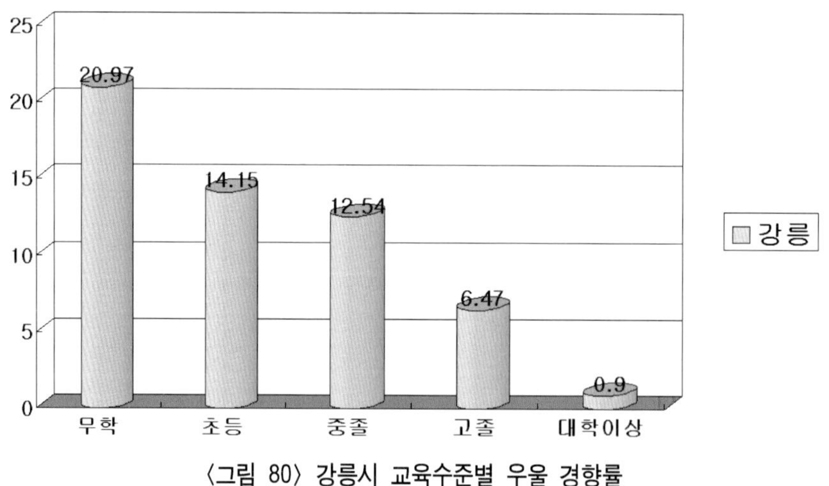

〈그림 80〉 강릉시 교육수준별 우울 경향률

다. 심한 우울률

강릉지역 전체의 평균 심한 우울률은 1.47%였고, 남자에서는 1.16%, 여자는 1.76%로 여자에서 심한 우울률이 더 높은 것으로 나타났다.

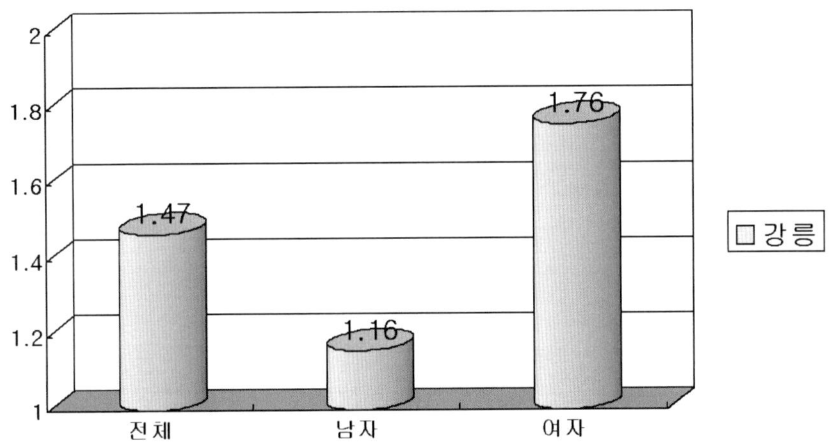

* 심한 우울률 : 우울 점수 61점 이상인 사람들의 비율

〈그림 81〉 강릉시 전체 및 성별 심한 우울률

1) 연령별 심한 우울률

심한 우울률을 연령대로 나누어 살펴보면, 20대에서는 0%로 전혀 나타나지 않았고, 30대에서는 0.58%, 40대에서는 0.49%, 50대에서는 2.04%, 60대에서는 4.51%, 그리고 70세 이상에서는 3.92%였다. 이 중 60대가 가장 높은 심한 우울률을 보였고, 그 다음으로는 70세 이상, 50세 순이었다. 비교적으로 연령대가 낮은 20대, 30대와 40대에서는 낮은 비율을 보여 연령에 따른 심한 우울률 차이가 있음이 확인되었고, 50대와 노년층에서 심한 우울을 가진 이들의 비율이 높다는 것을 알 수 있다.

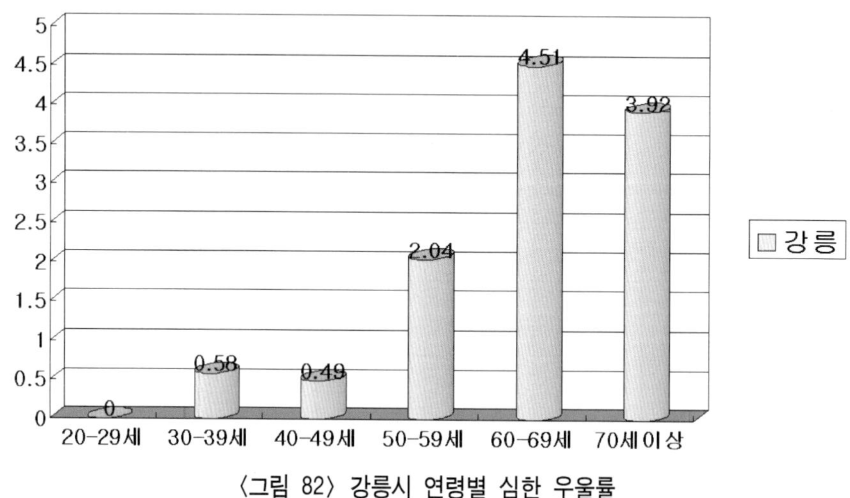

〈그림 82〉 강릉시 연령별 심한 우울률

2) 지역별 심한 우울률

동지역과 읍면지역으로 심한 우울률을 나누어 보면, 동지역에서는 1.53%, 읍면지역에서는 1.31%를 보였다. 읍면지역보다는 동지역에서의 심한 우울률이 높게 나타났다.

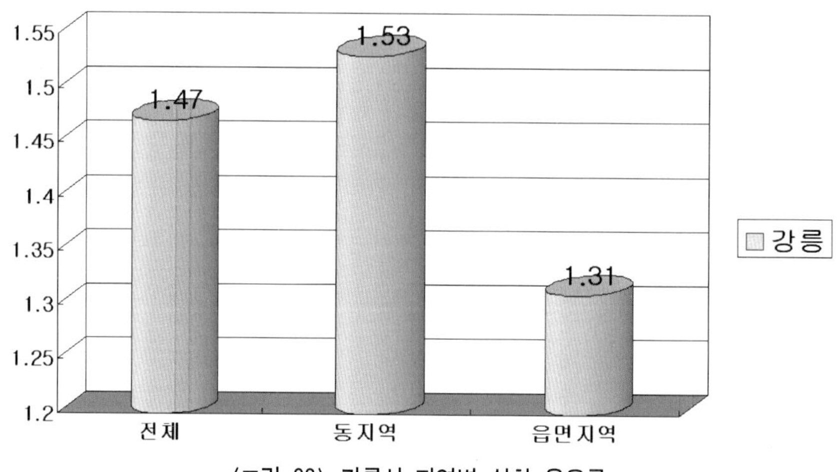

〈그림 83〉 강릉시 지역별 심한 우울률

3) 지역별 연령별 심한 우울률

연령대별로 동지역과 읍면지역의 심한 우울률을 비교하여 보면, 양 지역 모두 중장년층과 노년층에서 심한 우울률이 높아지는 경향이 있는 것을 확인할 수 있다. 20대의 동지역과 읍면지역에서는 심한 우울률이 전혀 나타나지 않았고, 30대에서 읍면지역은 0%였고 동지역은 0.72%였다. 40대에서 동지역은 0.27%, 읍면지역은 1.26%를 나타냈고, 50대에서 동지역은 1.57%, 읍면지역은 3.23%를 보여 40대와 50대에서는 읍면지역의 심한 우울률이 동지역보다 다소 높게 나타났다. 반면에 60대에서 동지역은 6.11%, 읍면지역은 1.41%였고, 70세 이상에서 동지역은 5.12%, 읍면지역은 1.9%로 다른 연령층보다 노년층에서 심한 우율률이 높게 나타났으며, 특히 동지역의 노년층에서는 읍면지역의 노년층이나 다른 연령층들에 비하여 높은 비율을 보여 이들을 위한 집중적인 심한 우울 관리가 이루어져야 할 것이다.

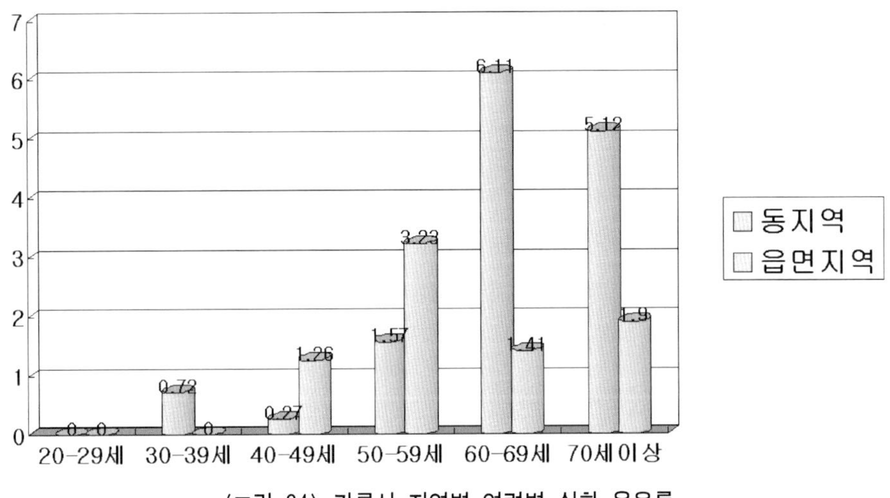

〈그림 84〉 강릉시 지역별 연령별 심한 우울률

4) 지역별 성별 심한 우울률

지역에 따른 성별 심한 우울률을 살펴보면, 동지역 남자는 0.86%, 읍면지역 남자는 2.08%를 나타냈고, 동지역 여자는 2.16%, 읍면지역 여자는 0.6%를 나타냈다. 동지역에서는 남자보다 여자에서 심한 우울률이 높았고, 읍면지역에서는 여자보다 남자에서 더 높은 비율을 보였다. 동지역의 여자와 읍면지역의 남자에 대한 심한 우울률 관리가 필요할 것으로 판단된다.

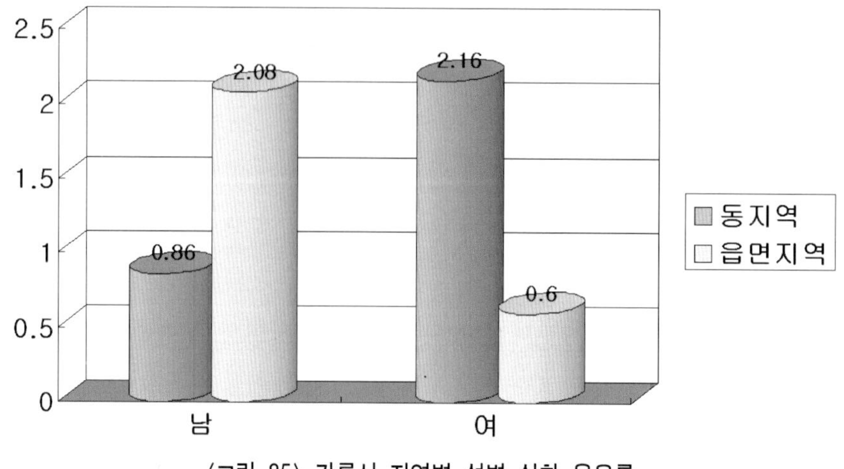

<〈그림 85〉 강릉시 지역별 성별 심한 우울률

5) 교육수준별 심한 우울률

교육수준별 심한 우울률을 살펴보면, 무학은 3.02%, 초졸은 3.95%, 중졸은 1.53%, 고졸은 0.83%, 그리고 대학 이상은 0.03%였다. 초졸에서 가장 높은 심한 우울률을 보였고, 그 다음으로 무학에서 높은 비율을 나타냈다. 심한 우울률은 교육수준에 따라 수치의 차이를 보였고, 교육수준이 낮을수록 더욱 높은 비율을 나타내어 이에 적합한 심한 우울에 대한 관리가 필요할 것이다.

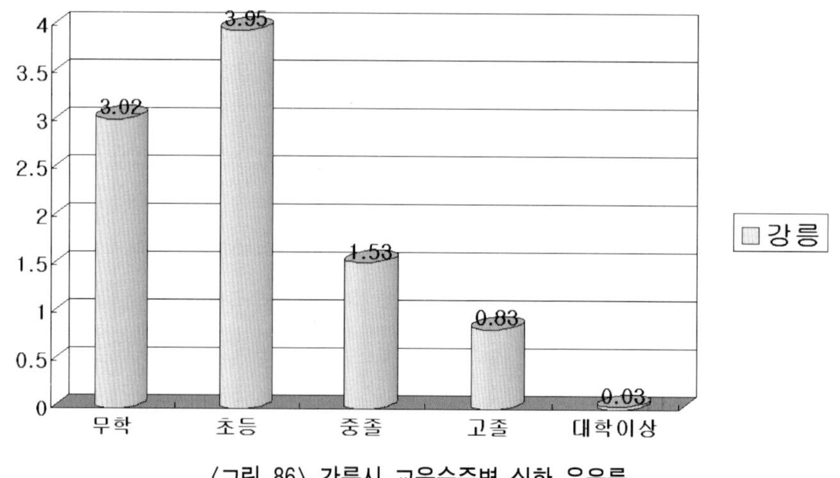

〈그림 86〉 강릉시 교육수준별 심한 우울률

라. 우울 등급

1) 성별 우울 등급

각 우울 등급에서 성별에 따른 비율을 살펴보면, 우울 의심군은 남자에서 10.8%, 여자에서 11.6%를 나타냈고, 우울 경향군은 남자에서 7.2%, 여자에서 7.8%를 나타냈으며, 심한 우울군은 남자에서 1.2%, 여자에서 1.8%를 나타냈다. 우울의 모든 등급에서 남자보다 여자의 비율이 높아 지역사회 주민들을 위한 우울 예방과 관리 프로그램에서 여자 대상자들을 위한 집중적인 관리가 필요할 것이다.

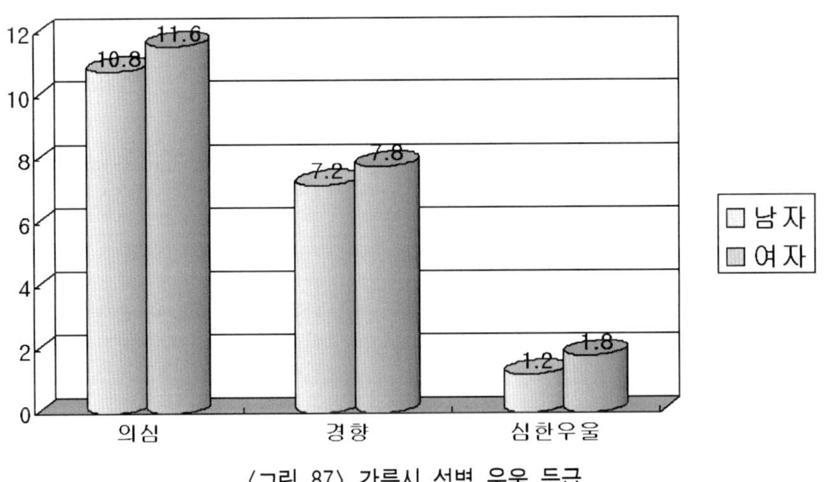

〈그림 87〉 강릉시 성별 우울 등급

2) 연령별 우울 등급

연령별 우울 등급 비율을 보면, 우울 의심군에 20대의 2.4%, 30대의 7.6%, 40대의 11.4%, 50대의 13.6%, 60대의 20.5%, 70세 이상의 20.4%가 속한다. 우울 경향군에는 20대의 0.5%, 30대의 3.8%, 40대의 7.7%, 50대의 9%, 60대의 16.2%, 70세 이상의 15.4%가 속하며, 심한 우울군에는 20대의 0%, 30대의 0.6%, 40대의 0.5%, 50대의 2%, 60대의 4.5%, 70세 이상의 3.9%가 속한다. 대체적으로 모든 우울 등급에서 연령대가 증가하면서 비율 또한 함께 증가하는 모습을 보였는데, 특히 50대와 60대 사이에 큰 수치 차이가 나타났다. 50대 이상의 모든 연령군에서 강릉지역 전체 평균보다 높은 비율을 보였으며, 60대와 70세 이상에서는 모든 등급에서 전체 평균보다 2배 높은 수치를 나타내 중년층과 노년층을 위한 우울 관리가 시급하게 필요한 실정이다.

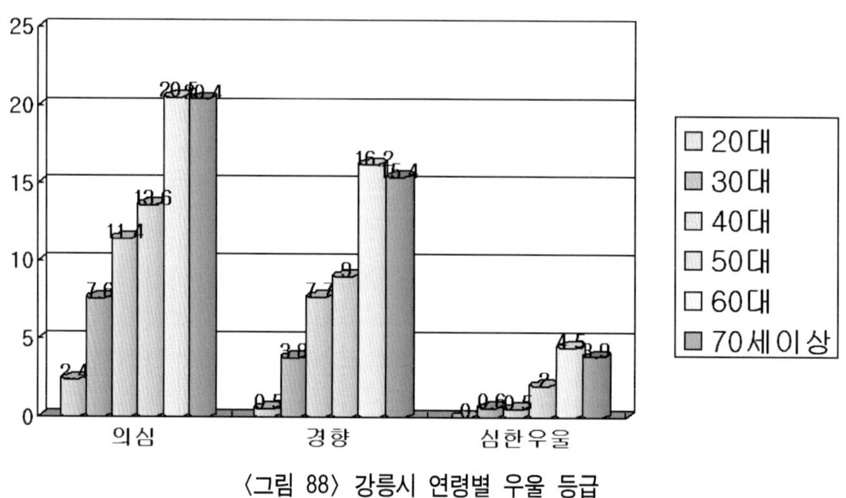

〈그림 88〉 강릉시 연령별 우울 등급

3) 지역별 우울 등급

우울에 대한 등급을 우울 의심, 우울 경향, 심한 우울로 나누어 강릉지역 전체와 동 지역, 읍면지역에서의 비율을 함께 살펴보았다. 그 결과, 우울 의심군의 지역별 비율은 강릉 전체에서 11.2%, 동지역에서 11.7%, 읍면지역에서 9.6%를 나타냈고, 우울 경향군 의 지역별 비율은 강릉 전체에서 7.5%, 동지역에서 7.7%, 읍면지역에서 6.8%를 나타냈 으며, 심한 우울군의 지역별 비율은 강릉지역 전체에서 1.5%, 동지역에서 1.5%, 읍면지 역에서 1.3%를 나타냈다. 모든 우울 등급에서 동지역에서의 비율이 가장 높게 나타나 강릉시 지역주민들을 위한 우울 관리 프로그램에 있어 동지역 대상자들에게 더욱 집중 적인 관리가 필요할 것으로 판단된다.

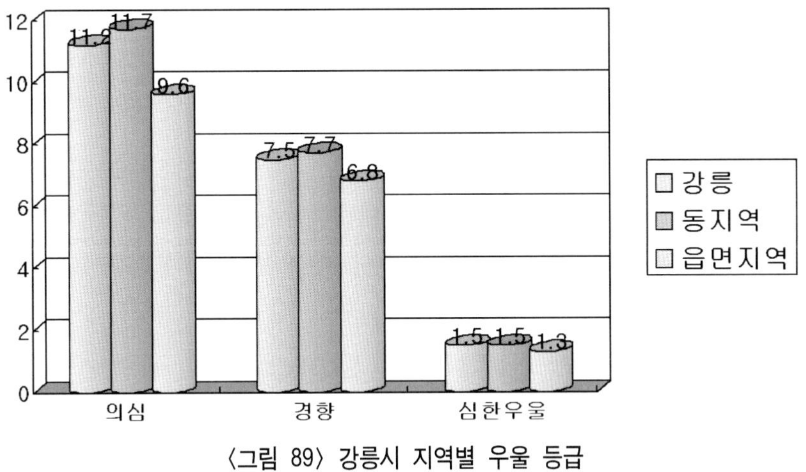

〈그림 89〉 강릉시 지역별 우울 등급

4) 교육수준별 우울 등급

교육수준별 우울 등급을 나타내는 비율을 살펴보면, 우울 의심을 나타내는 비율이 무학에서 25.8%, 초졸에서 19%, 중졸에서 15.1%, 고졸에서 12%, 대학 이상에서 3.3%였다. 우울 경향을 나타내는 비율은 무학에서 21%, 초졸에서 14.2%, 중졸에서 12.5% 고졸에서 6.5%, 그리고 대학 이상에서 0.9%였으며, 심한 우울을 나타내는 비율은 무학에서 3%, 초졸에서 4%, 중졸에서 1.5%, 고졸에서 0.8%, 대학 이상에서 0%였다. 전반적으로 모든 우울 등급에서 무학에서의 비율이 가장 높았으며, 교육수준이 높아질수록 비율은 낮아지는 경향을 보였다. 이에 지역주민들을 위한 우울 관리에서 교육수준에 따른 접근이 이루어져야 할 것이다.

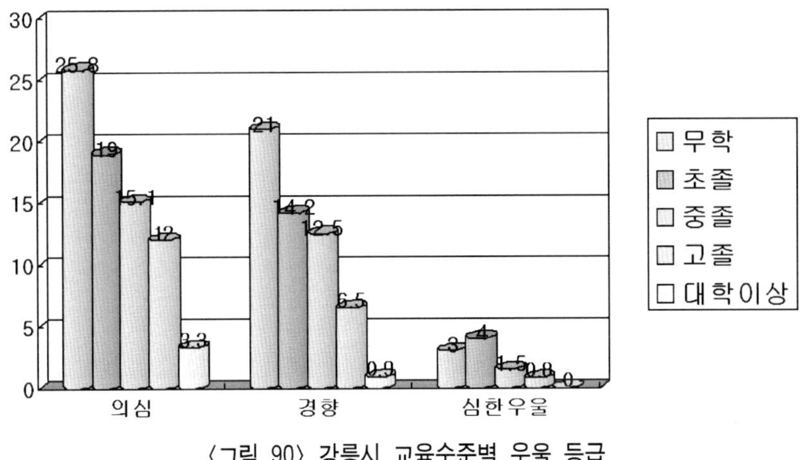

〈그림 90〉 강릉시 교육수준별 우울 등급

4. 일반적 신체건강 실태

본 조사에서는 일반적 신체건강 상태를 측정하기 위하여 SF-12의 신체적 건강지수 (PCS)를 활용하였다. 이는 일반적 신체건강에 대한 6가지 항목으로 되어 있고, 전체 점수는 0~100점까지 분포되어 있으며, 점수가 높을수록 일반적 신체건강이 좋은 상태이다.

강릉지역의 일반적 신체건강 점수를 보면, 지역 전체 평균은 42점, 남자는 42.4점, 여자는 41.6점으로, 여자보다 남자에게서 일반적 신체건강에 대한 점수가 높게 나왔다.

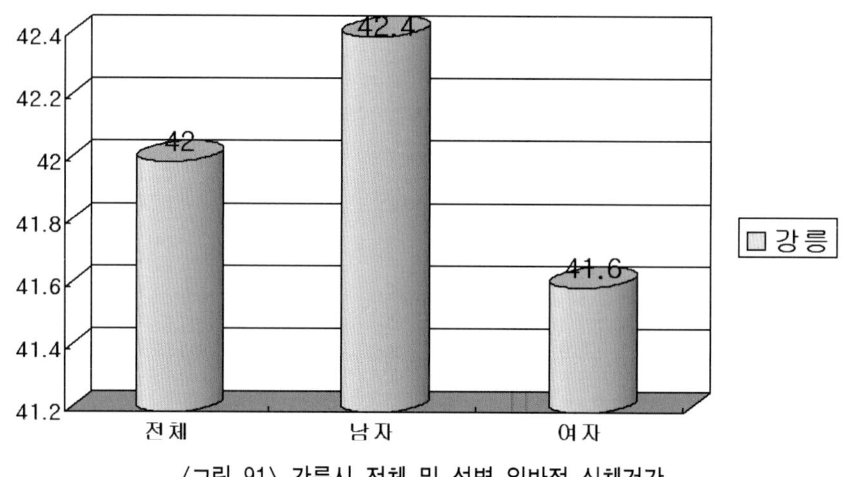

〈그림 91〉 강릉시 전체 및 성별 일반적 신체건강

가. 연령별 일반적 신체건강

일반적 신체건강 점수를 연대별로 살펴보면, 20대는 43.3점, 30대는 42.8점, 40대는 41.9점, 50대는 41.1점, 60대는 41.4점, 70세 이상은 39.5점을 나타냈다. 20대에서의 신체건강 점수가 가장 높았고, 연령대가 증가함에 따라 점수가 점차 감소하는 경향을 보였다. 70세 이상에서 점수가 가장 낮았고, 다른 연령대 사이의 변화보다 다소 큰 폭으로 감소하는 양상을 보였다.

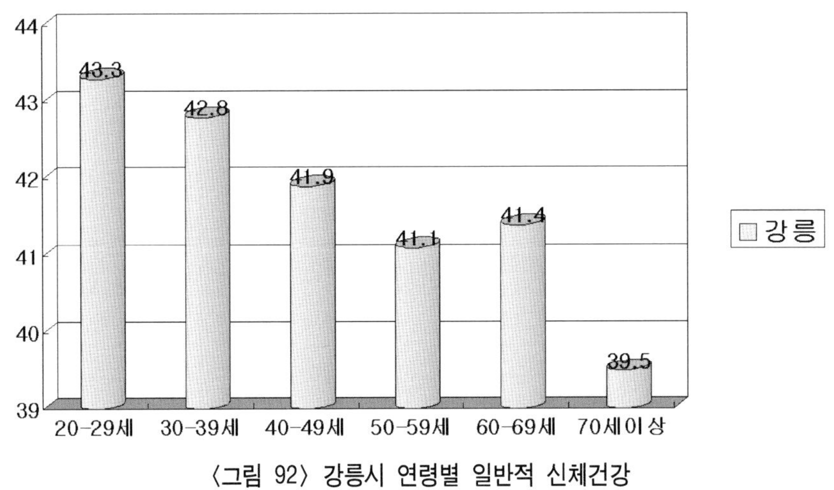

〈그림 92〉 강릉시 연령별 일반적 신체건강

나. 지역별 일반적 신체건강

일반적 신체건강 점수를 지역별로 나누어 살펴보면, 동지역은 강릉지역 전체의 평균보다 점수가 높은 42.3점이었고 읍면지역은 이보다 낮은 41점이었다. 동지역의 일반적인 신체건강 점수가 더 높은 것으로 나타났다.

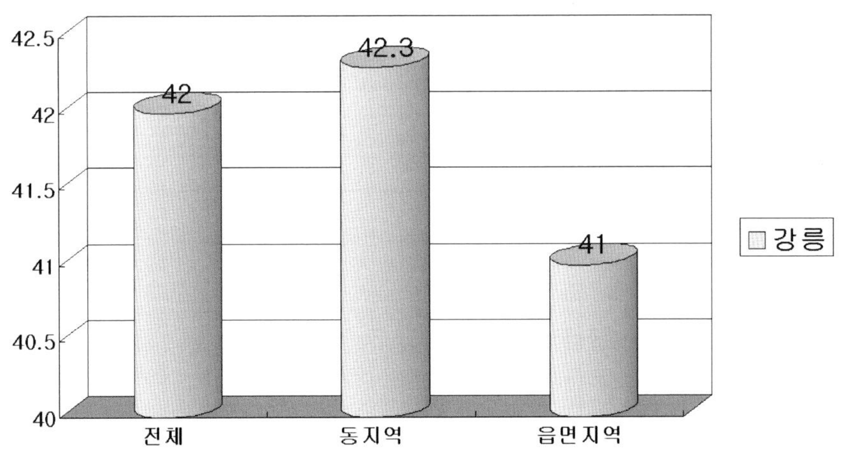

〈그림 93〉 강릉시 지역별 일반적 신체건강

다. 지역별 연령별 일반적 신체건강

일반 신체건강 점수를 연령별로 지역 간 비교해보면, 동지역의 20대가 44점으로 가장 높은 점수를 나타냈고, 반면에 읍면지역의 70세 이상에서 39점으로 가장 낮은 점수를 보이고 있다. 전반적으로 거의 모든 연령대에서 동지역에서의 점수가 더 높았으며, 지역과 상관없이 연령대가 낮을수록 신체건강 점수가 더 높은 경향이 있는 것을 볼 수 있다.

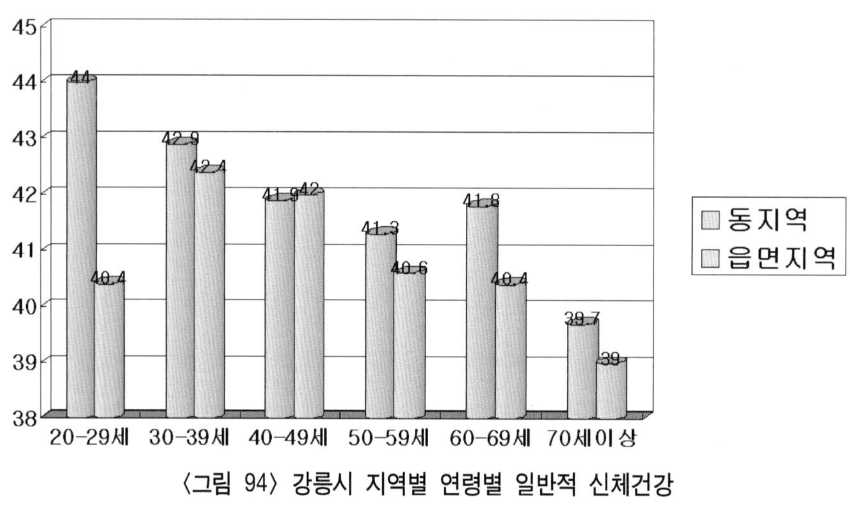

〈그림 94〉 강릉시 지역별 연령별 일반적 신체건강

라. 교육수준별 일반적 신체건강

일반적 신체건강 점수를 교육수준별로 나누어 살펴보면, 무학은 39.3점, 초졸은 41점, 중졸은 41.6점, 고졸은 42점, 대학 이상은 43.3점이었다. 교육수준이 높을수록 일반적인 신체건강 점수가 높게 나타났다.

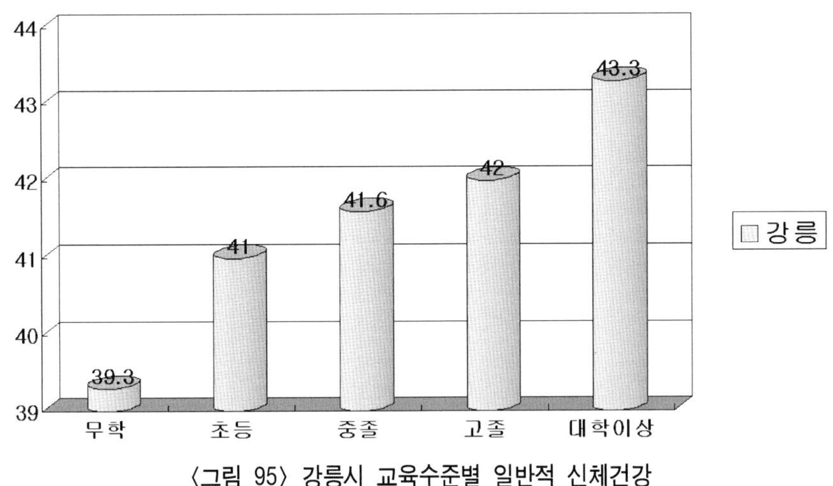

〈그림 95〉 강릉시 교육수준별 일반적 신체건강

5. 일반적 정신건강 실태

　본 조사에서는 일반적 정신건강 상태를 측정하기 위하여 SF－12의 정신적 건강지수 (MCS)를 활용하였다. 이는 일반적 정신건강에 대한 6가지 항목으로 되어 있고, 자가 측정 방식이다. 전체 점수는 0~100점까지 분포되어 있으며, 점수가 높을수록 일반적 정신건강이 좋은 상태이다.

　강릉지역 전체의 일반적 정신건강에 대한 평균 점수를 보면, 45.9점으로 나타났다. 남자에서는 이보다 낮은 45.5점이 나타났고, 여자에서는 이보다 높은 46.3점이 나타났다. 여자에서의 일반적 정신건강 점수가 남자보다 높게 나타나, 여자가 남자보다 일반적인 정신건강 상태가 양호한 것을 알 수 있다.

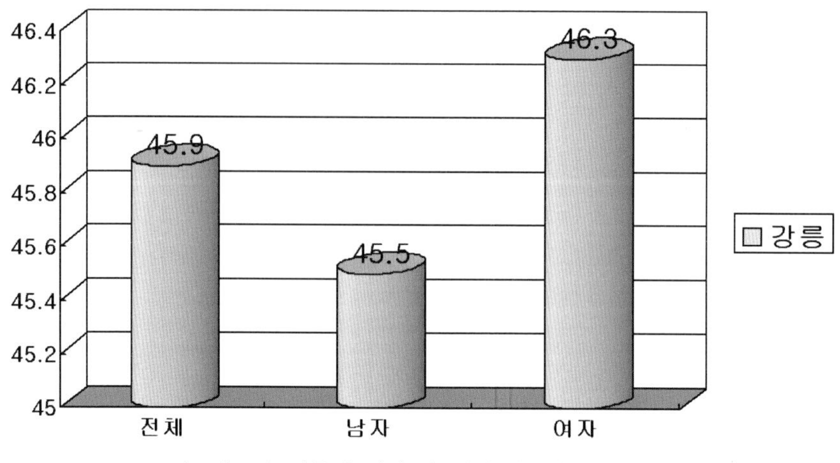

〈그림 96〉 강릉시 전체 및 성별 일반적 정신건강

가. 연령별 일반적 정신건강

강릉지역의 일반적 정신건강 점수를 연령대별로 나누어 보면, 20대와 70세 이상에서 각각 46.6점과 46.5점을 보이며 가장 높은 수치를 보였고, 그 다음으로 50대가 46점이 었고, 30대와 60대가 45.6점이었다. 그리고 40대에서는 45.5점으로 가장 낮은 점수를 보였다.

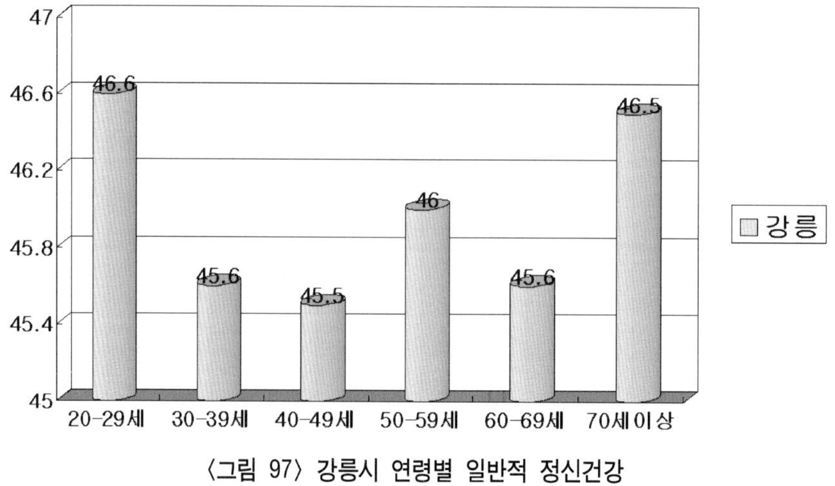

〈그림 97〉 강릉시 연령별 일반적 정신건강

나. 지역별 일반적 정신건강

지역별 일반 정신건강 점수를 살펴보면, 동지역은 46점으로 강릉 전체에서의 평균 점수보다 높았고, 읍면지역은 이보다 낮은 45.5점이었다. 이것으로 동지역의 일반 정신건강 점수가 읍면지역보다 다소 높은 편이라는 것을 알 수 있다.

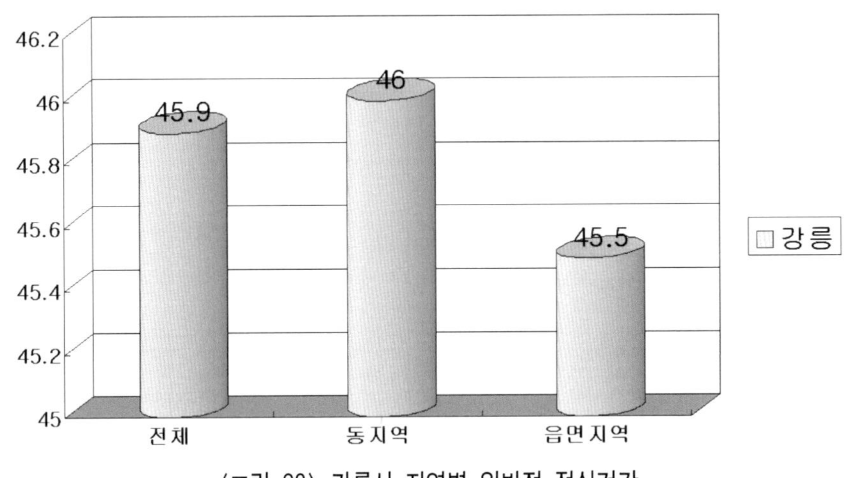

〈그림 98〉 강릉시 지역별 일반적 정신건강

다. 지역별 연령별 일반적 정신건강

연령대에 따른 일반 정신건강 점수를 동지역과 읍면지역으로 나누어 살펴보면, 동지역에서 70세 이상이 47.1점으로 가장 높은 점수를 보였고 그 다음으로 20대(46.6점), 50대(46.4점), 40대와 60대(45.6점), 30대(45.5점) 순이었다. 읍면지역에서는 20대가 46.5점으로 가장 높았고 다음으로 30대가 45.9점, 60대가 45.7점, 70세 이상이 45.3점, 40대가 44.9점, 50대가 44.7점으로 가장 낮은 점수를 보였다. 전반적으로 동지역의 전 연령층에서 강릉지역 전체 평균 점수와 비슷한 수치를 보였으나, 읍면지역에서는 40대와 50대에서 전체 평균에 크게 못 미치는 점수를 보이며 일반적 정신건강에 있어 다른 집단들과 비교하여 취약성을 보이고 있다.

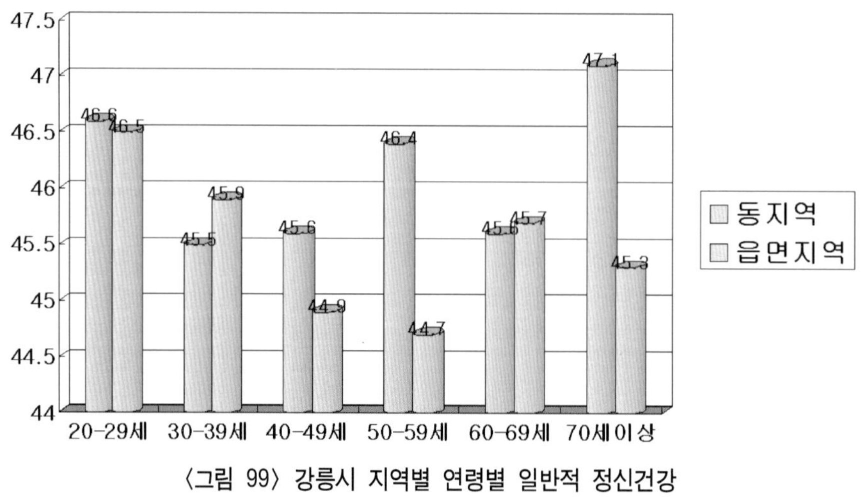

〈그림 99〉 강릉시 지역별 연령별 일반적 정신건강

라. 지역별 성별 일반적 정신건강

일반적 정신건강 교육을 성별 지역별로 나누어 살펴보면, 동지역 남자는 45.8점, 동지역 여자는 46.3점, 읍면지역 남자는 44.6점, 읍면지역 여자는 46.5점이었다. 동지역과 읍면지역 모두 여자에게서 점수가 더 높았고, 남자에서는 동지역의 점수가, 여자에서는 읍면지역의 점수가 다소 높게 나타났다. 읍면지역의 남자에게서 다른 집단들에 크게 점수가 못 미치는 점이 발견되었고 이에 정신건강에 대한 관리가 필요할 것이다.

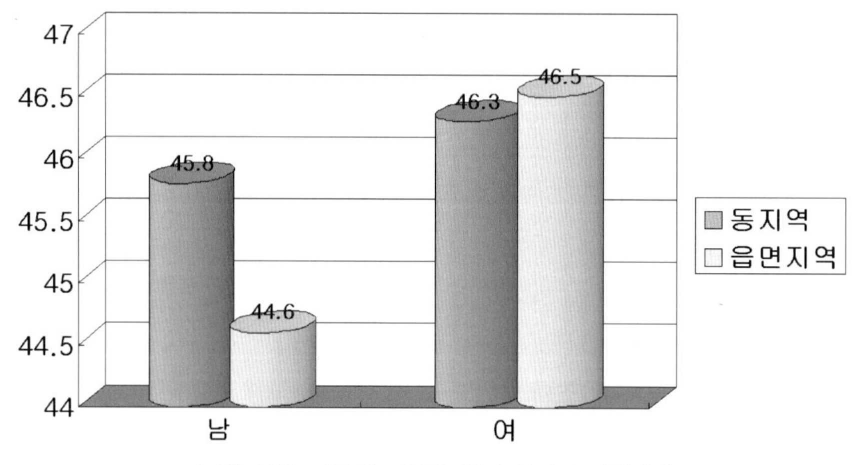

〈그림 100〉 강릉시 지역별 성별 일반적 정신건강

마. 교육수준별 일반적 정신건강

교육수준별 일반적 정신건강 점수에서 각 집단 사이의 점수 차이는 크지 않았으나 대체적으로 무학과 초졸에서 가장 큰 점수인 47.1점, 46.3점을 나타냈고, 중졸에서는 가장 낮은 45.6점, 고졸과 대학 이상은 46.1점을 나타내었다. 중졸 집단에서만 강릉지역 전체 평균보다 낮은 점수를 보여 이에 대한 원인 파악과 함께 관리를 수행해야겠다.

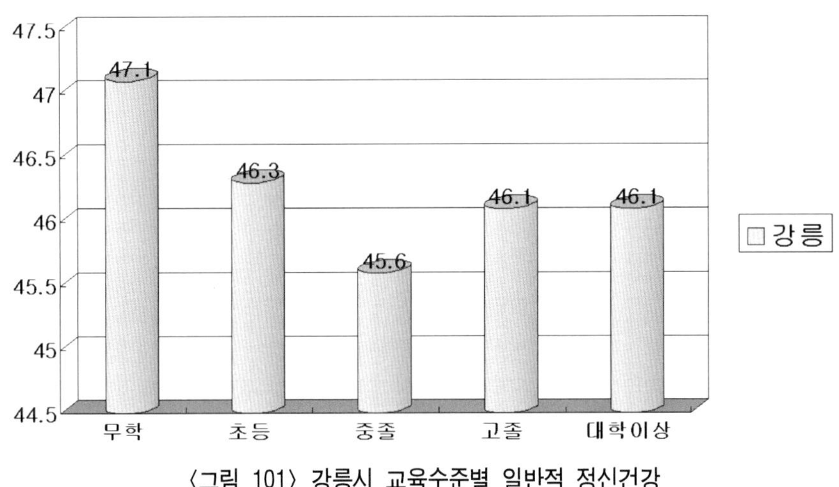

〈그림 101〉 강릉시 교육수준별 일반적 정신건강

6. 흡연율 실태

강릉지역 전체의 흡연율을 살펴보면 평균 26.08%이고, 남자에서 49.05%, 여자에서 5.82%이다. 여자에 비하여 남자의 흡연율이 훨씬 높은 실정임을 알 수 있다.

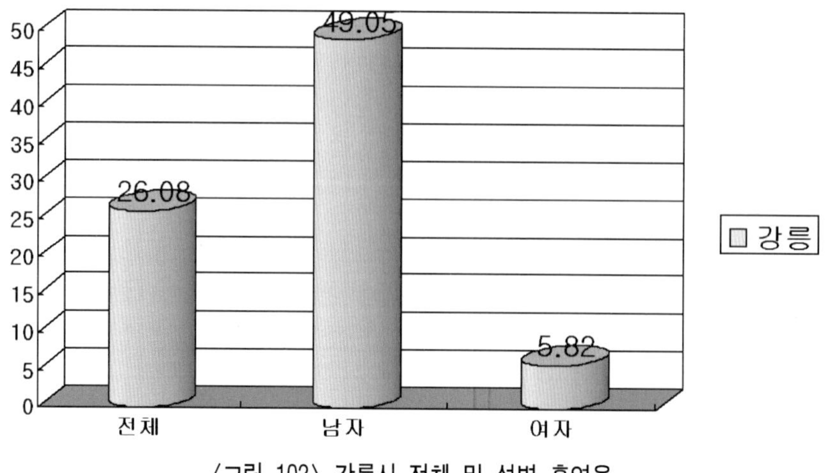

〈그림 102〉 강릉시 전체 및 성별 흡연율

가. 연령별 흡연율

흡연율을 각 연령대로 나누어 보면, 20대에서 14.22%, 30대에서 33.58%, 40대에서 31.09%, 50대에서 30.94%, 60대에서 23.48%, 그리고 70세 이상에서 15.97%였다. 20대의 흡연율이 가장 낮았으며 이후 30대에서 급격한 증가를 보였다. 30대, 40대와 50대는 30대에서는 모두 30%가 넘는 높은 흡연율을 보였으나, 60대와 70세 이상에서는 흡연율이 점차 감소하는 경향을 보였다.

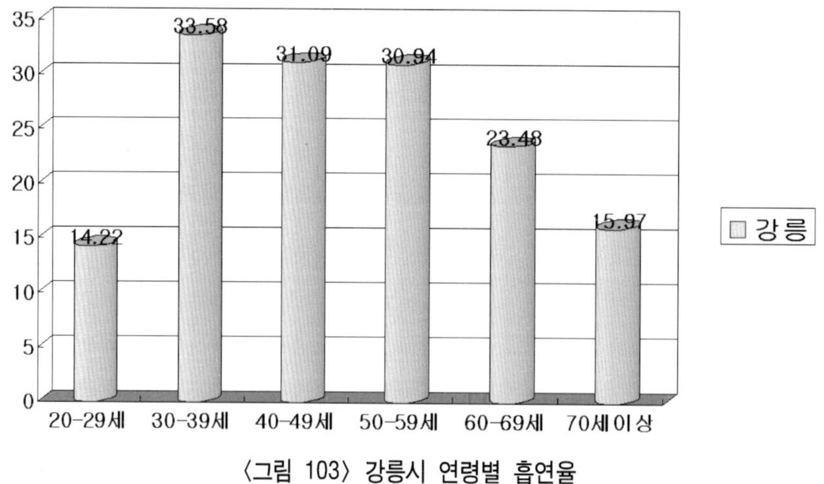

〈그림 103〉 강릉시 연령별 흡연율

나. 지역별 흡연율

흡연율을 동지역과 읍면지역으로 나누어 볼 때, 동지역의 흡연율은 25.37%로 강릉지역 전체의 비율보다는 다소 낮은 상태이고, 읍면지역에서는 27.84%로 이보다 높은 수치를 보였다.

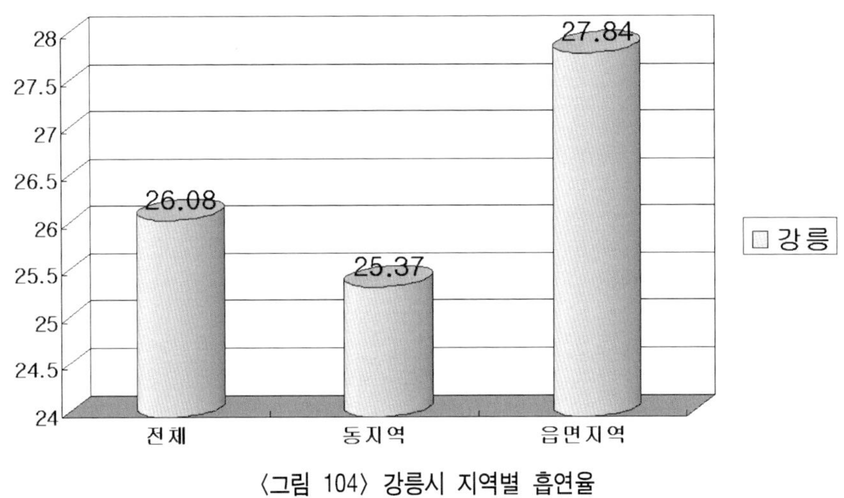

〈그림 104〉 강릉시 지역별 흡연율

다. 지역별 연령별 흡연율

연령별 흡연율을 동지역과 읍면지역으로 나누어 비교해 보면, 20대에서는 동지역이 12.94%, 읍면지역이 18.06%였고, 30대에서는 동지역이 29.51%, 읍면지역이 47.8%로 나타났다. 40대의 동지역 거주자에서는 31.7%, 읍면지역 거주자에서는 29.43%였고, 50대 동지역에서는 33.01%, 읍면지역에서는 25.22%였다. 60대에서는 각각 동지역에서 23.56%, 읍면지역에서 23.33%를 보였고, 70세 이상에서는 동지역 거주자가 14.2%, 읍면지역 거주자가 19.03%였다. 이 중 모든 지역의 30대, 40대와 50대의 흡연율이 전반적으로 높았고, 읍면지역의 30대에서 가장 높은 수치를 보여 이들을 위한 집중적인 흡연관리가 요구되고 있는 실정이다.

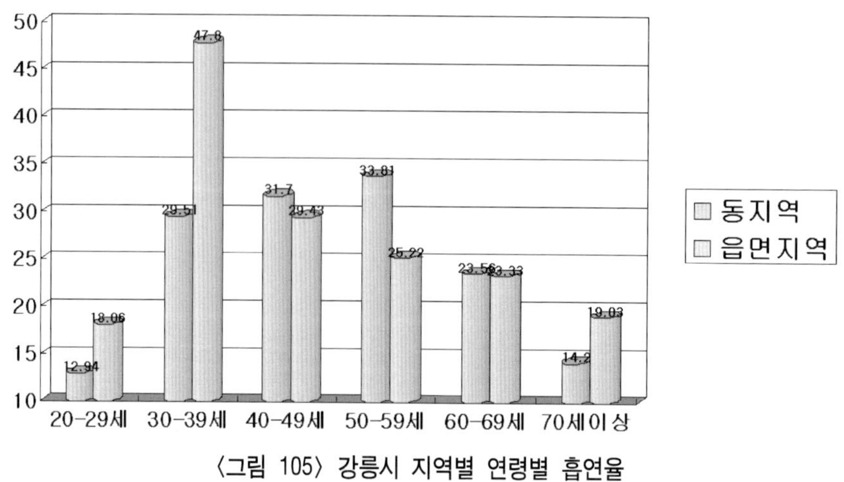

〈그림 105〉 강릉시 지역별 연령별 흡연율

라. 교육수준별 흡연율

교육수준에 따른 흡연율을 살펴보면, 무학에서 20.97%, 초졸에서 25.27%, 중졸에서 22.95%, 고졸에서 32.3%, 대학 이상에서 22.07%를 나타냈다. 교육수준에 따른 특정한 경향을 파악할 수는 없었다. 무학과 중졸 그리고 대학 이상의 집단에서는 강릉지역 전체 흡연율보다 낮은 수치를 보였으나, 초졸과 고졸에서는 평균보다 높은 흡연율을 보였고, 특히 고졸에서 가장 높은 수치를 보여 이에 대한 대응이 포함된 흡연관리 전략이 필요할 것으로 판단된다.

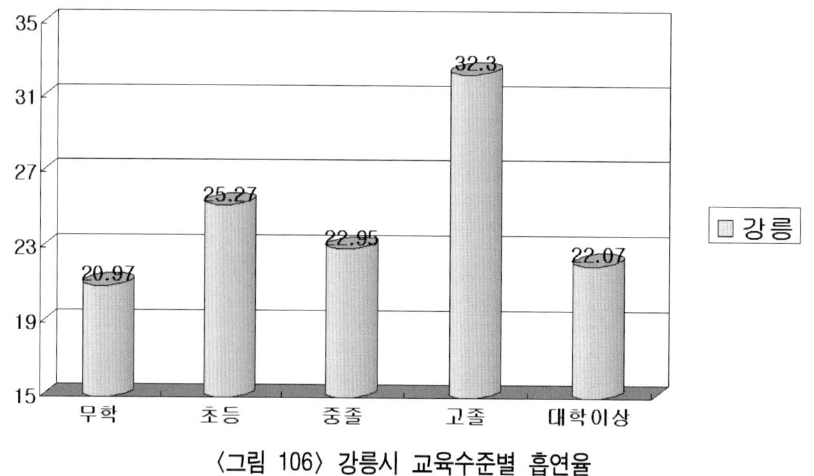

〈그림 106〉 강릉시 교육수준별 흡연율

7. 사회적 지지 실태

본 조사에서 사회적 지지 측정 도구는 이웃(의미 있는 주위 사람), 친구, 가족의 지지 영역을 포함하는 12문항으로 이루어진 자기보고식 척도이다. 12개 문항에 대해 각각 1~7점으로 평가되어, 전체 점수는 12~84점이다. 점수가 높을수록 지지 정도가 크다는 것을 의미한다.

가. 사회적 지지 점수

강릉지역 전체에서 평균 사회적 지지 점수는 62점이었고, 성별로 나누어 보았을 때 남자와 여자에서 모두 이 수치는 같았다. 주위의 지지 정도를 받아들이고 느끼는 정도는 성별에 따른 차이가 없는 것으로 판단된다.

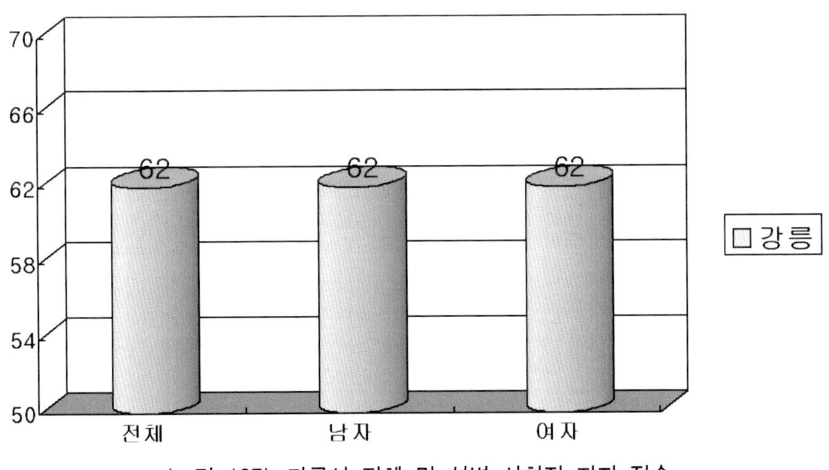

〈그림 107〉 강릉시 전체 및 성별 사회적 지지 점수

1) 연령별 사회적 지지 점수

사회적 지지 점수를 연령별로 나누어 보면, 20대에서는 69.2점, 30대에서는 65점이 나타나 강릉지역 전체의 평균보다 높았다. 반면에 40대는 60.7점, 50대는 57.9점, 60대

는 57.4점, 70세 이상은 56.3점을 보여 평균 이하의 점수였다. 20대에서 사회적 지지 점수는 가장 높았고, 연령대가 올라갈수록 그에 따라 사회적 지지 점수가 점차 낮아졌다. 이는 연령대가 낮을수록 주위 사람들의 지지를 높게 느끼는 반면, 점차 연령대가 낮아질수록 주변의 지지를 덜 높게 느끼는 경향을 반영한 결과로 보인다.

이러한 결과, 연령대가 높아질수록 주위의 지지 감소와 함께 고독 및 외로움 같은 심리적 문제가 발생될 것으로 예상되어 이에 따른 정신건강 문제에 대한 접근이 필요할 것이다.

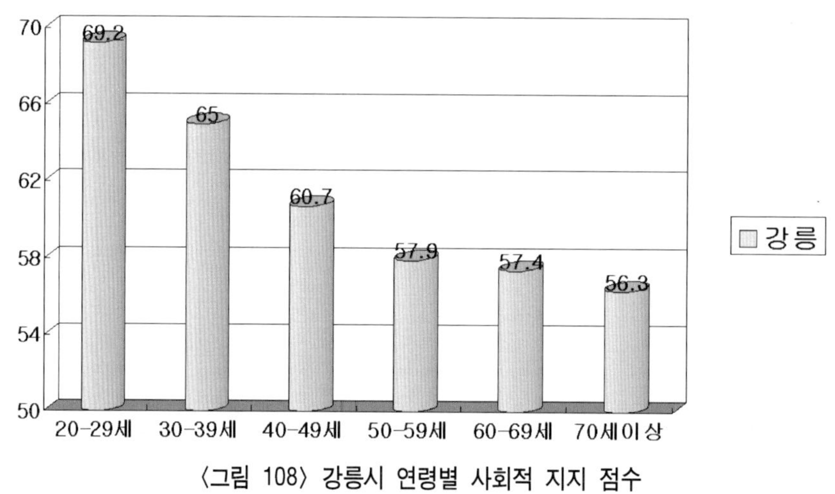

〈그림 108〉 강릉시 연령별 사회적 지지 점수

2) 지역별 사회적 지지 점수

사회적 지지 점수를 지역별로 나누어 보면, 동지역은 62.3점이고 읍면지역은 61.1점으로 나타났다. 동지역은 강릉지역 전체의 평균 점수보다 높은 점수를 보였고, 읍면지역은 이보다 낮았다. 동지역 거주자들이 읍면지역 거주자들보다 주변 사람들의 지지를 더 높게 느끼는 경향이 있는 것으로 보인다.

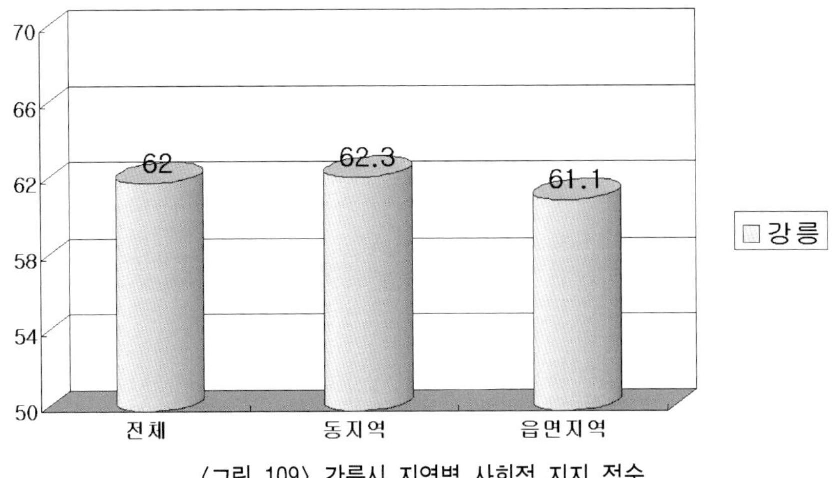

〈그림 109〉 강릉시 지역별 사회적 지지 점수

3) 지역별 연령별 사회적 지지 점수

사회적 지지 점수는 지역별 연령별로 나누어 살펴보면, 20대와 30대에서는 동지역과 읍면지역의 점수 모두 강릉지역 전체 평균인 62점 이상의 수치를 보이고 있다. 동지역 거주 20대에서는 70.7점을 보이며 가장 높은 점수를 나타내고, 동지역 거주 30대에서는 64.8점을 보이고 있다. 읍면지역 거주자들 중에서는 20대의 점수는 64.7점, 30대는 66.1점을 나타냈으며, 읍면지역에서는 30대의 사회적 지지 점수가 20대보다 높았다.

동지역에서는 연령대가 높아질수록 사회적 지지 점수가 점차 낮아지는 양상을 보였다. 읍면지역에서는 20대와 30대의 점수가 비슷한 수치를 보였고, 40대 이상에서는 각 연령대별로 비슷한 점수를 보였다.

20대와 40대에서는 동지역 거주자들의 사회적 지지 점수가 더 높았고, 30대, 50대, 60대, 그리고 70세 이상에서는 읍면지역 거주자들의 사회적 지지 점수가 더 높았다. 전반적으로 동지역에 거주할수록, 연령대가 낮을수록 주위의 지지 정도를 더 높게 받아들이고 있는 경향이 있는 것으로 나타났다. 또한 동지역 거주 50대 이상의 연령층에서 사회적 지지 점수가 가장 낮게 나온 것으로 보아 이 대상들의 지지 체계 부족으로 인한 문제에 대한 접근이 필요하다고 하겠다.

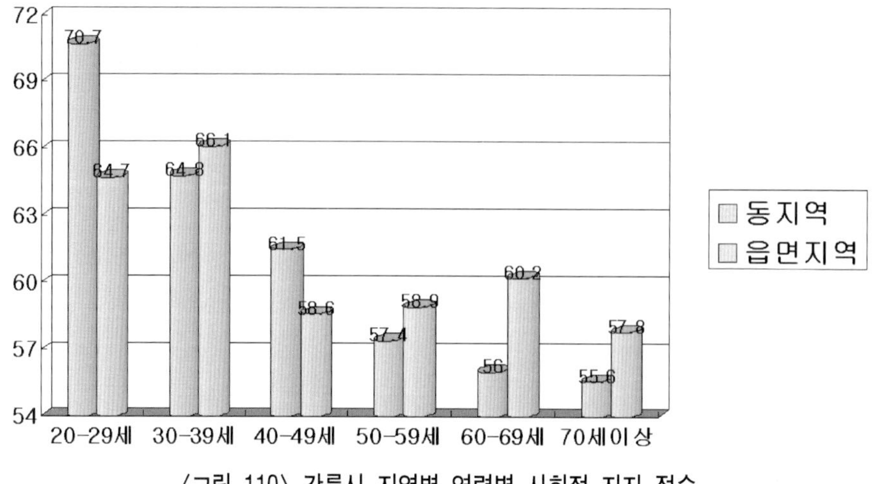

〈그림 110〉 강릉시 지역별 연령별 사회적 지지 점수

4) 지역별 성별 사회적 지지 점수

동지역 거주 남자의 사회적 지지 점수는 62.6점, 읍면지역 남자는 60.5점이었고, 동지역 여자는 62.2점, 읍면지역 여자는 61.7점을 나타냈다. 남녀 모두 동지역에서의 사회적 지지 점수가 더 높았고, 여자에서보다 남자에서 지역 간 차이가 크게 나타났다. 남자들은 거주 지역에 따라 주위의 지지를 느끼는 정도에 큰 차이를 보이는 것을 알 수 있다. 이 중 읍면지역의 남자에게서 사회적 지지 점수가 가장 낮았으므로 이들을 위한 접근 또한 고려해야 할 것이다.

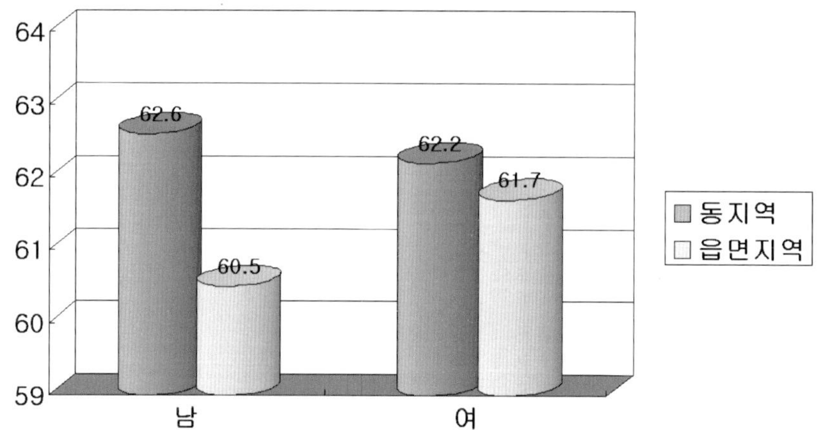

〈그림 111〉 강릉시 지역별 성별 사회적 지지 점수

5) 교육수준별 사회적 지지 점수

교육수준에 따른 사회적 지지 점수를 살펴보면, 대학 이상이 69.2점으로 가장 높은 점수를 보이고 있다. 그 다음으로 고졸(61.1점), 중졸(58.5점), 초졸(55.3점), 무학(54.2점) 순이었고, 교육수준이 높을수록 사회적 지지 점수가 높아지는 것을 볼 수 있다. 특히 무학과 초졸에서는 노년층 이상의 사회적 지지 점수보다 더 낮은 수준의 수치를 보이고 있어 이들의 지지 체계 부족에 대한 시급한 접근과 전략이 필요하다고 하겠다.

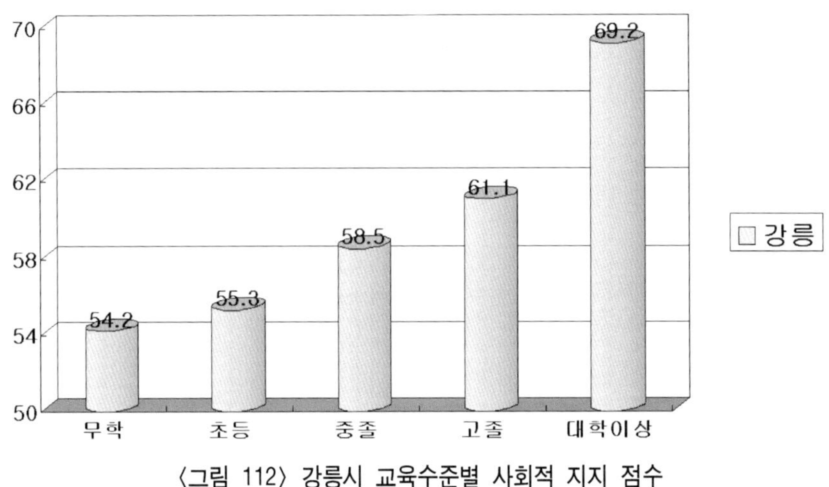

〈그림 112〉 강릉시 교육수준별 사회적 지지 점수

나. 이웃(의미 있는 주위 사람) 지지 점수

강릉지역 전체의 이웃 지지 점수는 20.4점으로 나타났고, 남자는 20.4점, 여자는 20.5점으로 여자에게서 약간 높은 점수를 보였다. 이는 여자들이 이웃의 지지를 받아들이고 느끼는 정도가 남자보다 다소 높다는 것을 반영하는 결과일 것이다.

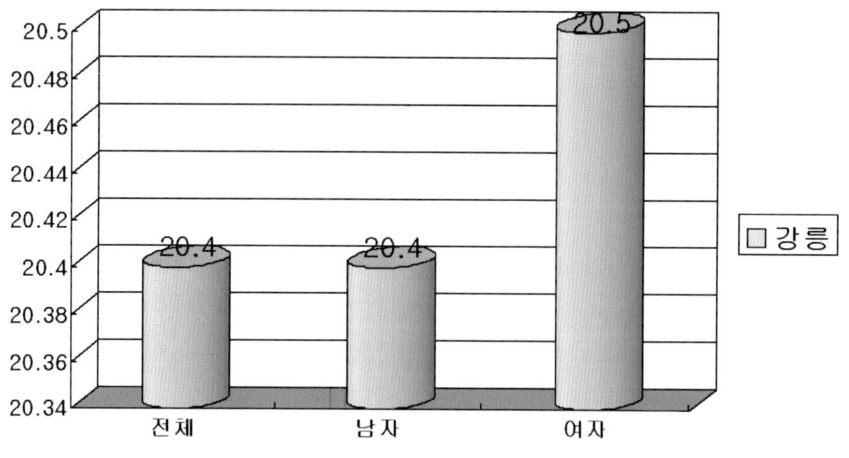

〈그림 113〉 강릉시 전체 및 성별 이웃 지지 점수

1) 연령별 이웃 지지 점수

연령에 따른 이웃 지지 점수를 살펴보면, 20대에서 22.8점으로 가장 높았고, 그 다음
으로 30대에서 21.3점으로 높은 편이었다. 20대와 30대가 강릉지역 전체 평균보다 높은
점수를 보였고, 나머지 연령대인 40대(19.8점), 60대(19.2점), 50대(19점), 70세 이상(18.9
점)은 평균 미만의 점수를 보였다. 이웃 지지 점수는 20대에서 가장 높고, 대체로 연령
대가 올라갈수록 점수가 감소하는 경향을 보이고 있다. 이는 연령대가 높아질수록 이
웃의 지지를 느끼는 정도가 감소하는 경향을 반영한 결과라 판단된다.

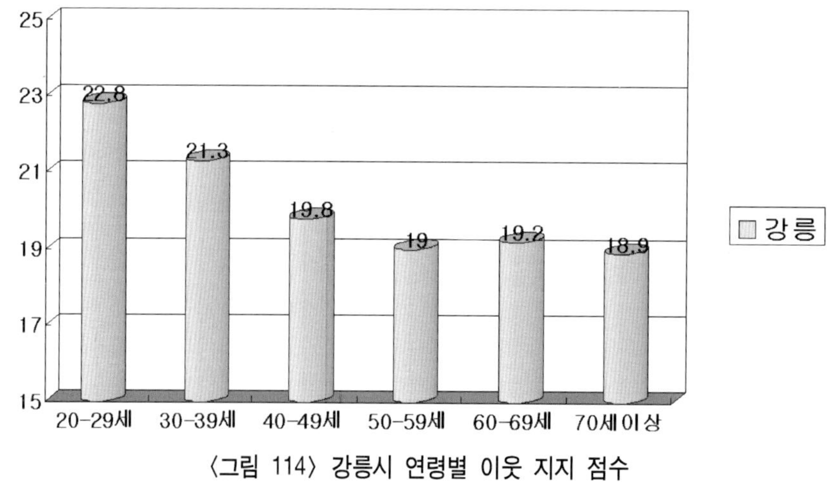

〈그림 114〉 강릉시 연령별 이웃 지지 점수

2) 지역별 이웃 지지 점수

지역별 이웃 지지 점수를 살펴보면, 동지역은 강릉지역 전체 평균보다 높은 20.6점을, 읍면지역은 이보다 낮은 20.1점을 나타냈다. 동지역에서 읍면지역보다 이웃 지지를 받아들이고 느끼는 정도가 더 높다는 사실을 알 수 있다.

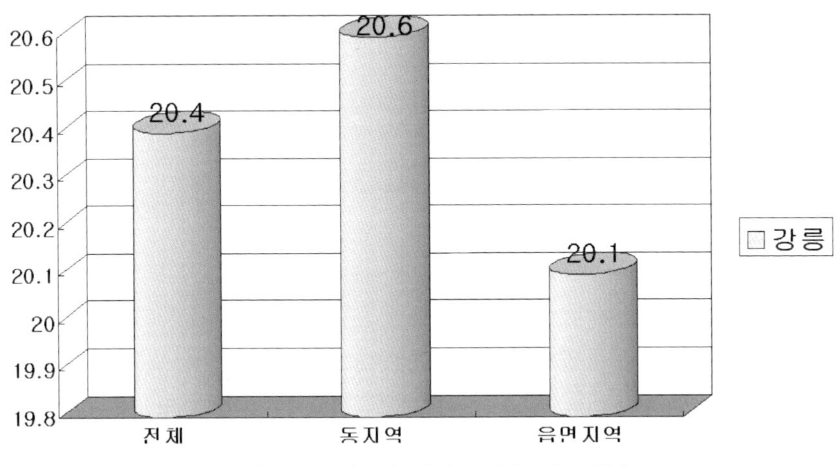

〈그림 115〉 강릉시 지역별 이웃 지지 점수

3) 지역별 연령별 이웃 지지 점수

이웃 지지 점수를 지역별 연령별로 나누어 보면, 동지역과 읍면지역 모두 20대, 30대에서 강릉지역 전체의 평균 점수보다 높게 나타났다. 동지역 20대는 23.2점, 읍면지역 20대는 21.4점, 동지역 30대는 21.2점, 읍면지역 30대는 21.7점을 나타냈고, 이 중 동지역 거주 20대에서 가장 높은 점수를 보였다.

대체적으로 동지역과 읍면지역 모두 연령대가 높아질수록 이웃 지지 점수가 감소되는 경향을 보였다. 20대와 40대의 이웃 지지 점수는 읍면지역보다 동지역에서 더 높았고, 이 외의 연령대인 30대, 50대, 60대, 그리고 70세 이상에서는 읍면지역의 점수가 더 높았다. 이웃 지지 점수에 있어 연령별 차이는 크게 두드러졌으나, 연령대별 지역에 따른 차이는 크게 두드러지지 않았다.

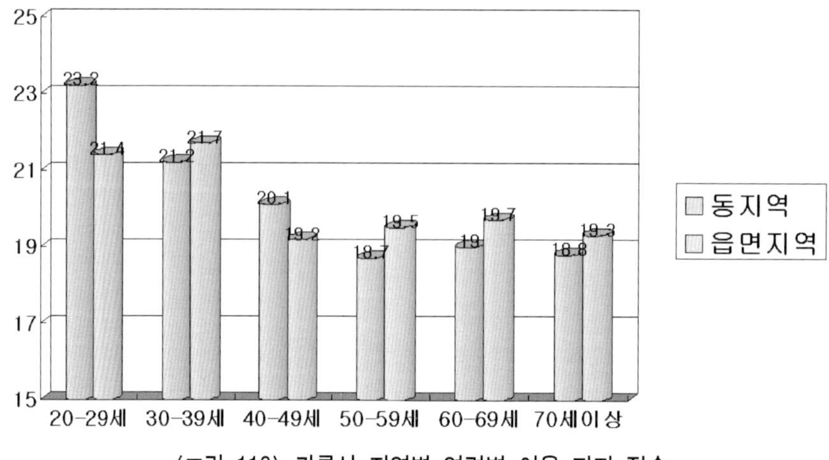

〈그림 116〉 강릉시 지역별 연령별 이웃 지지 점수

4) 교육수준별 이웃 지지 점수

이웃 지지 점수를 교육수준별로 살펴보았을 때, 대학 이상에서 22.8점으로 가장 높았고, 다음으로 고졸은 20점, 중졸은 19.5점, 초졸은 18.4점, 무학은 18.4점을 나타내며 이웃 지지 점수가 교육수준이 낮아질수록 점차 낮아지는 것으로 나타났다. 이에 이웃 지지를 받아들이고 느끼는 수준은 교육수준이 높을수록 함께 높아진다는 것을 알 수 있다.

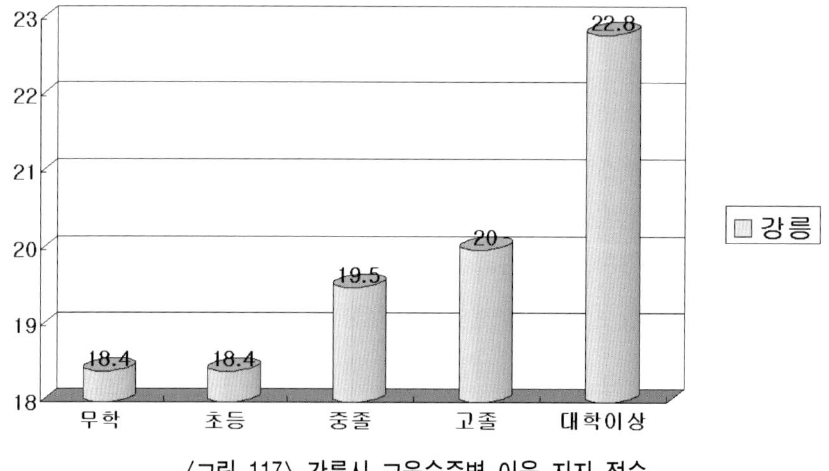

〈그림 117〉 강릉시 교육수준별 이웃 지지 점수

다. 가족 지지 점수

강릉지역의 가족 지지 점수를 살펴보면, 전체 평균 점수는 21.5점이고, 남자는 이보다 높은 21.6점이며 여자는 평균과 같은 점수인 21.5점이다. 가족 지지를 받아들이는 정도는 여자보다 남자에게서 다소 높은 것으로 나타났다.

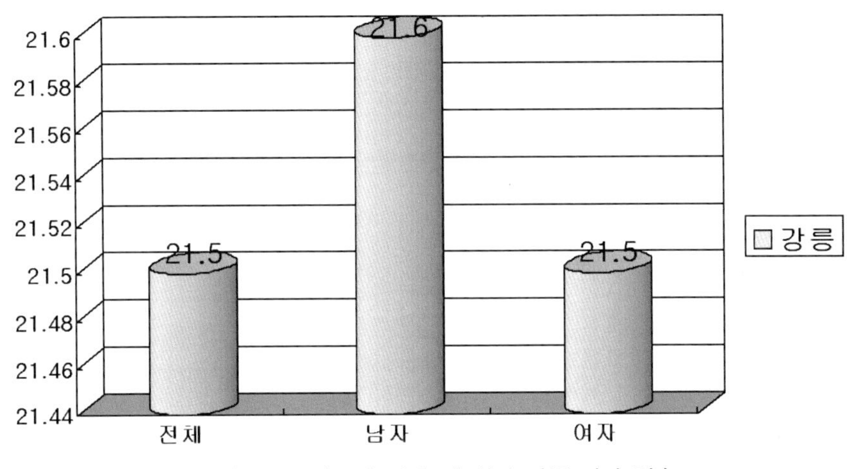

〈그림 118〉 강릉시 전체 및 성별 가족 지지 점수

1) 연령별 가족 지지 점수

가족 지지 점수를 연령별로 나누어 보면, 20대에서 23.2점, 30대에서 22.1점, 40대에서 21.3점, 50대에서 20.5점, 40대에서 20.8점, 70세 이상에서 20점이었다. 전반적으로 연령대가 올라가면서 점수가 낮아지는 경향을 볼 수 있다. 20대와 30대에서의 가족 지지 점수는 강릉지역 전체의 평균보다 높았다. 40대 이상의 연령대에서는 전체 평균 점수보다 낮은 수치를 보이고 있어, 가족 지지에 대한 수용과 느낌은 연령대가 낮을수록 많다는 사실을 알 수 있다.

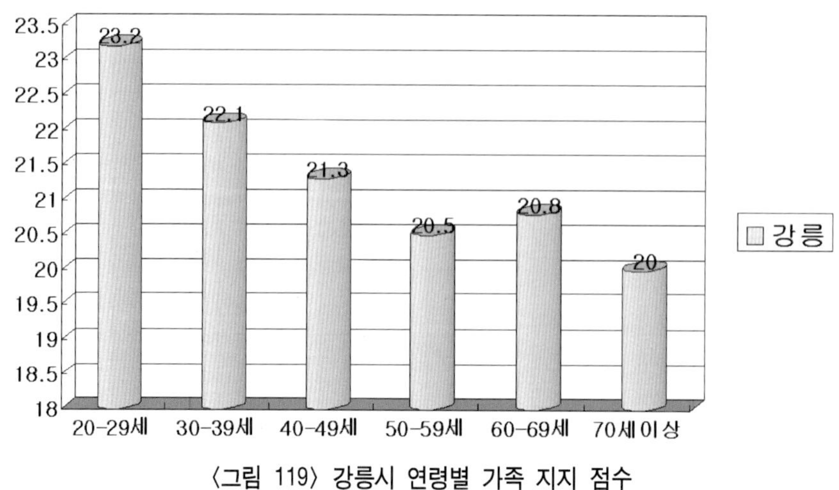

〈그림 119〉 강릉시 연령별 가족 지지 점수

2) 지역별 가족 지지 점수

지역별 가족 지지 점수를 살펴보면, 동지역과 읍면지역의 평균 점수에 차이가 없이 모두 21.5점이다. 가족의 지지를 받아들이고 느끼는 정도는 거주하는 지역에 따라 달라지지 않는다는 것을 알 수 있다.

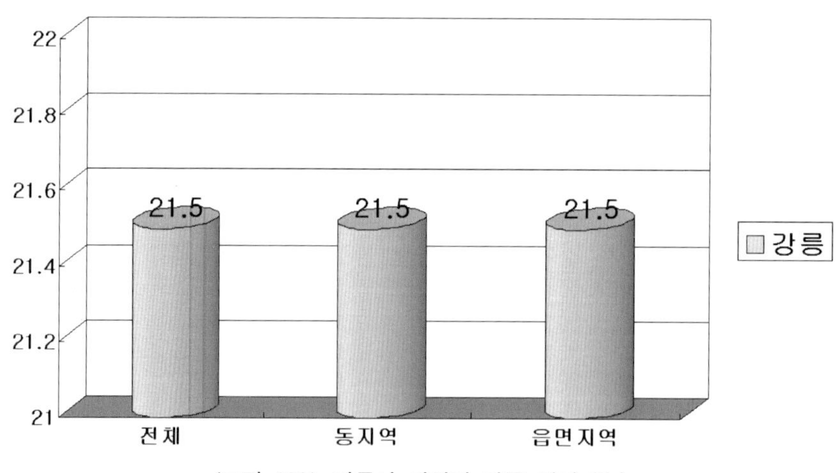

〈그림 120〉 강릉시 지역별 가족 지지 점수

3) 지역별 연령별 가족 지지 점수

가족 지지 점수를 지역별 연령별로 나누어 보았을 때, 동지역에서는 20대가 23.6점으로 가장 높고, 다음으로 30대가 21.9점, 40대가 21.5점, 60대가 20.3점, 50대가 20.2점, 70세 이상이 19.5점이다. 동지역에서는 대체적으로 연령이 낮을수록 높은 점수를 나타냈고, 연령이 많아질수록 점차 점수가 낮아지는 경향을 보였다.

반면에 읍면지역에서는 30대가 22.7점으로 가장 높은 점수를 보였고, 그 다음으로 20대와 60대가 21.8점이었다. 읍면지역에서 연령별 가족 지지 점수의 양상은 동지역에 비해 확연히 드러나지 않았다. 노년층의 가족 지지 점수는 동지역보다 읍면지역에서 더 높았다.

대체적으로 낮은 연령대일수록 가족 지지 점수를 높이 평가하였고, 동지역 노년층에서 가족 지지 점수가 가장 낮은 것으로 나타났다.

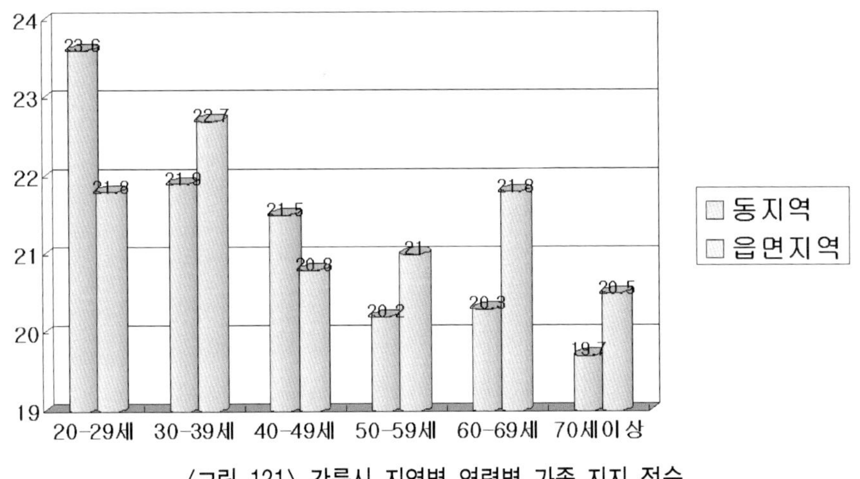

〈그림 121〉 강릉시 지역별 연령별 가족 지지 점수

4) 지역별 성별 가족 지지 점수

동지역 거주 남자는 21.8점, 동지역 여자는 21.4점, 읍면지역 남자는 21.2점이고, 읍면지역 여자는 21.7점으로 나타났다. 동지역에서는 여자보다 남자에게서 가족 지지 점수가 높았고, 읍면지역에서는 여자에서 점수가 더 높았다.

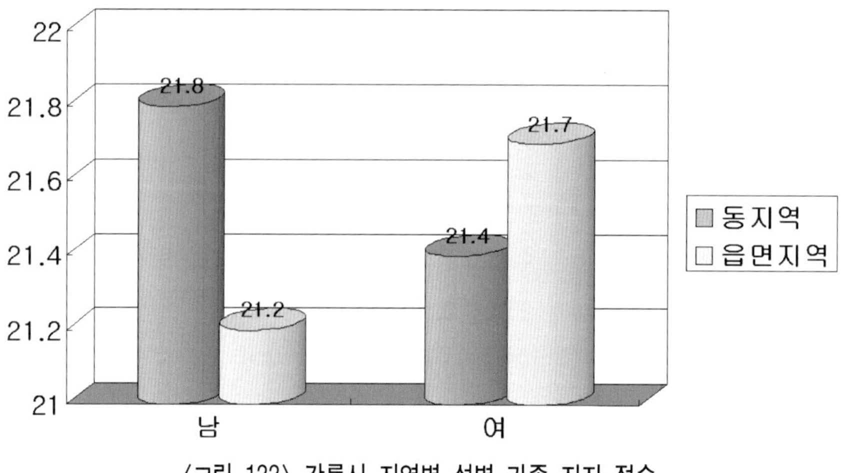

〈그림 122〉 강릉시 지역별 성별 가족 지지 점수

5) 교육수준별 가족 지지 점수

가족 지지 점수를 교육수준별로 나누어 보았을 때, 무학은 19.4점, 초졸은 20점, 중졸은 21점, 고졸은 21.2점, 그리고 대학 이상은 23.6점이었다. 대학 이상의 가족 지지 점수가 가장 높았고, 교육수준이 낮아질수록 점수도 이에 따라 낮아지는 경향이 있었다. 이는 교육수준이 높을수록 가족 지지에 대한 수용과 느낌의 정도가 더 많다는 것을 알려준다.

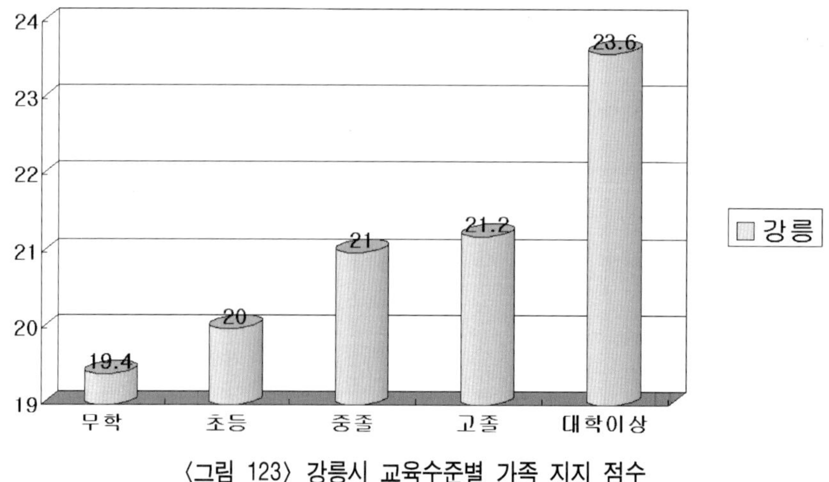

〈그림 123〉 강릉시 교육수준별 가족 지지 점수

라. 친구 지지 점수

강릉지역 전체에서 친구 지지 점수는 20.1점이었다. 남자는 20점이고 여자는 20.1점으로, 여자에게서 더 높은 점수가 나타났다.

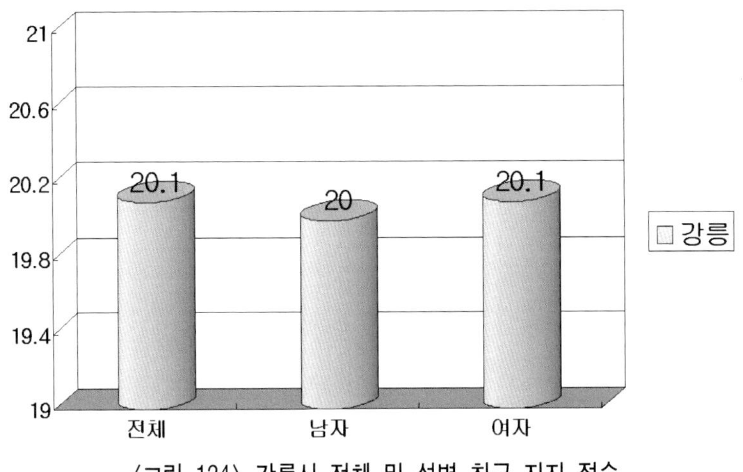

〈그림 124〉 강릉시 전체 및 성별 친구 지지 점수

1) 연령별 친구 지지 점수

친구 지지 점수를 연령별로 나누어 보면, 20대는 23.3점, 30대는 21.6점으로 강릉지역 전체 평균 점수보다 높게 나타났다. 반면에 40대는 19.6점, 50대는 18.5점, 60대는 17.3점, 70세 이상은 17.4점으로 평균 점수보다 낮게 나타났다. 대체적으로 연령대가 높아질수록 친구 지지 점수가 점차 감소되었으며, 이는 연령이 낮은 집단일수록 친구에 대한 지지 정도를 더 크게 받아들이고 있다는 것을 반영한다.

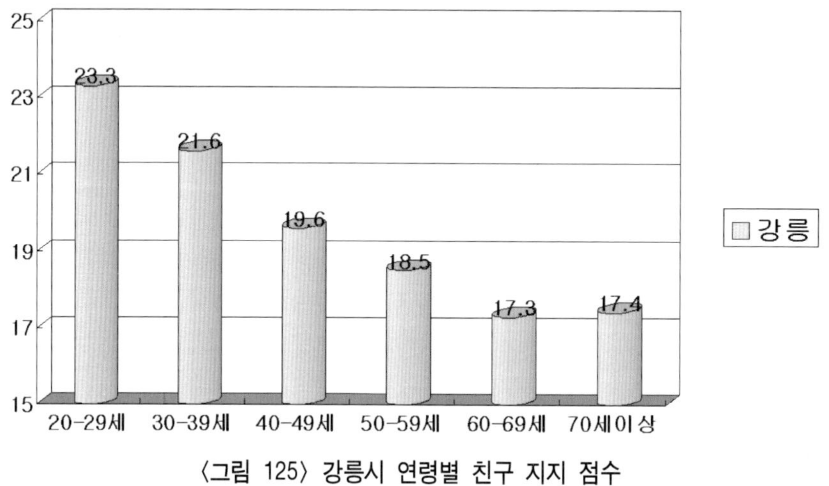

〈그림 125〉 강릉시 연령별 친구 지지 점수

2) 지역별 친구 지지 점수

친구 지지 점수를 동지역과 읍면지역으로 나누어 살펴보면, 동지역은 전체 평균보다 높은 20.2점이고 읍면지역은 이보다 낮은 19.5점이다. 동지역의 점수가 읍면지역보다 높은 것으로 보아 동지역 거주자들이 친구에 대한 지지를 수용하고 느끼는 정도가 읍면지역 거주자들보다 더 크다는 것을 알 수 있다.

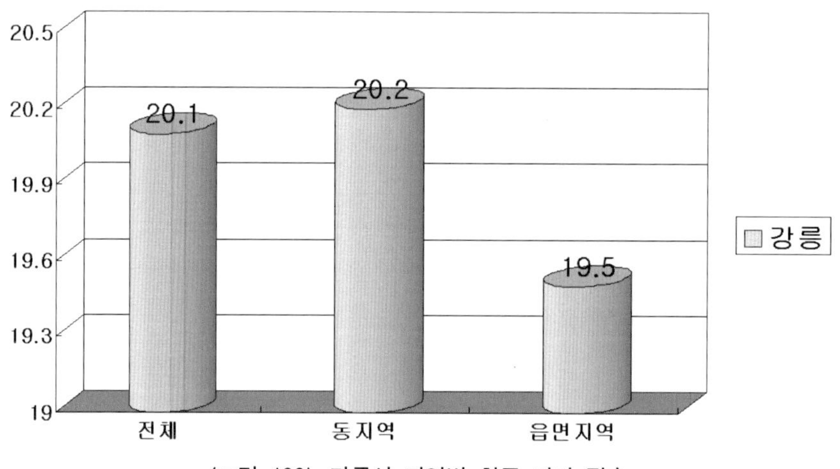

〈그림 126〉 강릉시 지역별 친구 지지 점수

3) 지역별 연령별 친구 지지 점수

친구 지지 점수를 지역별 연령별로 구분하여 보았을 때, 동지역과 읍면지역 모두 대체적으로 연령대가 증가할수록 점수가 감소하는 경향이 있다는 것을 알 수 있다. 동지역 거주 20대의 친구 지지 점수는 23.9점으로 가장 높은 수치를 나타냈고, 읍면지역 20대와 30대, 그리고 동지역 30대는 모두 강릉지역 평균 점수보다 높은 수치를 나타냈다. 동지역과 읍면지역 모두 40대 이상에서 평균보다 낮은 점수를 나타냈다.

읍면지역에서는 20대와 30대의 점수가 비슷한 수치이고, 40대 이상의 연령대 각각 서로 비슷한 수치를 보이고 있다. 읍면지역에서는 노년층이 되어도 친구 지지 점수가 크게 감소하지 않으나, 동지역에서는 연령대가 증가할수록 점수가 감소되는 양상이 확연하게 드러나 60대와 70세 이상의 노년층에서는 읍면지역의 친구 지지 점수가 높은 상태이다.

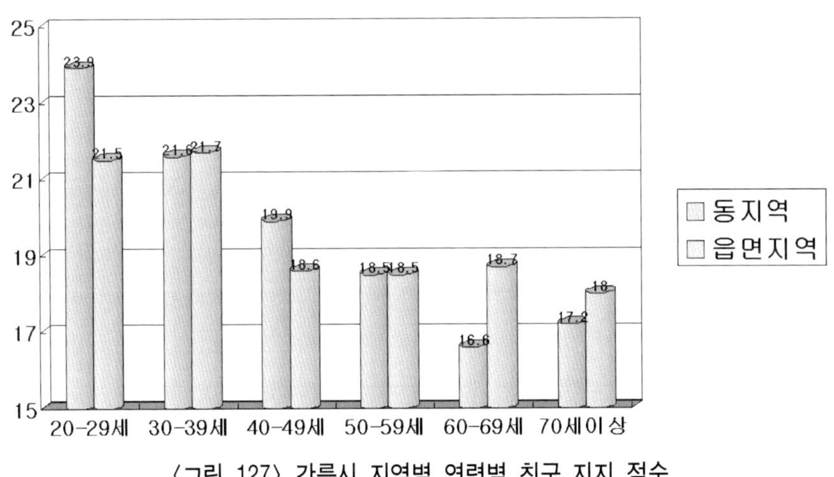

〈그림 127〉 강릉시 지역별 연령별 친구 지지 점수

마. 항목별 사회적 지지 점수

항목별 강릉지역 전 연령층의 사회적 지지 점수를 살펴보면, 가족 지지가 가장 높은 21.5점이었고, 이웃 지지 점수는 20.4점을 나타냈고 친구 지지 점수는 20.1점을 나타냈다. 사회적 지지 중 전반적으로 가족의 지지 정도가 가장 큰 것으로 나타났고, 이웃의 지지와 친구의 지지는 모두 이보다 낮은 정도를 보였다.

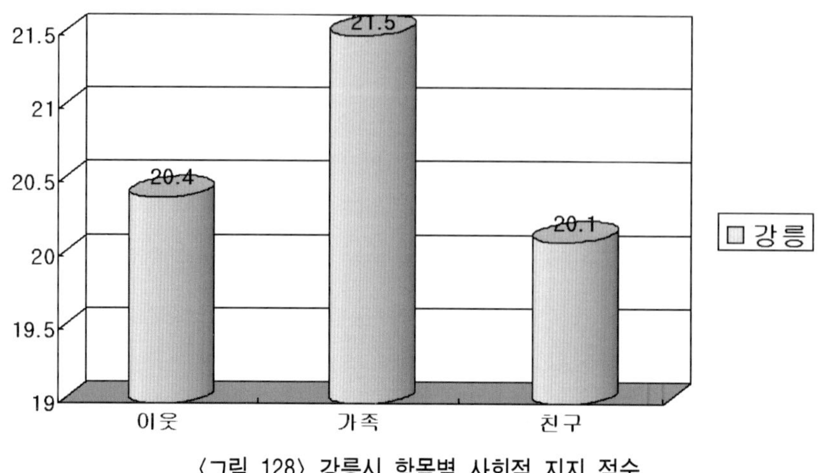

〈그림 128〉 강릉시 항목별 사회적 지지 점수

1) 성별 항목별 사회적 지지 점수

가) 남자의 항목별 사회적 지지 점수

남자에서 항목별 사회적 지지 점수를 살펴보면, 가족 지지가 21.6점으로 가장 높았고, 이웃 지지는 20.4점, 친구 지지는 20점으로 나타났다. 전체 평균 점수와 비교해볼 때, 가족 지지는 평균보다 높았고 이웃 지지는 같았으며, 친구 지지는 더 낮은 편이었다.

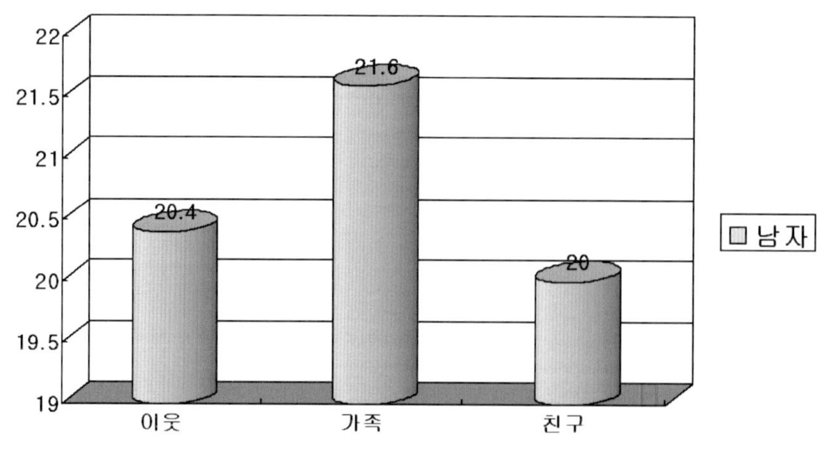

〈그림 129〉 강릉시 남자의 항목별 사회적 지지 점수

나) 여자의 항목별 사회적 지지 점수

여자에서의 사회적 지지 항목별 점수는 가족 지지가 21.5점으로 가장 높게 나타났고, 이웃 지지는 20.5점, 친구 지지는 20.1점이었다. 전체 평균 점수보다 정도가 높게 나타난 항목은 이웃 지지였고, 가족 지지와 친구 지지는 평균과 같은 점수였다.

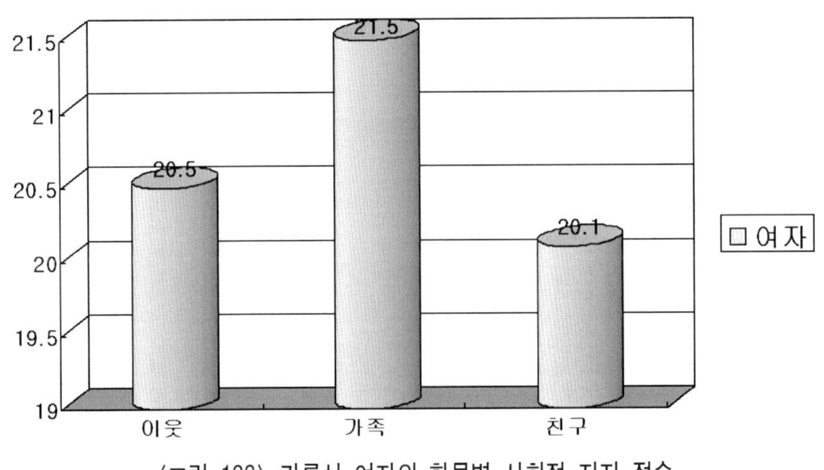

〈그림 130〉 강릉시 여자의 항목별 사회적 지지 점수

2) 지역별 항목별 사회적 지지 점수

가) 동지역의 항목별 사회적 지지 점수

동지역의 사회적 지지를 항목별로 살펴보면, 가족 지지가 21.5점으로 가장 높은 점수를 나타냈고, 이 외 이웃 지지가 20.6점, 친구 지지가 20.2점을 나타냈다. 가족 지지 항목은 강릉지역 평균 점수와 같은 수치를 보였고, 이웃과 친구 지지는 평균보다 높은 정도를 나타내어 동지역 주민들의 사회적 지지 정도는 각 항목에서 전반적으로 지역 평균 이상의 정도를 보였다고 할 수 있다.

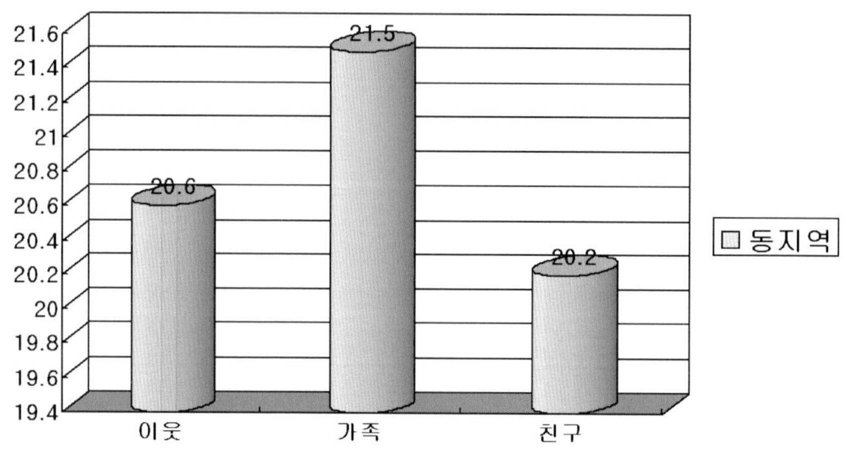

〈그림 131〉 강릉시 동지역의 항목별 사회적 지지 점수

나) 읍면지역의 항목별 사회적 지지 점수

읍면지역의 항목별 사회적 지지 점수는, 가족 지지가 21.5점, 이웃 지지가 20.1점, 친구 지지가 19.5점으로 나타났다. 가족 지지만이 지역 전체의 평균 점수와 같은 수치를 보이고, 이외 이웃 지지와 친구 지지는 전체 평균보다 훨씬 낮은 정도를 보여 읍면지역의 주민들의 사회적 지지 정도가 약한 것을 알 수 있었다.

이에 읍면지역 거주자들을 대상으로 하는 사회적 지지 체계 개발과 지지 정도의 향상을 위한 접근과 관리가 필요할 것으로 사료된다.

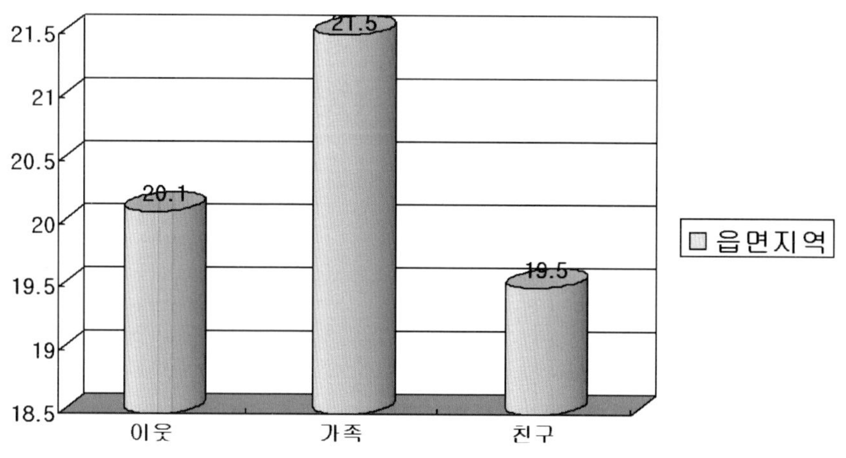

〈그림 132〉 강릉시 읍면지역의 항목별 사회적 지지 점수

3) 연령대별 항목별 사회적 지지 점수

가) 20대의 항목별 사회적 지지 점수

20대의 사회적 지지를 항목별로 살펴보면, 친구 지지가 가장 높은 수치로 23.3점, 그 다음으로 가족 지지가 23.2점, 마지막으로 이웃 지지가 22.8점으로 세 가지 중 가장 낮은 수치를 보였다. 20대에서는 전 연령층에서 보인 사회적 지지 점수와 달리 친구 지지가 가장 높게, 이웃 지지가 가장 낮게 나타났다. 이것은 가족과 이웃보다 친구와의 관계를 중요시하고 함께하는 시간이 많은 20대의 특성으로 인한 결과라 판단된다.

또한 20대의 세 가지 지지 영역의 점수 모두 전 연령대의 평균 지지 점수보다 높게 나타나 전 연령층을 비롯하여 다른 연령층에 비하여 20대에서 주위의 지지를 느끼고 받아들이는 정도가 높다고 하겠다.

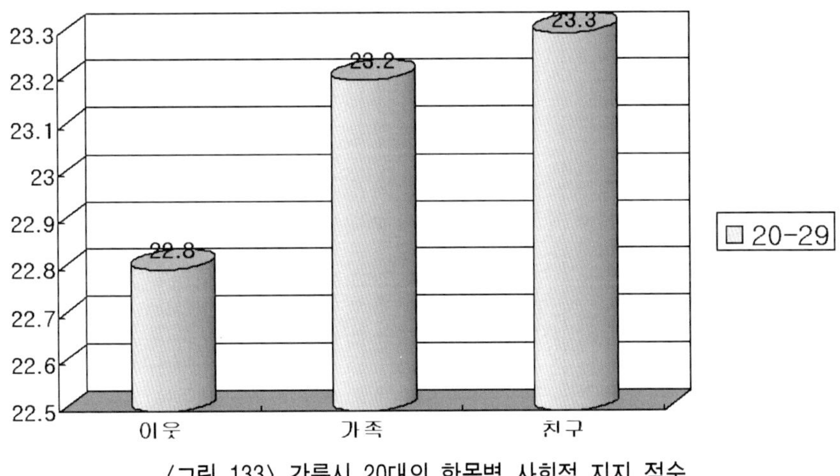

〈그림 133〉 강릉시 20대의 항목별 사회적 지지 점수

나) 30대의 항목별 사회적 지지 점수

30대의 항목별 사회적 지지 점수를 살펴보면, 가족 지지 점수가 22.1점, 친구 지지 점수가 21.6점, 이웃 지지 점수가 21.3점을 나타냈다. 가족의 지지에 대한 점수가 가장 높았고, 반면에 이웃 지지 점수는 가장 낮았다. 30대의 모든 항목에서 전 연령층에서의 평균 점수보다 높은 지지 점수가 나타났다. 이것은 30대의 사회적 지지 정도가 전반적으로 다른 연령층에 비하여 모든 항목에서 높으며, 가족과 친구에 대한 지지 정도를

수용하는 데 있어 특히 더욱 그러하다는 사실을 보여준다.

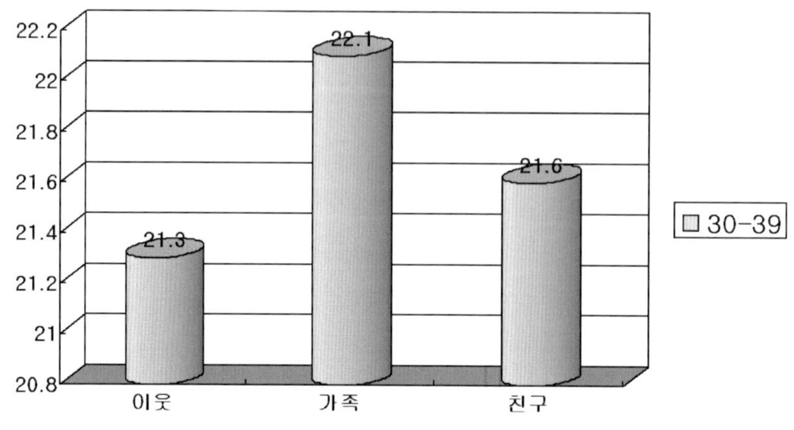

〈그림 134〉 강릉시 30대의 항목별 사회적 지지 점수

다) 40대의 항목별 사회적 지지 점수

40대의 항목별 점수를 보면, 가족 지지가 21.3점, 이웃 지지가 19.8점, 친구 지지가 19.6점이다. 모든 항목에서 강릉지역 전체의 평균 점수보다 작은 수치를 보여 40대의 사회적 지지 정도가 전반적으로 낮은 수준임을 알 수 있다. 한편, 이 중 가족의 지지 점수가 가장 높고 이웃과 친구의 지지가 비슷한 점수를 보이는 것으로 보아, 40대에서도 각 항목의 정도가 전 연령층의 정도와 비슷한 경향을 보이고 있었다. 특히 20대와 30대와 달리 40대에서는 이웃 지지가 친구 지지보다 높았다.

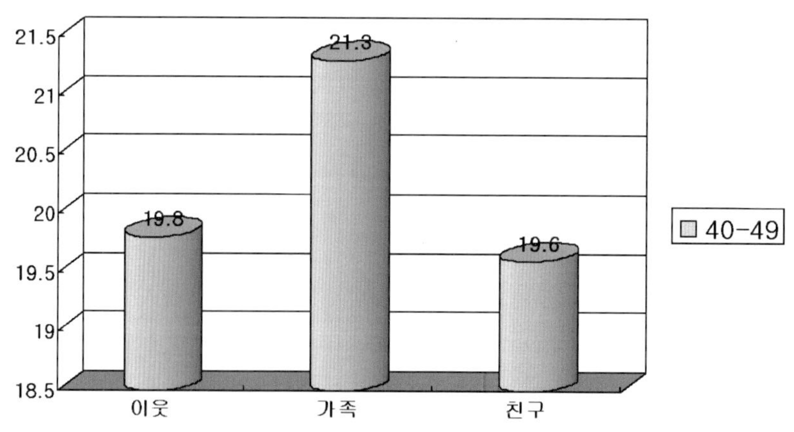

〈그림 135〉 강릉시 40대의 항목별 사회적 지지 점수

라) 50대의 항목별 사회적 지지 점수

50대에서 가족 지지 정도는 20.5점, 이웃 지지 정도는 19점, 친구 지지 정도는 18.5점
이었다. 각 항목이 모두 전 연령대의 평균 점수보다 낮은 수치를 보여 전반적인 사회
적 지지 정도가 크지 않음을 보여준다. 이 중 가족의 지지는 이웃과 친구의 지지 항목
과 큰 수치 차이를 보이며 가장 높은 점수를 보이고 있다. 40대와 마찬가지로 친구 지
지보다 이웃 지지가 더 높은 정도임을 알 수 있다.

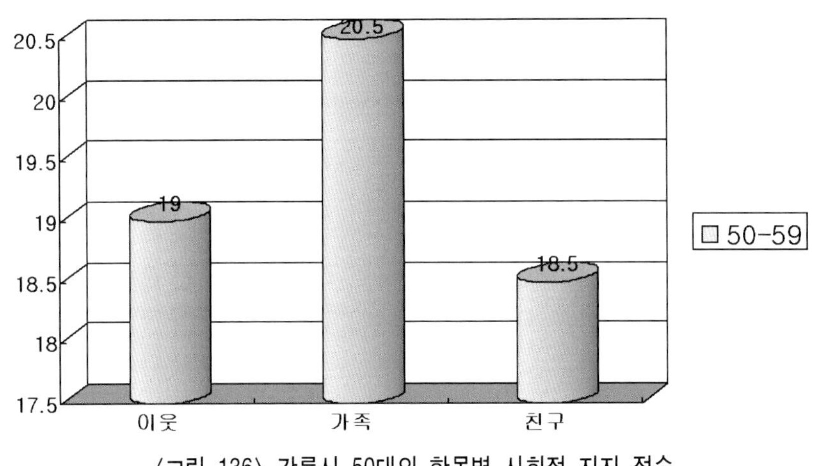

〈그림 136〉 강릉시 50대의 항목별 사회적 지지 점수

마) 60대의 항목별 사회적 지지 점수

60대에서 가족 지지는 20.8점으로 세 가지 항목 중 가장 높은 점수를 보였고, 그 다
음으로 이웃 지지가 19.2점, 친구 지지가 가장 낮은 17.3점을 보였다. 40대와 50대에서
보다 더욱 큰 차이로 이웃 지지가 친구 지지보다 높은 수치를 보이고 있어, 연령이 증
가할수록 친구보다 이웃의 지지 정도가 더 크게 작용하고 있음을 알 수 있다.

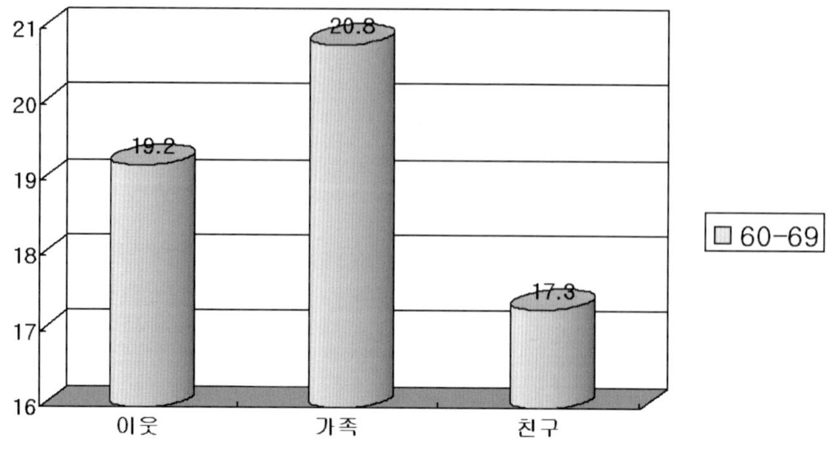

〈그림 137〉 강릉시 60대의 항목별 사회적 지지 점수

바) 70세 이상의 항목별 사회적 지지 점수

70세 이상에서 가족 지지는 20점, 이웃 지지는 18.9점, 친구 지지는 17.4점으로, 가족의 지지가 가장 높았고, 반면에 가장 낮은 항목은 친구 지지였다. 모든 항목에서 거의 가장 낮은 수준의 지지 점수를 보이고 있으며, 60대와 마찬가지로 친구 지지보다 이웃 지지가 훨씬 높은 수준으로 그 정도를 보이고 있다.

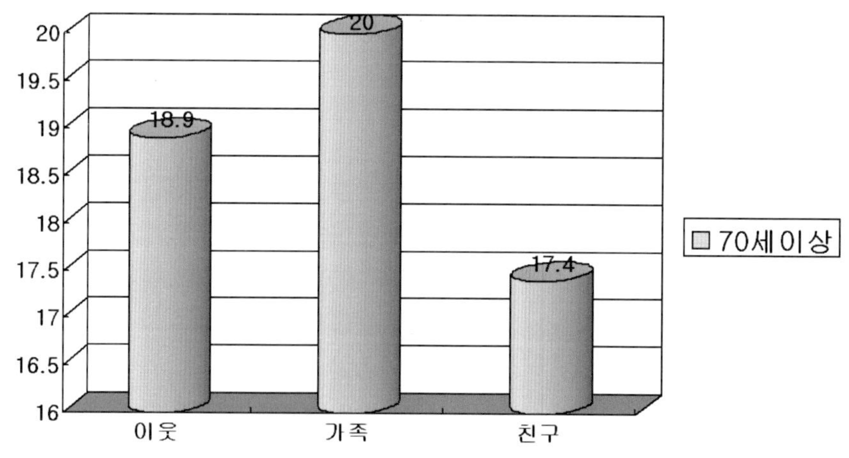

〈그림 138〉 강릉시 70세 이상의 항목별 사회적 지지 점수

4) 교육수준별 항목별 사회적 지지 점수

가) 무학의 항목별 사회적 지지 점수

무학의 항목별 사회적 지지 점수를 살펴보면, 가족 지지가 19.4점, 이웃 지지가 18.4점, 친구 지지가 16.4점이었다. 전반적으로 항목마다 강릉지역의 전체 평균보다 낮은 수준의 지지 점수를 보였고, 특히 친구 지지의 점수에서 차이가 더욱 컸다. 이에 무학의 대상자들에게는 전반적인 사회적 지지를 높이기 위한 총체적인 적극적 개입이 시급하게 필요한 실정이다.

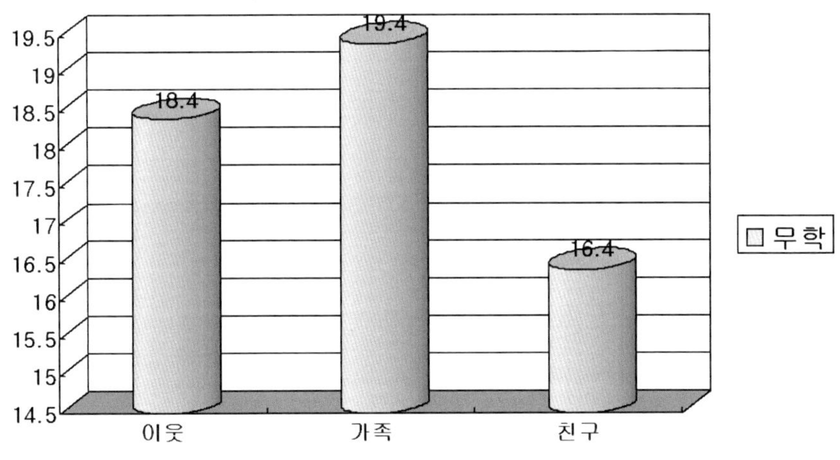

〈그림 139〉 강릉시 무학의 항목별 사회적 지지 점수

나) 초졸의 항목별 사회적 지지 점수

강릉지역 초졸 집단의 스트레스 점수를 항목별로 나누어 살펴보면, 가족 지지는 20점, 이웃 지지는 18.4점, 친구 지지는 16.9점을 나타내고 있다. 초졸에서도 무학에서와 같이 모든 항목에서 지역 전 연령대의 평균보다 낮은 점수를 보여, 전반적으로 사회적 지지가 다른 집단의 구성원들에 비하여 약한 수준이라 할 수 있겠다. 이에 초졸 집단을 대상으로 하는 사회적 지지에 관한 관리가 필요한 실정이다.

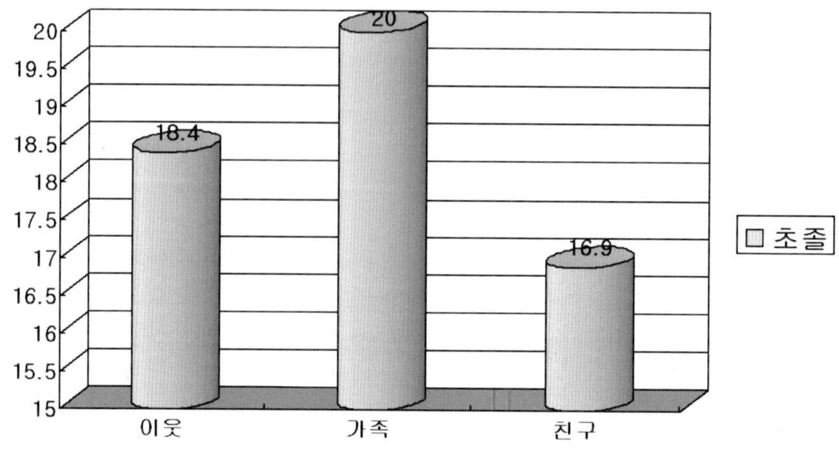

〈그림 140〉 강릉시 초졸의 항목별 사회적 지지 점수

다) 중졸의 항목별 사회적 지지 점수

중졸 집단에서의 사회적 지지 점수를 항목별로 나누어 보면, 가족 지지가 21점, 이웃 지지가 19.5점, 친구 지지가 18점으로 나타났다. 가족 지지는 강릉지역 전체의 평균 점수와 비슷한 수준을 보였으나, 이웃과 친구 지지는 이보다 낮은 수치를 나타냈다. 반면 세 가지 항목 모두 무학과 초졸의 집단보다 지지 정도가 높게 나타났다. 중졸 집단 대상자들을 위한 정신건강 프로그램에서 이러한 경향을 염두에 둔 관리가 이루어져야 할 것이다.

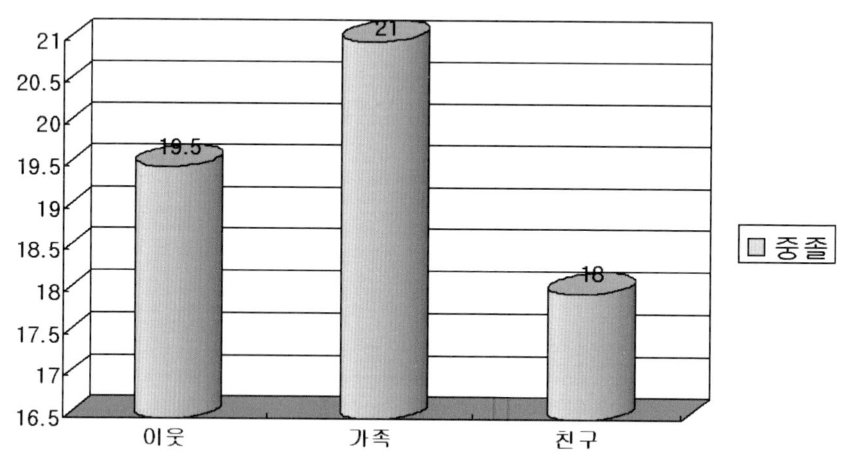

〈그림 141〉 강릉시 중졸의 항목별 사회적 지지 점수

라) 고졸의 항목별 사회적 지지 점수

고졸의 항목별 사회적 지지 점수는 가족이 21.2점, 이웃이 20점, 친구가 19.9점이었
다. 이는 각 항목에서 전체 평균 점수보다 약간의 차이를 보이며 낮은 수치를 보인 것
이며, 전반적으로 지역 전체의 사회적 지지 정도보다 고졸 집단에서는 다소 낮게 느끼
고 있다는 것을 의미한다. 가족 지지를 가장 많이 느끼고, 이웃과 친구 지지는 거의 같
은 정도를 나타내고 있다. 무학, 초졸과 중졸에서처럼 이웃 지지와 친구 지지 정도의
차이가 없이 거의 비슷한 수치를 보이고 있는 것이 특이할 만하다.

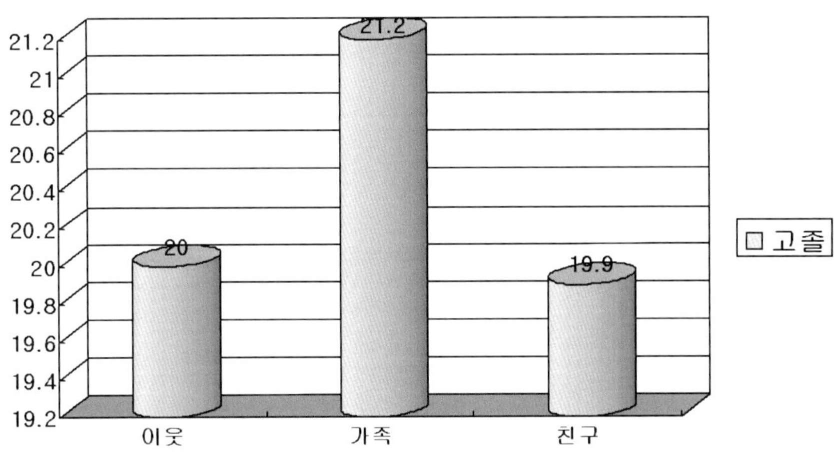

〈그림 142〉 강릉시 고졸의 항목별 사회적 지지 점수

마) 대학 이상의 항목별 사회적 지지 점수

대학 이상의 사회적 지지 점수에서 가족 지지는 23.6점, 친구 지지는 22.9점, 이웃 지지
는 22.8점이었다. 모든 항목에서 강릉지역 전체의 평균보다 높은 점수를 보였고, 이웃보
다 친구에서 더 높은 점수를 보인 것이 특이할 만한 점이다. 대학 이상의 집단에서도 가
족 지지 점수가 가장 높게 나타난 것은 다른 모든 집단과의 공통점으로 나타났다.

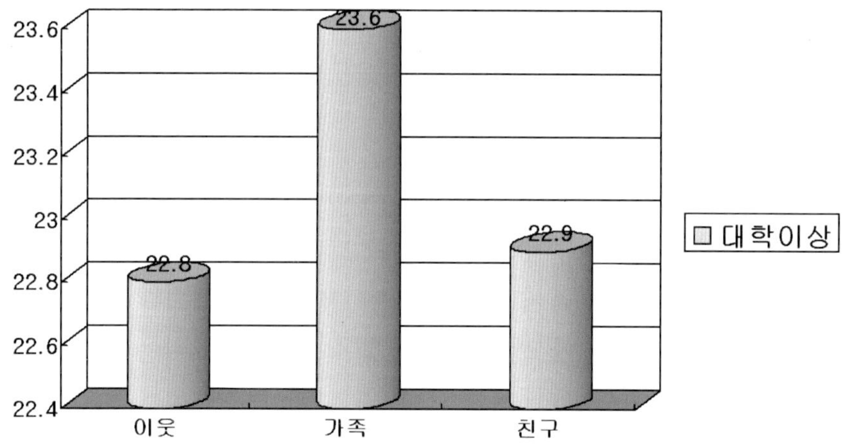

〈그림 143〉 강릉시 대학 이상의 항목별 사회적 지지 점수

chapter 3

강릉시정신보건센터의 운영 전략

1. 정신보건 전략의 틀

지역사회 정신보건센터의 설립목적은 지역사회 중심의 통합적인 정신질환자 관리체계를 구축함으로써 정신질환의 예방, 정신질환자의 조기발견·상담·치료·재활 및 사회복귀 도모에 있다.[11] 이것은 보건복지부가 온 국민의 건강수명 연장과 건강형평성 제고를 위하여 설립·시행하고 있는 시책인 『국민건강증진종합계획 Health Plan 2010』[12] 중 정신보건의 목표와 그 맥락을 같이 한다. 그 내용은 정신건강증진 및 정신질환의 예방, 지역사회 중심의 포괄적인 정신건강사업 체계 구축, 효과적이고 형평성 있는 치료 재활거주 서비스 체계 구축, 그리고 정신질환자 권익보호 및 인식개선이다.

이에 강릉시정신보건센터는 강릉지역 주민들의 정신질환 예방과 정신건강 증진, 그리고 정신질환자의 조기발견 및 치료, 재활을 목표로 하는 정신보건사업의 포괄성과 효율성을 위하여 지역사회 내 정신보건 임상네트워크 추진, 사례관리의 활성화, 아동·청소년을 위한 정신건강사업에 힘을 기울이고 있다.

강릉시정신보건센터의 모든 사업은 강릉지역의 보건소, 공공기관, 정신과 병·의원, 교육기관, 사회복지 유관기관들과 네트워크를 이루어 큰 틀 안에서 진행되고 있다. 센터의 사례대상자 개개인에 대한 개입과 접근, 강릉지역 주민들을 대상으로 하는 정신건강교육과 정신질환 예방사업, 정신질환자 조기발견 및 치료, 아동·청소년 대상의 공부방 네트워크는 모두 앞서 열거한 기관들과의 네트워크 형성이 필수적이다. 이러한 이유로 인하여 본 센터는 지역사회 네트워크 구축에 힘을 기울였으며, 이러한 과정과 노력을 거쳐 형성된 네트워크를 통해 강릉 시민을 대상으로 하는 효과적이고 포괄적인 정신보건서비스를 제공할 수 있을 것으로 기대한다.

---

11) 보건복지부. 2007정신보건사업 안내.

12) 보건복지부. 국민건강증진종합계획 Health Plan 2010(http://2010.hp.go.kr/).

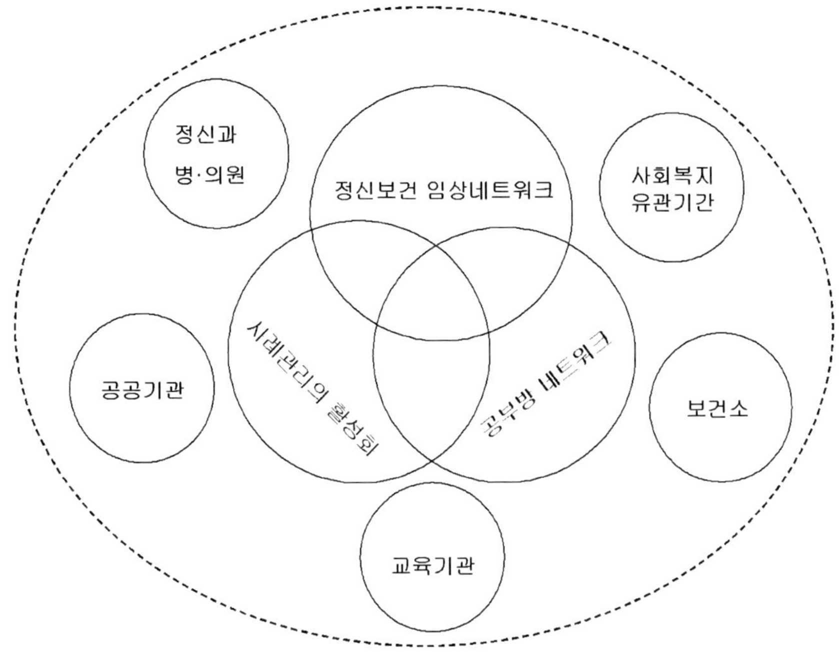

〈그림 144〉 강릉시정신보건센터 운영 틀

2. 지역사회 네트워크 전략

가. 지역사회 네트워크

1) 지역사회 네트워크의 개념과 특성

지금까지 성장 중심의 국가 발전에 치중해온 우리나라는 최근 경제적·정치적 안정을 이룬 후 그동안 미뤄두었던 국민들의 보건복지 요구에 부응하고자 힘쓰고 있다. 그 결과, 사회적 소외계층 및 의료취약계층을 대상으로 하는 국가 차원의 보건복지사업이 시작되었고, 민간단체 및 보건복지 전문가들의 합세로 사업은 급격하게 팽창되어 현재 지역사회 차원의 보건복지사업이 활발하게 진행되고 있다.

그중에서 특히 사회적으로 주목받지 못한 영역인 정신건강과 사회적 편견을 받아온 정신질환자들을 위한 국가적 사업 또한 마련되었다. 그리하여 지역사회마다 정신보건센터가 설립·운영되고 있으며, 지역사회 내 정신질환자와 그 가족들을 위한 치료와 재활, 그리고 일반 지역사회 주민들을 위한 정신건강증진 및 정신질환 예방에 대한 업무를 담당하고 있다. 그러나 정신보건센터 자체의 인력과 자원만으로 이렇듯 광범위한 내용의 사업을 진행하기에는 무리가 있는 것이 사실이다.

따라서 지역사회 정신보건센터의 사업을 효과적으로 수행하기 위해서 지역사회 내 보건행정 및 복지 등의 관련 공공기관과 민간기관, 각종 단체 및 전문가들과의 협력과 연계를 통한 서비스 통합을 모색하게 되었다. 이에 부응할 수 있는 실천방법으로 지역사회 정신보건 네트워크 구축의 필요성이 대두되고 있다.

일반적으로 네트워크(network)란 공유된 목적을 달성하기 위해 개인이나 조직 간 상호작용과 자원을 교환하는 사회적 체계이다. 알터와 하지(Alter&Hage, 1993)는 네트워크를 조직 간 거래의 상호작용, 공동행동, 공동산출의 사회적 형태로 언급하고 있다.

네트워크의 특징을 살펴보면 첫째, 다양한 이해관계자 집단이 독립성을 유지하면서 상호신뢰를 바탕으로 공통의 목적을 달성하기 위해 연계체계를 구축·유지하는 과정이라 할 수 있다. 둘째, 네트워크의 원리는 상호의존성과 호혜성이 강조되며, 행위자 간의 관계의 맥락이 중요시되고 있다. 셋째, 네트워크는 공동의 목표를 달성하기 위해 긴밀한 상호의존 관계를 지니고 있으나, 개별 조직은 자신의 고유 목표와 이해관계를 가지고 있기 때문에 수평적 관계가 강조된다.[13]

이러한 네트워크의 특징을 지역사회에 적용한 지역사회 네트워크는 지역사회 내 수요자의 문제와 욕구를 충족시키기 위해 관련서비스 공급주체 간의 정보공유, 서비스의 연결 등 지역사회 관련 조직 간 유기적 연계체계를 의미하며, 일회적 또는 사안별 연계와 협력보다는 지속적이고 체계적·구조적이 연계가 이루어지는 과정이라고 할 수 있다. 지역사회 네트워크는 지역사회의 다양한 자원을 조직하고 참여시킬 수 있으며, 지역사회 관련 조직 간 공통의 목표나 문제해결을 추구할 수 있기 때문에 지역사회 조직화의 유용한 실천 전략이 될 수 있다. 그리고 지역사회 구성원이 욕구 충족이나 문제해결 과정에 서비스 공급 주체로서 참여할 수 있어 지역사회의 결속력을 강화시키는 데 도움이 된다.

---

13) 오정수·류진석(2006), 지역사회복지론, 서울: 학지사, 2006.

2) 지역사회 네트워크의 의의

최근 지역사회 내 보건복지 서비스에서의 변화는 지역사회 중심의 재활사업 전개, 사회복지 전달체계의 개편 및 지역사회 복지협의체의 구성 등 보건복지 전달체계 및 자원의 효율적 활용에서 나타나고 있다. 지역사회 내에서 사례관리의 중요성이 부각되는 등 지역사회 중심의 서비스로 확대되고 있고, 수요자의 개별화에 따른 실천현장이 다양화되면서 지역사회 내 서비스 전달의 효과성 및 관련자원 동원을 위한 지역사회 내 서비스 전달체계의 혁신이 요구되고 있는 실정이다. 이러한 혁신은 정부와 민간조직의 내부적 혁신과 함께 지역성과 기능성을 결합한 지역사회 복지 관련조직 간의 네트워크에 대한 요구로 구체화되고 있다.

지역공동체의 연대성 강화와 지역사회의 질적 수준의 향상을 위한 전략 설정 그리고 이와 관련된 전략의 우선순위 결정, 각 분야별 제도 내용의 개선과 확충 등 여러 가지 지역사회의 현안을 효과적으로 추진하기 위해서는 지역사회 관련 조직 간 협력체계를 구축하여 대응하는 것이 필요하다. 지방정부, 보건 및 복지기관, 시민사회가 독자적으로 복지활동을 수행하는 것 못지않게 조직 간 협력체계 구축이 중요하다고 하겠다.

그러나 우리나라의 경우 네트워크 구축을 통한 유관기관 간에 협력의 중요성은 인식하고 있지만 실제 협력을 통해 서비스가 제공되는 사례는 아직 많지 않다. 또한 서비스 협력의 틀을 갖추어 놓긴 하였지만 연계 건수와 연계 내용이 미미한 실정이다.

3) 지역사회 네트워크의 기능과 역할

지역사회 네트워크의 기능과 역할로는 지역사회 복지 및 보건 관련기관 간의 연계와 조정, 역할분담, 지역사회의 자원 동원 등을 들 수 있다.[14) 여기에 대한 세부 내용은 다음과 같다.

첫째, 네트워크에 참여한 기관들은 연계 프로그램을 개발하고 역할 분담 등에 대하여 협의 및 조정을 한다. 둘째, 기관 간 협의를 통해 서비스가 중복 제공되는 경우를 방지할 수 있다. 예를 들면, 여러 기관들이 중복적으로 실시하고 있는 알코올교육 등에 있어서 어떠한 기관은 문화 여가중심, 어떠한 기관은 직업재활 등을 강화하는 방향으로 역할을 조정하도록 한다. 셋째, 기관 간 대상자를 의뢰하는 역할을 한다. 복합적인

---

14) 심재호. 지역사회 공공복지전달체계의 개편방안. 한국지역사회복지학 2003; 13.

욕구가 증가하고 사회복지 관련기관이 증가하게 되면서 지역사회 주민들은 자신에게 필요한 서비스를 어디에서 적절하게 제공받을 수 있는지 알기 어려울 수도 있다. 이런 상황에서 네트워크는 상담을 통해 적절한 서비스 정보를 알려주고 연계할 수 있는 중간매개체 역할을 할 수 있다. 넷째, 지역 내의 다른 민간자원을 발굴할 수 있으며, 네트워크 내 기관 간 협의를 통해 지역사회의 전체적인 자원봉사자를 모집 및 활용할 계획을 수립하여 실행할 수도 있다.

4) 정신건강 문제에 대한 지역사회 네트워크 구축의 필요성

지역사회 정신건강 문제에 효과적으로 개입하고, 정신건강 문제를 가진 대상자에게 전인적인 서비스를 제공하기 위해서는 대상자 개인뿐만 아니라 그들의 가족과 환경에 대한 다각적 접근이 필요하다. 또한 대상자의 다양한 욕구 수준에 부합하는 포괄적인 서비스를 제공해야 하고, 정신건강 문제의 선별, 사정, 개입계획, 의료적·정신과적 관리, 심리사회적 치료, 사후관리 등을 포함하는 다각적이고 체계적인 예방 및 치료적 개입이 서비스의 연속성을 유지하며 이루어져야 한다. 대표적인 방법으로 일반 시민들의 정신건강증진을 위한 예방 교육과 정신질환을 가지고 있는 대상자들의 사례관리에서도 지역사회 내 여러 분야의 기관과 전문가들에 의해 다각적인 서비스 관리가 제공되고 있음을 확인할 수 있다. 따라서 정신건강에 문제를 일으킬 수 있는 요소들을 파악하여 선별, 사정, 실행하는데 지역사회 내 타 기관과의 네트워크 형성이 필수적일 것이다. 또한 정신질환을 가진 대상자의 치료, 일상생활 관리 및 직업재활에서 정신보건센터 업무 외의 치료와 관리가 필요할 경우, 대상자에 대한 사회·환경적 접근이나 자원 연계 등에서 지역사회 내 타 기관과의 네트워크는 통합적이고 체계적인 서비스를 제공하는 데 기본적인 틀이 될 것이다.

그리고 지역사회 정신건강과 정신건강 문제를 가진 대상자에 대한 접근에서 정신보건센터의 실무자들과 기관 간 네트워크는 그들의 건강뿐만 아니라 권리와 의사결정을 옹호하고 지지하는 역할을 맡아야 할 것이다. 그러므로 지역사회 네트워크를 매개로 지역사회의 예방과 치료, 재활 그리고 더 나아가 정책수립과 입법 활동을 유기적으로 수행해야 한다.15)

---

15) 유채영. 대전지역 물질남용 관련기관들의 네트워크 특성에 관한 연구. 정신보건과 사회사업 2006; 23.

5) 정신건강 문제해결을 위한 지역사회 네트워크 구축 모형

가) 네트워크 형태 결정

네트워크를 구축하기 위해서는 먼저 네트워크 형태를 결정하는 작업이 요구된다. 네트워크의 종류는 협력(cooperation), 조정(coordination) 그리고 합작(collaboration) 이렇게 세 가지를 들 수 있다.[16) 이러한 과정을 자원봉사센터를 예를 들어 설명해 보면 다음과 같다.

협력(cooperaton)은 서로 독자적으로 분리된 조직이 독립적인 프로그램을 기획하고 실행하고자 할 때 형성되는 형태이다. 정보를 공유하고 협력을 통해 조직의 이익과 불필요한 중복을 피하고자 하는 것이 협력의 목적이다. 이 형태에서는 활동의 독자성을 인정하는 것이 기본이다.

> 사례) 자원봉사센터에서는 지역의 기관에 협조를 요청하는 경우가 많다. 센터의 사업 중에 우수자원봉사자포상, 자원봉사자 연결의 업무, 우수자원봉사자프로그램 지원을 수행함에 있어서 각 기관에 업무상의 협조를 요청하는 것이다. 이를 통해서 자원봉사 활성화 및 자원봉사자에 대한 지역사회의 욕구를 구체적으로 달성할 수 있다. 이때, 각 기관은 기관의 업무가 침해되지 않는 상태에서 같은 목적을 달성할 수 있게 된다.

조정(coordination)은 분리된 조직이 불필요한 중복을 피하는 것은 물론 조직 간 갈등과 낭비를 피하고자 하는 형태이다. 조정의 형태에서는 함께 프로그램을 기획하고 부드럽게 상호 작용하는 상태를 말한다. 조직 간 조정의 목적은 서비스의 중복을 피하고, 전문성의 결함을 통해 서비스 전달체계의 경제적인 효율성을 제고함에 있다. 특정한 프로젝트를 실행함에 있어 정기적인 만남이 필요하다.

---

16) 송민주. 네트워크의 이해와 네트워크 주체의 역할. 보육시설실무자 훈련자료집. 한국보육교사회; 2005.

합작(Collaboration)은 분리된 각 조직이 단일한 프로그램이나 서비스를 참여(join)하여
제공하기 위한 목적을 가지고 연계하되, 자신의 identity를 유지하면서 자원을 공유하는
형태를 말한다. 합작을 통해 각 조직은 자원을 최대로 만들며, 서비스의 통합을 분배하
고자 한다.

이상과 같은 네트워크 형태 중에 강릉시정신보건센터는 협력과 조정 두 가지 형태를
적절히 결합한 네트워크를 구축하고자 한다. 기관들 간의 독자성을 인정하고, 업무가
침해되지 않는 범위 내에서 정보를 공유하며, 협력을 통해 조직의 이익을 추구하고, 불
필요한 중복을 피하는 것이다. 이와 함께 시행과정에서 발생하는 문제점과 심도 있는
논의가 필요한 사례들을 정기적인 간담회를 통해 해결함으로써 서비스 운영의 효율성
을 더하는 것이다.

나) 다양한 사례 검토

정신건강 문제와 관련된 바람직한 지역사회 네트워크 구축을 위해서는 다음과 같은
사례들을 참고할 필요가 있다.

일찍부터 사회복지 서비스와 지역사회 정신보건이 발달하여 사례관리 서비스를 통해 지역사회 재활서비스를 강조하고 있는 영국은 지역사회 내 사례관리요원(1인당 35명에서 40명 담당)을 통해 서비스들을 계획 및 연계하는 과정을 중시한다. 사례관리자들은 자신들이 소속해 있는 기관 또는 관련된 지역사회 외부기관들의 서비스 목록을 갖고 있으며, 관련 서비스 제공 주체들은 평소 긴밀한 연계를 이루면서 서비스를 제공한다. 특히 지역사회 내 자원봉사관련 기관의 역할이 활발하며, 사례관리자는 1991년 이래 퇴원예정인 모든 정신질환자들이 퇴원 전 개인 건강관리 프로그램을 계획하도록 한 법에 따라 지역 내 병원들과 연계하여 퇴원환자에 대한 서비스 연계를 활발히 하고 있다.

이와 유사한 사례로 미국의 경우 ACT프로그램을 통해 지역사회 내 지지서비스가 활발히 전개되고 있는데 ACT프로그램은 지역사회 지지서비스 체계로 정신병원에서는 정신질환자가 퇴원하기 전에 지역사회에 있는 ACT team에게 이들의 퇴원 사실을 미리 통보하여 지역사회에서 지속적인 재활치료를 받을 수 있도록 서비스가 계획 및 제공되고 있다. 또한 ACT team도 서비스 대상자가 일시적으로 병원에 입원할 경우에도 계속 사례관리를 통해 병원과 연계를 가짐으로써 대상자가 퇴원 후 가장 빠른 시간 내 지역사회 내 서비스를 연계하여 제공받을 수 있도록 하고 있다. 이렇게 병원과 센터, 지역사회 내 재활서비스 관련기관들이 정보공유와 연계를 통해 효과적이고도 효율적인 서비스가 제공될 수 있도록 한다.

일본의 경우 직업재활을 강조하면서 공공 직업안정소(우리나라의 경우 고용안정센터) 및 지역 내 직업재활 관련기관들과 연계하여 실질적인 재활서비스를 제공하고 있다.

다) 네트워크 모형 제안

이상과 같이 지역사회 내 정신건강 문제가 있는 대상자들과 정신질환 예방을 위해서 강릉시 관내에는 다음과 같은 네트워크 모형을 제시해 볼 수 있다.

강릉시 관내 시청, 동사무소, 보건소 등의 공공기관과 학교 등의 교육기관, 병·의원과 같은 의료기관, 그리고 장애인과 노인, 저소득계층 등을 대상으로 하는 사회복지관련 기관 및 시설은 사업 수행 중 정신건강 문제나 정신질환을 가진 자가 치료받지 않고 있는 경우 혹은 정신보건센터의 개입과 관리가 필요하다고 판단될 경우 강릉시정신보건센터에 대상자들을 의뢰 및 연계를 하게 된다. 강릉시정신보건센터에서는 이러한 경로를 통하여 대상자를 의뢰 또는 연계를 받게 되면 의뢰 및 연계 접수 회의를 통하여 담당자를 정한다. 그 다음으로 담당자는 의뢰 또는 연계를 한 기관의 담당자와 접촉을 하여 구체적인 문제를 파악하고, 이후 실질적인 대상자 면접과 면담을 통해 대상자의 문제 및 환경, 사회적 기능 등의 전반적인 평가를 하게 된다. 또한 적합한 서비스와 자원을 찾아 대상자 관리 계획을 세우게 되며, 이런 과정과 결과를 의뢰 및 연계기관에 통보를 하게 된다.

또한 앞서 기술한 지역사회 네트워크 모형과 같은 방법으로 정신건강증진과 정신질환 예방을 위한 교육 및 프로그램을 여러 기관들로부터 의뢰받게 된다. 이에 대해 강릉시정신보건센터는 교육이나 프로그램의 대상자가 될 집단의 특성과 요구도, 정신건강 관련 취약성 등을 파악하여 조사결과를 바탕으로 이에 적합한 교육과 프로그램의 구체적 내용과 방법을 계획하여 개입한다. 본 센터의 개입 과정과 그에 따른 성과는 교육 및 프로그램 중 수시로, 그리고 종결 후 의뢰 기관에 통보된다.

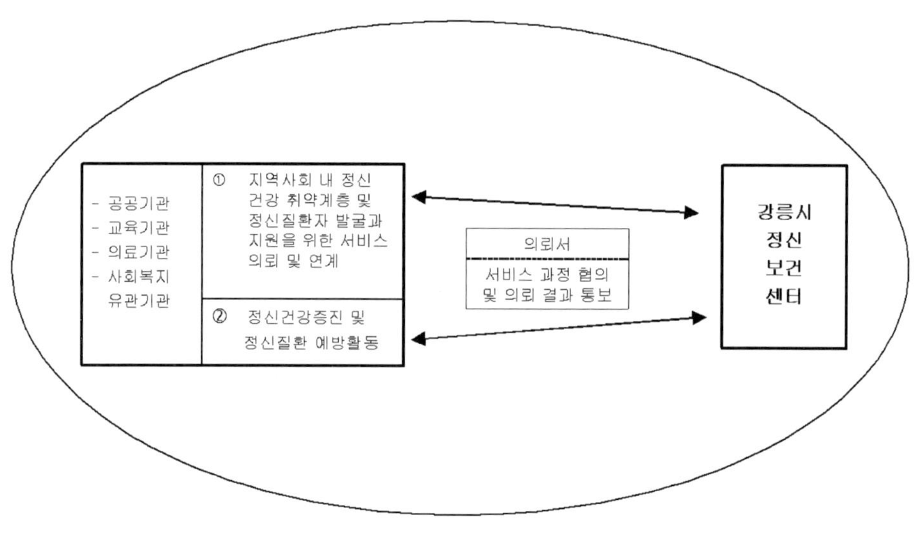

〈그림 145〉 지역사회 네트워크 모형

이상으로 지역사회 내 정신건강증진과 정신질환 예방, 그리고 정신질환자 관리를 위한 지역사회 네트워크의 필요성과 바람직한 모형 등을 모색해 보았다. 지역사회 네트워크에 대해서는 이미 많은 정보들이 소개되었고, 실제 여러 지역에서 이를 지역사회에 적용하고 있기 때문에 시행의 정당성 부분은 이미 확보가 되었다고 할 수 있다. 마지막으로 시행과정에서 유의해야 할 점은 무엇인지 살펴보도록 하겠다.

실제 기관 간 네트워크 경험이 있는 사회복지실무자들을 대상으로 협력 장애요인에 대하여 조사, 분석한 결과를 보면17) 정보 부족이 가장 높은 비율을 차지하였고, 업무과다, 지역 내 관련기관 부족, 타 분야에 대한 인식 부족과 갈등, 기관 내 인식 부족 등의 순으로 나타났다. 따라서 네트워크가 실질적으로 가능하기 위한 조건으로 네트워크 참여조직의 긴밀한 연계를 통해 전략적 적합성 또는 필요성이 높아져야 할 것이다. 즉 상호 공유할 수 있는 공통의 관심사를 증대시킬 수 있도록 해야 하며, 이를 통한 서비스 수요자에 대한 탄력적인 대응은 지역사회 네트워크를 또한 지속시킬 수 있는 중요한 조건으로 작용될 것이다.

우리나라는 아직도 서비스 공급자가 수요자에 비해 턱없이 부족하여 어느 기관이나 과중한 업무에 시달리고 있는 상황이다. 따라서 지역사회 네트워크가 아무리 중요하고 이상적이라도 실무자 입장에서는 자칫 신경 쓸 일이 하나 더 늘었다는 느낌을 갖게 될 수도 있다. 이런 상황이기 때문에 지역사회 내 다른 기관들에 대한 정보를 파악하기 위한 노력이나 접촉이 적극적으로 이루어지지 않고 있다. 하지만 면밀히 검토해보면 서비스 공급기관 입장에서는 기관 간 원활한 연계를 통해 서비스 부담을 낮출 수 있으며, 수요자에게는 단일한 기관에서 제한된 서비스가 아닌 다양한 기관에서 포괄적인 서비스를 제공받을 수 있다는 장점이 있는 등 오히려 업무의 효율과 질을 향상시킬 수 있는 좋은 환경을 제공하는 것이다.

또한 향후 지역사회 정신질환 예방 및 지역사회 내 방치되어 있는 정신질환자와 가족들에게 체계적 서비스를 제공하기 위해 강릉시정신보건센터는 네트워크 내에서 주도적인 역할을 수행해야 할 것이다. 자발적으로 참여한 모든 기관들이 민주성의 원칙에 의해 다양한 의사소통이 이루어지고, 수평적인 관계를 유지하면서, 서비스의 책임성을 확보해나갈 수 있도록 노력할 때 영동지역 특히 강릉시 관내 주민들의 정신건강증진을 꾀할 수 있고, 이를 통해 강릉시민들의 삶의 질 또한 향상될 수 있을 것으로 전망된다.

---

17) 이현주. 공공복지전달체계에 대한 새로운 대안 모형의 모색. 사회복지연구 2001; 18.

나. 현 지역사회 네트워크 추진 사례

1) 지역임상네트워크

강릉시정신보건센터는 강릉시민들의 정신건강증진과 지역 내 정신질환자의 치료 및 재활을 위한 정신보건 임상네트워크를 구축하여 운영하고 있다. 이 네트워크는 강릉시 정신보건센터와 강릉시 관내 신경정신과 진료를 담당하고 있는 4개의 병원 ― 강릉동인 병원, 강릉아나병원, 강릉아산병원, 강릉율곡병원 ― 으로 구성되어 있다. 본 센터의 지역임상네트워크에 대한 구체적인 내용은 다음과 같다.

가) 정신보건 서비스 의뢰 및 연계

강릉시정신보건센터는 지역사회 내 정신건강 문제를 가진 주민들을 조기에 선별 및 발굴하여 정확한 진단과 치료를 위하여 각 대상자들에게 적합한 지역사회 내 협력병원 에 연계한다. 연계를 받은 담당병원은 대상자에 대한 진료를 실시하고 난 뒤 진료결과 를 센터에 통보하며 추후 치료계획에 대해 함께 논의하여 결과적으로 대상자에게 가장 알맞은 서비스를 제공하게 된다.

이와 반대 방향의 의뢰 및 연계도 실행되고 있는데, 협력병원에서 외래나 입원 치료 중인 대상자들의 지역사회 적응과 퇴원 후 안정된 생활을 위한 사례관리를 센터에 의 뢰하는 것이다. 병원을 통하여 사례관리 의뢰를 받게 되면, 센터는 의뢰한 병원과 협의 후 대상자들의 지역사회 내 증상조절 및 치료유지, 사회적응, 그리고 직업재활을 위한 서비스 및 자원을 제공하게 된다.

나) 인력 및 자원 공유

강릉시정신보건센터의 주간재활 대상자들에 대한 전문적인 개인상담과 집단상담, 그 리고 지역사회 정신장애인들의 가족들을 위한 교육을 각 협력병원에서 담당하고 있다. 또한 각 협력병원의 입원 대상자들을 위한 정신건강교육을 센터가 담당하고 있으며, 센터 요원이 병원을 직접 방문하여 교육을 실시하고 있다. 이는 센터와 협력기관 사이 에서, 즉 강릉시 지역사회 정신보건 임상네트워크에서 인력과 자원의 공유가 이루어지 고 있음을 시사한다.

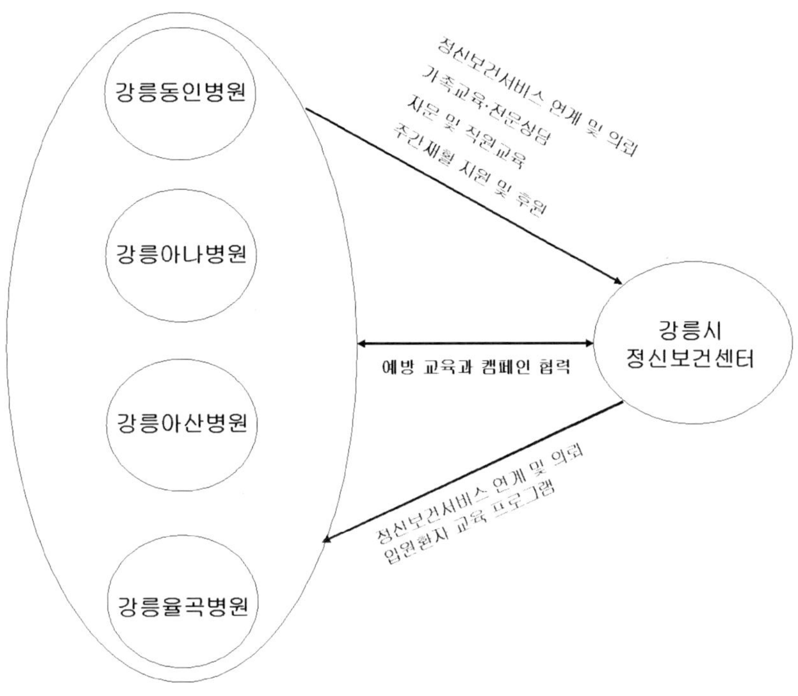

〈그림 146〉 강릉시 정신보건 지역사회 임상네트워크

다) 예방 교육과 캠페인 협력

강릉 시민들을 대상으로 한 정신건강증진 및 정신질환 예방, 그리고 정신장애인들에 대한 편견해소를 위한 교육과 캠페인을 시행함에 있어 강릉시정신보건센터와 협력병원들이 주축이 된다. 각 기관의 인력과 자원을 통합하여 시민들에게 제공하는 교육과 캠페인은 시민들의 정신건강과 편견해소와 같은 본래의 목적뿐 아니라, 각 기관의 홍보 및 마케팅에도 큰 효과를 가져다주고 있다.

라) 자문 및 직원교육

각 협력병원에 속한 신경정신과 전문의 중 1인 이상은 강릉시정신보건센터의 자문위원으로 활동을 하고 있다. 센터 요원들의 등록회원 관리와 지역사회 주민을 상대로 하는 서비스 등 실무에 자문을 제공하고, 이를 위한 직원을 대상으로 하는 교육을 담당하고 있다.

마) 주간재활 지원 및 후원

강릉시정신보건센터 내 주간재활 프로그램에서는 대상자들에게 점심식사를 무료로 제공하고 있다. 식사 준비와 관련된 금전적·업무적 부담이 많아, 이와 같은 문제를 임상네트워크에서 논의하였다. 그 결과, 현재 협력병원들이 전문 영양사들에 의한 식단으로 구성된 반찬과 국을 센터에 제공하고 있으며, 이로 인해 대상자들의 식사 만족도가 높아지고 센터 직원들이 더욱 생산적인 업무에 힘을 쏟을 수 있게 되었다.

주간재활을 위한 식사 제공 외에도 협력병원 및 자문의들의 금품 및 물품 후원이 있는데, 이는 정신보건센터의 사업의 예산으로 쓰여 서비스 질을 높이는 밑거름이 되고 있다.

2) 취약계층 아동·청소년을 위한 공부방네트워크

강릉시정신보건센터는 강릉시 관내 취약계층 아동·청소년들의 정신건강증진을 위한 체계적이고 다각화된 접근을 시도하고자 지역사회 내 공부방네트워크를 구축하여 아동과 청소년들을 위한 프로그램을 시행하고 있다. 이 네트워크는 강릉시정신보건센터와 강릉시 보건소, 관동대학교 의과대학 예방의학교실, 강릉대학교 치의예과, 지역사회협의회, '강릉 여성의 전화', '좋은 친구'로 구성되어 있다. 지역사회 공부방네트워크를 통해 기관 간 의사소통과 인력 및 자원교류가 원활히 이루어져 아동과 청소년들에게 제공하는 서비스의 질을 높이고, 이를 기반으로 우리 지역 취약계층 아동·청소년의 정신보건 안전망을 구축하고 확대할 예정이다. 본 센터의 취약계층 아동·청소년들에 대한 지원 사업은 다음과 같은 구조로 이루어져 있다.

가) 문제행동 및 건강행태에 대한 실태조사

강릉시정신보건센터는 강릉지역 내 아동·청소년들의 현재 정신건강 수준을 파악하고, 정신건강 문제와 정신질환을 조기발견하기 위해 전반적인 실태조사를 시행하고 있다. 이는 궁극적으로 우리 아동과 청소년들의 정신건강증진과 절신질환 조기발견과 조기치료에 기여할 것으로 기대한다.

실태조사를 통하여 얻어진 정보는 각 공부방 실무자 및 지역사회 네트워크와 공유되며, 이를 토대로 지역사회 내 아동·청소년들의 정신건강증진을 위한 접근 방향을 제시할 수 있다. 이와 함께 문제인식의 기회를 제공함으로써 사업에 당위성을 부여하고, 장기적인 정신건강증진 프로그램의 효과성을 검증할 수 있는 기반을 마련하고 있다.

나) 구조화된 프로그램

강릉시정신보건센터에서는 아동·청소년을 대상으로 효과성이 검증된 구조화된 프로그램을 제공하고 있다. 현재 진행하고 있는 프로그램의 내용은 크게 두 가지로 정신질환 예방프로그램과 맞춤형 프로그램으로 나눌 수 있다. 정신건강 및 정신질환 예방프로그램은 물질 오·남용, 학교폭력, 인터넷 중독과 같은 문제를 다루고 교육대상자인 아동·청소년들과 함께 생각을 나누는 시간을 갖는다. 맞춤형 프로그램은 대상자들의 욕구와 실태에 대한 조사 결과를 바탕으로 현 상황에 적합한 프로그램을 적용하는 것이다. 모든 프로그램은 표준화된 척도를 이용한 사전·사후 검사를 통해 그 효과성을 검증하게 된다.

다) 개별사례관리

강릉시정신보건센터에 의뢰 접수된 아동·청소년에 대한 개별사례접근은 다음 <그림 147>과 같은 구조로 이루어지고 있다.

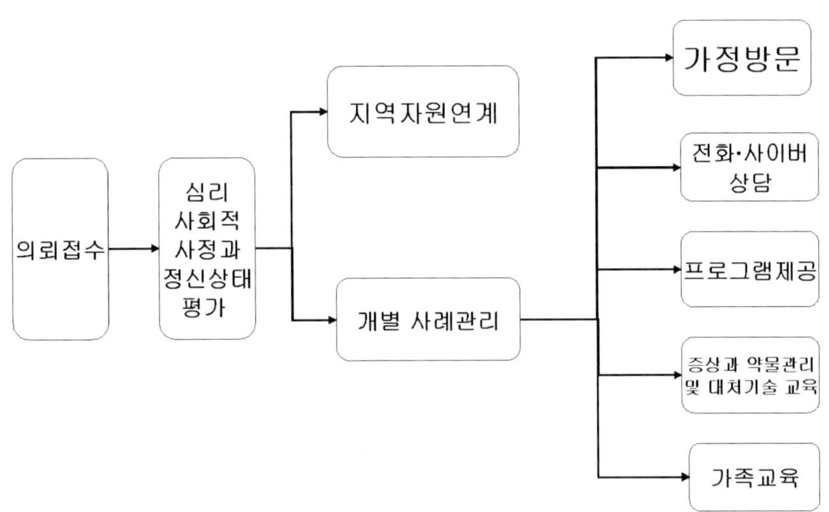

〈그림 147〉 강릉시정신보건센터 아동·청소년 대상 개별사례관리

지역사회 및 양육자의 인식 부족이나 병적인 무관심, 경제적 어려움, 취약한 접근성 등 여러 요인으로 인해 발생되는 학대·방임 아동과 청소년에 대한 개별사례 개입에 있어 다양한 전문 인력과 체계화된 지역사회 네트워크를 구축하고 있는 강릉시정신보건센터의 역할과 그 필요성에 대한 요구는 나날이 증가되고 있다. 따라서 추후 해당 인력을 더 충원하여 본 센터의 아동·청소년들을 위한 개별사례관리를 더욱 확대할 예정이다.

라) 지역자원 연계

센터의 아동·청소년들에 대한 지역자원 연계는 개별의뢰접수, 개별사례관리, 실태조사 및 프로그램 결과 등의 과정으로 진행되고 있다.

강릉시정신보건센터는 지역사회 임상네트워크와 공부방사업 관련 네트워크 등 다양한 안전망을 구축하고 있으며 이를 통해 다양하고 질적으로 수준 높은 서비스를 제공하고 있다. 이는 결과적으로 서비스 대상자의 만족도를 높일 것으로 기대된다.

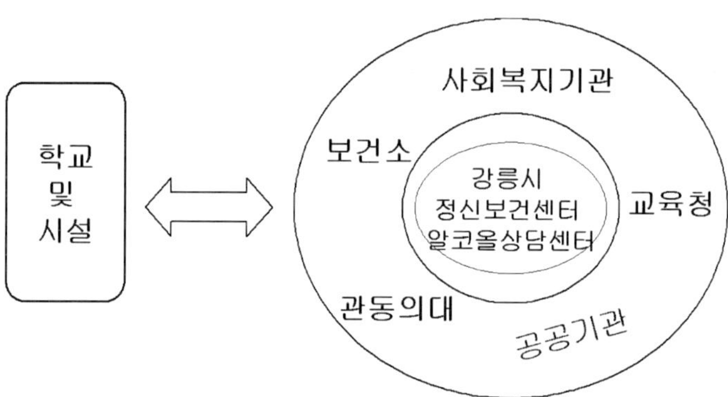

〈그림 148〉 강릉시 아동·청소년 정신보건 안전망

3. 사례관리 서비스 운영방안

가. 강릉시정신보건센터의 사례관리

1) 용어개념

가) 일반상담

일반상담은 회원 등록을 하지 않은 대상자가 센터의 서비스를 이용하기 위해 전화, 내소, 팩스, 인터넷, 기타 방법을 통하여 이루어지는 모든 일련의 상담 과정을 의미한다. 대상자의 일반적인 정보와 문제파악 및 주요 조치가 이루어져야 하는 과정이다.

나) 회원사정

회원 사정은 등록된 회원의 정신과적 병력, 개인력, 가족력, 건강상태 비롯하여 향후 회원에게 제공될 서비스에 대한 기초자료 정보관리를 의미한다. 이는 회원이 최소한 6개월 이상 지속적인 서비스를 제공받게 될 것이라는 판단이 내려질 경우 초기에 이루어져야 하는 과정이다.

다) 직접서비스

본 기관에서 제공될 수 있는 직접서비스는 다음과 같다.
⑴ 사례관리
⑵ 개인 / 집단 / 가족 상담
⑶ 정신건강교육
⑷ 일상생활훈련
⑸ 사회적응훈련
⑹ 사회기술훈련
⑺ 활동프로그램
⑻ 직업재활훈련

⑼ 회원 가족 모임 및 교육
⑽ 주간보호프로그램

2) 대상 지역

가) 권역지역(Catchment area)

⑴ 1차 지역 : 강릉시
⑵ 2차 지역 : 동해시, 속초시
⑶ 3차 지역 : 강원도 영동 지방

나) 표적지역(Taget area): 강릉시 관내

3) 대상자 관리

가) 등록 기준

⑴ 강릉시에 거주하는 정신장애인
⑵ 정신과 진단이 있거나 의심되는 경우
⑶ 환자 또는 보호자가 서비스에 동의한 경우

나) 퇴록(서비스종결) 기준

⑴ 사망
⑵ 전출 혹은 이사
⑶ 서비스 거부
⑷ 6개월 이상 지속적으로 접촉을 시도해도 접촉할 수 없는 경우

다) 관리구분

정신과 증상 및 기능(GAF), 치료 및 약물 순응정도에 따라 등록 대상자를 구분하여
관리한다.

<표 6> 강릉시정신보건센터 회원 관리구분

그 룹	증상 및 기능(GAF)	접촉 빈도
1그룹 (위기관리)	1 – 30 (치료에 비순응적임)	* 긴급한 위기개입 또는 입원의뢰 필요 * 환자 또는 보호자를 매일 가정방문 또는 전화방문 * 24시간 이내 개입
2그룹 (집중관리)	31 – 60 (약물에 비순응적임)	* 월 2회 이상 가정방문 * 주 1회 이상 전화방문 * 주간재활센터 등록
3그룹 (유지관리)	51 이상	* 월 1회 이상 가정방문 * 월 1회 이상 전화방문
4그룹 (일시관리)	정보 불충분 및 등록관리 미결정일반상담	* 6개월간 1회 이상 가정방문 또는 전화방문

4) 사례관리 조직

가) 팀 구성

센터장, 정신보건전문요원, 간호사, 사회복지사, 임상심리사, 사무원, 자원상담원, 자문위원 등으로 구성한다.

나) 자격 : 내부 규정에 따른다

5) 운영방법

가) 전반적 운영안

⑴ 지역별 사례담당제로 운영 : 표적지역 이외의 신규사례는 '사례관리자 지정 순번제'로 운영

⑵ 사례담당자 간의 파트너십 : 지역별 2인 1조

⑶ 사례회의(사례검토회의)를 통한 팀 접근 서비스 제공: 의료 + 복지

⑷ 목표설정 및 계획에 의한 체계적 서비스제공

⑸ 사례관리팀 운영회의를 통해 문제점 개선

⑹ 제공된 모든 서비스는 전산입력 또는 기록 후 보관

⑺ 사례관리자별 적정 사례수를 유지하고 조정(최대 30명)

⑻ 근무시간

　월-금 : 오전 9시-오후 6시

　근무시간 이외의 연락체계 : 사례관리자 개인휴대폰 연락

⑼ 월 1회 이상 입원환자 관리 위해 병원방문

나) 업무내용

⑴ 직접서비스 제공

⑵ 자원개발(취업장 개발) 및 유지·연계의뢰

⑶ 행정사무: 일일출장대장기록, 사례활동 계획, 예산지출, 사례 경과기록 및 입력, 전산업무, 기안문 작성 등

⑷ 등록 회원관리: 등·퇴록 관리, 관리구분 조정

⑸ 회의참석 및 운영

다) 사례관리자의 일정

주간 요일별로 내근일와 외근일, 프로그램운영시간이 정해져 각자의 일정을 따로 세운다. 각 사례관리자는 일과회의 및 사례회의를 마치고 사례활동계획에 근거하여 각자 당일 일정을 점검하고 외근 전 목적에 맞게 가정방문기록 또는 외근기록지에 기록한다.

⑴ 내근일 : 상담 및 개인의 행정사무를 담당함.

　내소 상담 시간은 오전 10시-12시 / 오후 1시-5시임.

⑵ 외근일 : 대개 오전 10시-12시 / 오후 2시-5시로 외근시간

　외근 시 오후 5시경 내소하면 당일 활동업무에 대한 기록, 다음계획 등 행정 사무를 처리하고 정리함.

⑶ 외근활동 : 가정방문, 취업장 방문 및 개발, 연계기관방문(보건소, 복지관 등), 외부회의, 병원 동행, 직업훈련지원 및 코치, 계획된 기술훈련실행으로 지역적응훈련, 교육 참가 등 다양한 외부 활동들임.

라) 사례회의 및 사례검토회의(Case Conference)

⑴ 사례회의 : 매주 금요일 일과회의를 마친 후 팀별로 사례관리자 1인씩 전체 사례

점검하고 이름 → 나이 / 성별 → 진단 → 문제 / 상황 → 계획 → 경과(실행여부) → 논의사항 순으로 진행

② 사례검토회의(Case Conference) : 월 2회 월요일에 사례를 정하여 집중적인 토의와 분석을 통해 사례계획 재수립

마) 사례관리 package

사례관리 Package는 사례관리 활동에 필요한 여러 가지 도구들을 묶어 놓은 것으로서 외근 시 지참하면 사례관리 업무의 효율적인 진행에 매우 유용하다. 각종 서식 및 자료를 보관할 파일을 만들어 휴대하면 간편하게 사용할 수 있다.

〈표 7〉 강릉시정신보건센터 사례관리 package

번 호	목 록	수 량	구 분
1	등록대상자 관리명단	1 부	필수목록
2	부재 안내문	5 장	
3	동 의 서	5 장	
4	의뢰서(진료/타 기관)	5 장	
5	정신건강 상담기록지(등록전)	1~2 부	
6	핸드폰, 명함, 편지봉투, 전화번호부	–	
7	펜, 연필, 지우개, 자, 테이프, 인주	1 개	선택목록
8	기술훈련 자가관리표	2~3 부	
9	각종 브로셔(센터, 정신분열병, 알코올중독, 약물중독, 치매, 불안장애, 우울증 등), 소식지	2 부	
10	혈압기 / 혈당기	1 셋트	

나. 서비스 과정

1) 의뢰접수

Intake 과정으로 대상자가 발견되어 본 센터에 의뢰 접수하는 과정을 말하며 등록 전, 상담 전 단계까지를 말한다.

가) 의뢰처 및 의뢰기관

① 본인이나 가족
② 기관 실무자(담당자) : 병·의원, 보건소, 타 지역 정신보건관련 기관, 동사무소,
　　　　　　　　　　　복지관, 아파트 관리사무소, 파출소 등
③ 지역주민 : 통장, 동장, 이장, 부녀회 등

나) 접수방법

사례에 대한 간단한 정보를 제공하며 구두나 서면으로 의뢰를 한다.
① 전화상담 : 의뢰 이유와 현 상태 및 문제, 기본 정보를 기록하고 기관소개와 기관
　　　　　　이 제공할 수 있는 서비스 한계와 등록절차를 설명한다. 내소상담일을
　　　　　　예약한다. 필요시 의뢰서를 요구한다.
② 내소상담 : 간혹 사전 전화연락이나 예약 없이 내소하는 경우가 해당된다. 당일
　　　　　　내근자가 상담을 통해 정신건강 상담기록지를 작성한다.

다) 부적합 대상을 의뢰한 경우

본 센터에서 제공할 수 없는 서비스를 요구한 경우에는 적절한 타 기관에 의뢰하거
나 정보를 제공한다.

2) 등록

본 센터에 사례관리 대상자로 관리하는 회원의 등록을 말한다.

가) 등록 시 구비서류

① 의뢰서
② 주치의 진단서 혹은 소견서
③ 의료보호(험) 카드
④ 주민등록등본
⑤ 서비스 동의서

나) 등록적합성 판단기준

① 등록기준에 근거하여 판단
② 센터에서 제공할 수 있는 서비스 한계를 고려

<등록부적합 대상>
① 거주지나 주소지가 강릉이 아닌 경우
② 타 기관에서 집중적 서비스를 제공받을 수 있는 경우(서비스 한계성)
(예 : 정신지체, 노인치매, 알코올의존증, 자폐증 등)
③ 등록부적합 대상은 타 기관 의뢰를 하거나 관련정보를 제공

다) 등록 시의 상담자가 할 일

① 등록여부 판단
② 일과회의 시간에 공지
③ 배정된 사례관리자에게 인계
④ 기록 및 관련 정보가 충분히 사례관리자에게 인계되었는지 확인

라) 등록 후 사례관리자가 할 일

① 의뢰자에게 처리결과 알려주기
② 2일 이내 회원 혹은 보호자에게 등록결과 및 담당사례관리자 알리기
③ 등록 구비서류 챙기기
④ 상담일정 정하고 알리기

3) 병력청취 및 평가

가) 병력청취 및 정보수집 방법

① 먼저 자신을 소개하고 병력청취의 필요성 및 비밀보장을 설명한다.
② 어떤 상황이라도 회원은 직접 만나봐야 한다.
③ 보호자 이외의 가족과 접촉을 시도한다.

④ 가족이 없으면 이웃, 동사무소 담당 사회복지전문요원, 아파트경비 및 관리인, 친구 등 주변인물에게 정보 수집을 한다.

⑤ 방문 시 메모를 하거나, 늦은 시간이나 이른 시간에 전화를 해본다.

⑥ 만약 속이고 감춘다면, 그 사실을 인지하고 Rapport(치료적 동맹관계) 형성을 우선한다.

⑦ 한계점을 정하고 접촉시간을 달리하여 지속적인 접촉을 시도한다.

⑧ 집중적인 정보 수집은 1개월 이내 실시한다.

나) 정신과적 및 기능 평가

최대한의 정보를 통해 회원에 대한 이해와 현 상태를 파악하고 잠재력을 인지하는 단계이다.

① 정신과적 증상 정도

② 사회기능 수준 정도

③ GAF(Grobal Assessment Function) Scale

④ 치료 순응도(병식유무)

⑤ 약물복용 순응도

⑥ 가족의 지지 정도

⑦ 현실여건 고려

다) 회원등록 기록지의 내용

① 의뢰인

② 상담요청 경로

③ 상담요청 이유 및 원하는 서비스

④ 내담자의 일반적인 인적 사항

⑤ 정신과적 병력 : 진단명, 주된 호소. 주요병력(발병연령, 입원치료), 약물복용 등

⑥ 정신상태검사(MSE)

⑦ BPRS, GAF, 자해 및 자살, 타인에 대한 상해 생각, 음주 및 약물

⑧ 개인력, 가족력, 건강상태

⑨ 전반적인 신체 및 정신상태문제

⑩ 전반적인 행동 및 사회적 역할수행 문제
⑪ 강점 및 약점
⑫ 심리사회적 문제
⑬ 이용 가능한 자원체계
⑭ 상담자의 권고사항

4) 목표설정 및 계획

가) 목표설정 및 개입방법의 원칙

① 회원의 수준을 고려
② 문제의 목록에서 우선순위 선택
③ 문제해결 목표일과 기간 설정(장·단기 목표설정)
④ 회원의 책임성과 자율성 존중
⑤ 성취 가능한 단계별로 계획
⑥ 수시 조정 가능

나) 고려해야 할 사항

① 회원과 보호자 그리고 사례관리자의 요구 충족
② 회원의 강점 및 취약성
③ 병리보다 개인의 능력에 중점
④ 회원의 잠재력

다) 월간사례관리 계획표를 작성하여 사례를 체계적으로 관리한다.

5) 서비스 제공

회원의 정신사회재활을 위해 실행하는 모든 행위를 의미한다.
서비스 제공은 재활단계상 크게 3단계 과정이 있으나 실행에 있어서 항상 3단계의
순서대로 진행되는 것은 아니다.

가) 실행의 원칙

① 명확한 활동 목적
② 점검 → 계획 → 평가 과정을 준수
③ 융통성 발휘
④ 실행 전 설명
⑤ 효율성과 즉시 제공
⑥ 단계별 실행

나) 가정방문 시 유의사항

① 안전 확보와 가정방문의 목적과 한계를 명확히 인식한다.
② 방문명단과 수집된 정보를 재검토하여 계획한 시간에 맞추어 방문일정 조정한다.
③ 전체적인 분위기와 변화, 다른 점 등을 파악하고 점검한다.
④ 과제물 혹은 이전에 실시한 활동을 점검하고 사례관리 Package를 지참한다.
⑤ 다음 방문일과 시간, 할 일을 약속하고 방문 전 전화 확인을 하는 것이 좋다.

다) 사례관리 활동영역

① 문제해결을 위한 교육과 훈련
② 지역 내 자원연결 및 의료체계 수립
③ 자원개발 및 유지
④ 옹호 및 홍보
⑤ 관련 정보제공

라) 자원개발 방법

① 필요한 자원이 뭔지 파악하고 정한다.
② 필요한 자원이 있는 정보를 수집 및 목록을 정리한다(전화번호부, 지역신문, 지역
   광고 안내지, 전단, 광고매체 등).
③ 작성된 목록 중 우선순위를 정해 접촉을 시도한다.
④ 전화 및 방문으로 목적과 기관 및 자기소개를 하고 방문약속을 한다(담당자 이름

을 숙지).

⑤ 방문 전 미리 자료를 준비한다(목적, 협조사항, 기관홍보물, 공문 등).

⑥ 방문 시 담당자를 만나 준비된 자료설명을 하고 가능한 목적달성을 한다.

⑦ 귀소하여 결과내용을 정리하여 관리하고 다른 자원 활용을 위해 관계유지를 한다.

마) 활용 가능한 자원들

〈표 8〉 강릉시정신보건센터 활용 가능 자원

자원분류	자원 활용처	활용자원 내용
복지지원	복지관, 동사무소, 지역주민, 지역협의회, 학교 / 종교단체	− 후원금 / 후원물품 / 후원자 − 자원봉사자 및 가정도우미 연계 − 밑반찬 제공 − 이동 목욕 및 진료 − 장례비 / 장례차량 지원 − 의료비 대불 및 학자금 지원
외래 및 입원치료	관내·외 병·의원, 보건소	− 주치의와 치료경과 상담 − 진료 자문 및 의뢰 − 외래 진료 시 진료비 감면 및 무료진료
행정지원	동사무소, 보건소, 시청	− 진단서 발급 − 각종 민원서류 발급 − 생활보호대상 책정 − 공적협조 : 정보교류
기능재활	복지관, 정신보건센터	− 전문기술 훈련처
직업재활	한국장애인고용촉진공단, 자활후견기관, 고용안정센터, 주변상가, 동사무소, 복지관, 시청 사회복지 관련 부서	− 구직처 − 지역적응훈련 장소 − 홍보 및 계몽
정신건강상담	보건소, 정신병·의원, 복지관, 정신보건센터, 전문상담기관	− 정기적 상담처
주거지원	참좋은집, 시립복지원, 기타	− 의식주 지원 서비스
응급지원	경찰서, 파출소, 119구급대, 129응급구조반, 병·의원	− 차량지원 − 우선 입원 및 진료
지역 내 공공시설	은행, 공원, 목욕탕, 이·미용실, 보건소, 시청, 공원, 스포츠 관련 시설	− 여가활용훈련 및 지역적응훈련 장소 − 구직처

바) 사례관리 활동 후 할 일

① 서비스 재평가 및 계획

② 사례관리활동 일정조정

③ 사례관리 경과기록지 작성
④ 필요한 서식 및 물품 준비

6) 평가

연 2회 6개월마다 정기적으로 평가를 하고 타당성과 신뢰성을 원칙으로 하기 때문에 교육과 훈련과정을 이수한 사람이 평가도구 매뉴얼에 준해서 평가해야 한다.

< 정기적으로 사용하는 평가도구 >
- Brief Psychiatric Rating Scale (BPRS)
- 전반적 기능평가 (Global assessment of functioning scale: GAF)
- Beck Depression Inventory(BDI) 우울척도
- 스트레스척도
- 사회적 지지척도
- 프로그램만족도(CSQ: Client Satisfaction Questionnaire)

7) 퇴록

본 센터 퇴록을 의미하며 센터서비스 종결이다. 종결 시에는 수차례 고려를 하여 신중하게 결정을 내리고 회원과 보호자에게 재등록이 가능하다는 것을 알려준다.

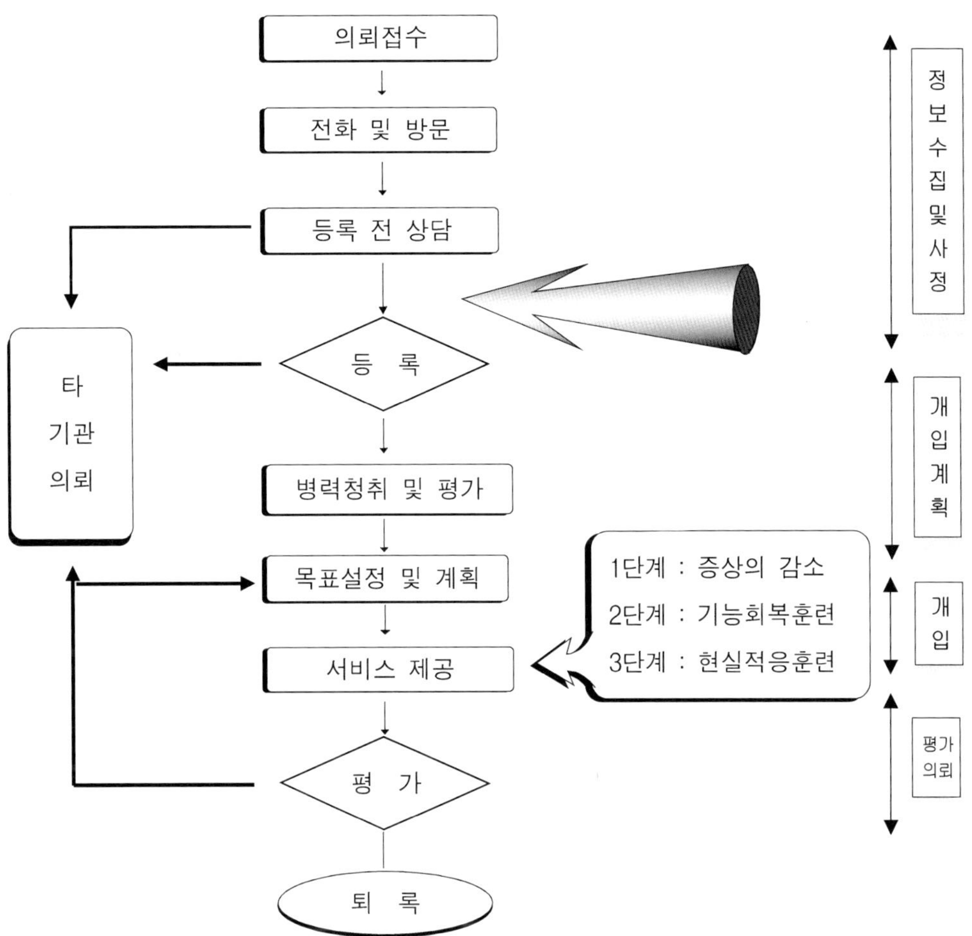

〈그림 149〉 강릉시정신보건센터 서비스 과정 체계도

chapter **4**

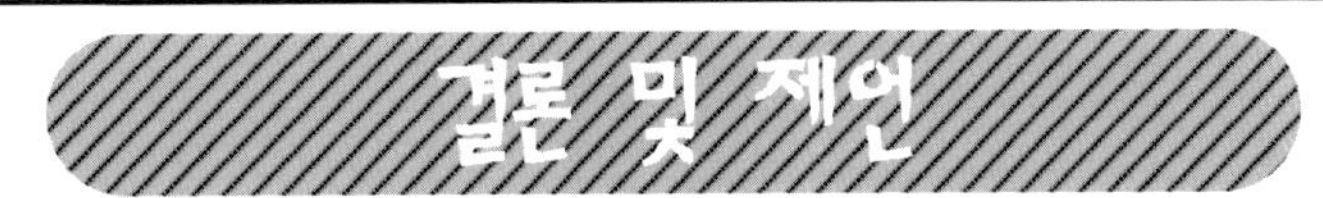

본 연구는 강릉지역 주민들의 정신건강문제에 대한 실태를 파악하고 이에 대응하는 전략을 마련하기 위하여 실시되었다. 앞서 사회적 문제인 자살의 위험성을 살펴보고, 이와 관련된 정신건강 항목들—즉 스트레스, 우울, 사회적 지지—을 조사하였다. 조사된 결과들을 간략히 살펴보면 다음과 같다.

첫째, 스트레스 고위험군은 전반적으로 여성과 동지역 거주자들에게서 많이 나타났고, 대부분의 주민들에게서 스트레스 종류 중 금전 스트레스의 수치가 가장 크게 나타났다. 둘째, 우울 또한 여자와 동지역 거주자들에게서 점수가 높게 나타났으며, 나이가 많을수록 그리고, 학력이 낮을수록 우울 점수가 증가하는 것으로 나타났다. 셋째, 일반적인 신체건강은 남자와 동지역 거주자들의 점수가 높았고, 젊을수록, 학력이 높을수록 점수가 높아졌다. 넷째, 일반적인 정신건강은 여자와 동지역 거주자의 점수가 높게 나타났다. 다섯째, 흡연율은 남자와 중장년층, 읍면지역 거주자, 그리고 고졸 집단에서 높게 나타났다. 마지막으로, 사회적 지지에서는 성별에 따른 차이는 없었고, 동지역 거주자의 점수가 높았다. 그리고 나이가 어릴수록, 학력이 높을수록 사회적 지지 점수가 높았고, 대부분의 집단에서 사회적 지지 중 가족의 지지가 가장 높은 것으로 나타났다.

이번 조사 결과를 통하여 밝혀진 스트레스와 우울에서의 취약계층에 대한 정신질환 및 자살 예방 그리고, 조기발견과 치료를 위한 전략 마련이 시급하다고 하겠다. 이를 위해 본 센터에서는 강릉지역 내 정신보건 임상네트워크와 유관기관과의 연계를 더욱 강화하고, 사례관리를 적극적으로 수행함으로써 강릉시민 정신건강의 파수꾼으로써 그 역할을 다하고자 한다. 또한 어릴 때부터 신체적·정신적으로 원만하게 성장할 수 있도록 지원하는 근본적인 예방 사업이 지역사회의 미래를 위해 필수적일 것이다. 이를 위해 본 센터는 아동과 청소년 대상 프로그램을 보건소와 교육기관, 공공기관 그리고 각 시민단체와 사회복지 유관기관들과의 네트워크를 형성하여 수행하고 있으며, 점차 이를 더욱 확대하여 계층에 국한된 프로그램뿐 아니라 모든 아동과 청소년에게 제공할 수 있도록 노력할 것이다. 결과적으로 아동과 청소년을 위한 정신보건 안전망과 더불어 모든 강릉시민들의 정신건강을 위한 활동과 예방 사업을 수행하여, 강릉시 전체를 포괄하는 정신보건 안전망을 구축해 나갈 계획이다. 그리고 강릉 시민들의 정신건강증진교육, 정신질환 편견해소 캠페인 등을 통해 강릉시정신보건센터 알리기에도 주력할 것이다.

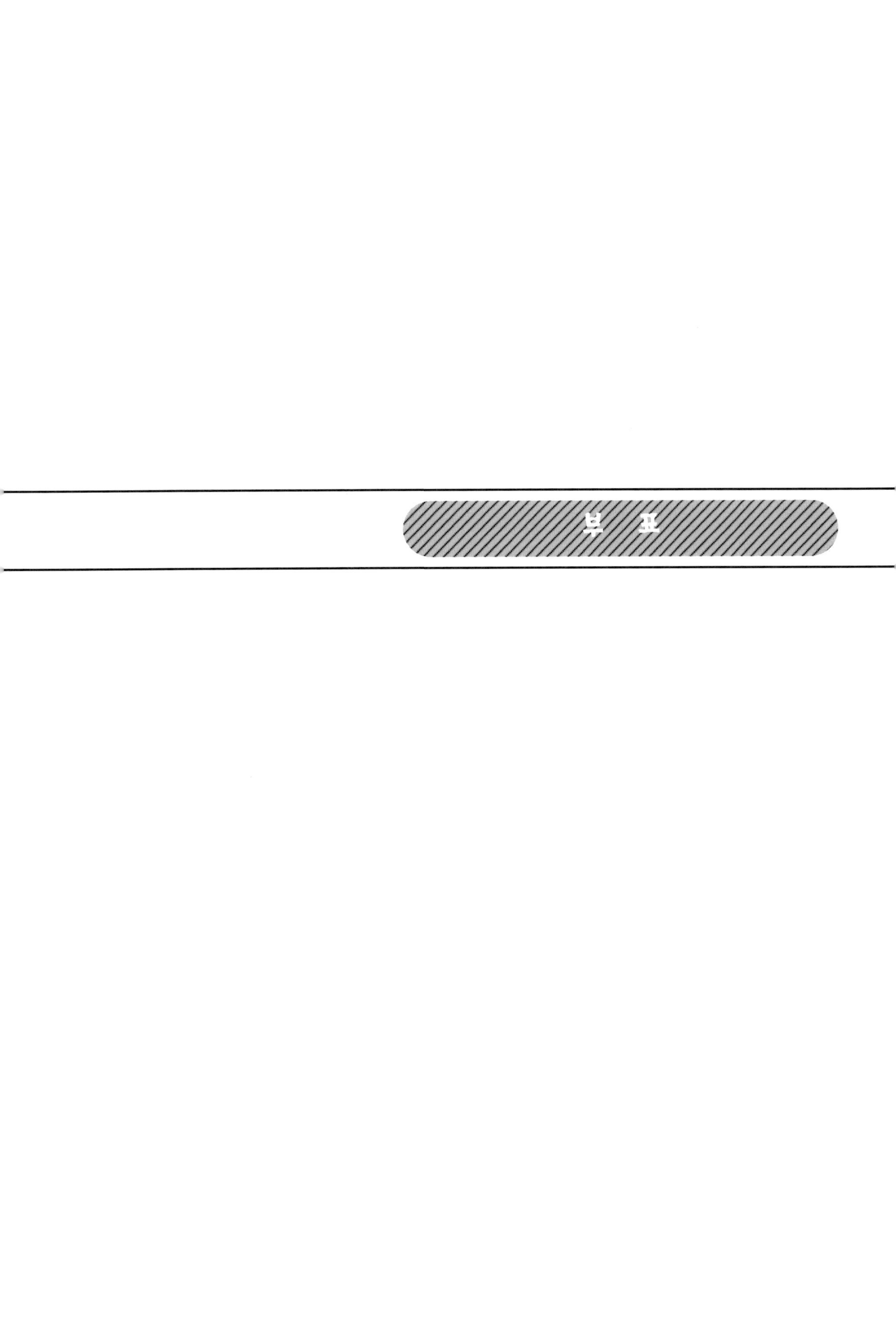
부록

부표 1. 강릉 생활권별 스트레스 고위험군 비율

(단위: %)

		강릉	동	읍면	동_남부	동_내륙	동_도심	동_해안	면_남부	면_내륙	면_북부	주문진읍
전체	전체	19.1	21.3	16.4	28.5	18.5	20.9	24.2	18.1	19.3	27.0	12.9
	연령											
	20-29세	21.4	25.2	4.7	13.0	24.5	42.3	33.3	-	-	-	5.4
	30-39세	17.8	19.1	11.6	24.6	17.9	18.8	13.3	25.0	27.8	50.0	4.8
	40-49세	20.0	21.8	15.7	34.3	15.0	20.2	58.8	10.0	35.1	33.3	9.6
	50-59세	18.7	21.6	16.2	37.3	16.0	19.7	23.1	16.3	25.5	29.4	10.1
	60-69세	18.3	21.8	16.5	30.6	17.9	20.9	20.0	21.3	15.7	26.2	12.8
	70세이상	19.1	20.7	17.5	25.8	18.8	20.0	18.6	18.0	16.6	25.8	16.7
	교육수준											
	무학	25.2	26.3	23.7	31.9	24.7	23.7	23.7	20.7	17.9	31.3	41.8
	초등	18.9	19.5	18.2	30.3	14.2	19.8	21.9	15.8	15.2	20.4	31.2
	중졸	20.0	22.8	16.2	32.0	16.8	22.7	14.3	12.5	21.4	19.1	11.5
	고졸	24.0	25.0	20.2	28.9	26.1	18.4	26.7	10.0	26.1	50.0	13.0
	대학이상	18.9	18.8	21.4	12.9	18.5	22.2	25.0	-	18.2	33.3	37.5
	의료보장											
	건강보험	14.3	14.2	16.7	-	15.0	14.3	-	-	-	66.7	-
	의료급여1종	38.5	38.5	-	100.0	33.3	-	-	-	-	-	-
	의료급여2종	25.0	25.0	-	-	-	50.0	-	-	-	-	-
	기타	9.1	9.1	-	-	9.1	-	-	-	-	-	-
남	전체	16.0	18.8	12.0	30.3	15.4	18.0	26.3	15.9	14.9	15.4	9.0
	연령											
	20-29세	19.0	21.8	-	-	22.0	33.3	50.0	-	-	-	-
	30-39세	16.4	17.2	11.4	29.6	14.0	18.0	33.3	-	33.3	100.0	3.7
	40-49세	20.8	21.2	19.5	36.2	15.2	17.8	66.7	9.1	58.3	25.0	12.7
	50-59세	19.8	20.7	18.4	54.6	12.5	14.0	25.0	30.4	25.7	25.0	10.8
	60-69세	13.3	18.4	10.9	31.0	14.1	18.8	-	17.0	8.1	18.8	9.0
	70세이상	12.9	16.0	10.1	18.4	13.5	19.7	20.6	13.4	10.3	-	9.1
	교육수준											
	무학	19.6	20.7	12.7	31.6	20.6	15.4	35.7	15.2	4.3	16.7	46.7
	초등	16.5	20.7	12.7	37.5	10.0	26.9	20.0	15.2	7.7	12.5	23.3
	중졸	16.1	17.9	13.6	24.3	9.4	31.6	-	12.0	21.2	11.1	-
	고졸	25.0	25.8	22.5	36.8	24.4	17.5	16.7	11.1	35.7	40.0	9.1
	대학이상	17.3	17.2	22.2	13.9	17.1	16.1	36.4	-	22.2	-	66.7
	의료보장											
	건강보험	13.0	13.0	-	-	13.0	-	-	-	-	-	-
	의료급여1종	33.3	33.3	-	-	33.3	-	-	-	-	-	-
	의료급여2종	-	-	-	-	-	-	-	-	-	-	-
	기타	-	-	-	-	-	-	-	-	-	-	-
여	전체	21.4	23.4	19.2	27.5	21.8	22.7	22.5	19.3	22.5	31.4	15.7
	연령											
	20-29세	25.5	31.8	7.9	17.7	31.9	45.0	-	-	-	-	9.1
	30-39세	19.2	21.3	11.8	21.4	25.3	19.3	-	33.3	25.0	-	5.7
	40-49세	19.3	22.4	13.1	32.7	14.6	21.6	54.6	10.5	24.0	37.5	7.1
	50-59세	18.0	22.8	15.1	20.6	21.0	27.3	22.2	11.6	25.4	30.8	9.7
	60-69세	21.6	23.8	20.4	30.4	20.2	22.2	40.0	23.0	22.9	30.8	15.7
	70세이상	22.9	23.1	22.6	28.7	21.8	20.2	16.7	21.3	21.1	32.7	22.3
	교육수준											
	무학	26.6	27.0	26.0	31.9	25.7	25.4	16.7	22.1	22.0	33.3	40.6
	초등	20.5	18.9	22.4	25.6	16.5	16.9	23.5	16.2	23.5	24.2	36.2
	중졸	23.7	27.3	18.6	39.5	24.1	16.0	25.0	12.8	21.7	25.0	25.0
	고졸	23.2	24.4	16.7	23.1	29.0	19.1	33.3	7.7	11.1	60.0	16.7
	대학이상	22.3	22.5	20.8	11.8	23.5	28.1	-	-	15.4	50.0	20.0
	의료보장											
	건강보험	15.1	15.0	16.7	-	16.6	14.3	-	-	-	66.7	-
	의료급여1종	41.2	41.2	-	100.0	33.3	-	-	-	-	-	-
	의료급여2종	33.3	33.3	-	-	-	50.0	-	-	-	-	-
	기타	11.1	11.1	-	-	11.1	-	-	-	-	-	-

(단위: 점)

		강릉		동지역		읍면지역	
		평균	표준편차	평균	표준편차	평균	표준편차
전체	전체	25.3	61.9	26.1	70.6	22.7	48.0
	연령						
	20-29세	23.8	89.6	25.2	88.9	18.3	71.7
	30-39세	25.1	84.7	25.6	79.0	23.0	105.8
	40-49세	27.3	83.2	28.3	86.6	24.0	70.7
	50-59세	25.7	73.0	26.6	83.1	23.6	61.9
	60-69세	24.3	56.7	24.9	82.1	23.1	37.2
	70세이상	24.1	34.2	24.3	39.0	23.8	28.3
	교육수준						
	무학	26.7	47.8	29.2	50.9	22.9	40.9
	초등	25.0	54.7	24.9	56.3	25.2	53.0
	중졸	25.6	69.8	26.1	77.8	24.2	56.5
	고졸	26.8	99.3	26.7	103.3	27.5	82.5
	대학이상	25.1	63.8	25.2	63.8	22.3	62.0
	의료보장						
	건강보험	20.2	32.7	20.1	31.6	20.6	58.4
	의료급여1종	36.9	42.1	36.9	42.1	-	-
	의료급여2종	34.3	142.8	34.3	142.8	-	-
	기타	12.9	19.3	12.9	19.3	-	-
남	전체	25.1	66.0	25.8	71.7	23.1	56.5
	연령						
	20-29세	23.1	81.8	24.5	79.3	16.7	65.4
	30-39세	25.4	75.7	25.5	67.7	25.1	114.5
	40-49세	27.9	88.7	28.9	87.0	24.9	91.0
	50-59세	26.4	87.1	26.5	84.4	26.1	91.0
	60-69세	22.8	55.6	23.4	81.2	21.5	38.4
	70세이상	21.6	30.8	22.2	38.9	20.6	21.2
	교육수준						
	무학	26.3	49.3	30.5	52.1	22.1	39.2
	초등	25.9	66.6	25.1	65.7	27.0	67.3
	중졸	24.7	61.5	23.8	59.1	27.2	63.7
	고졸	27.1	106.6	27.3	112.1	26.3	89.3
	대학이상	25.1	56.4	25.2	55.9	23.0	69.9
	의료보장						
	건강보험	21.2	25.3	21.2	25.3	-	-
	의료급여1종	22.5	15.3	22.5	15.3	-	-
	의료급여2종	8.0	-	8.0	-	-	-
	기타	8.7	6.3	8.7	6.3	-	-
여	전체	25.4	58.7	26.4	69.6	22.4	41.6
	연령						
	20-29세	24.5	99.2	25.8	102.4	19.6	74.5
	30-39세	24.7	93.5	25.7	90.7	20.2	96.5
	40-49세	26.8	77.7	27.7	86.2	23.1	52.9
	50-59세	25.1	59.5	26.7	81.6	21.2	36.9
	60-69세	25.5	56.9	26.1	82.2	24.4	36.0
	70세이상	25.5	35.6	25.4	38.8	25.6	31.6
	교육수준						
	무학	26.9	47.4	28.8	50.6	23.3	41.3
	초등	24.4	45.5	24.8	50.5	23.5	38.4
	중졸	26.5	76.5	28.1	89.9	21.3	45.7
	고졸	26.5	92.0	26.2	95.3	30.5	69.5
	대학이상	25.0	76.9	25.3	78.6	21.9	56.7
	의료보장						
	건강보험	20.0	36.4	19.9	35.1	20.6	58.4
	의료급여1종	38.9	47.6	38.9	47.6	-	-
	의료급여2종	34.4	173.0	34.4	173.0	-	-
	기타	14.6	20.4	14.6	20.4	-	-

부표 2. 강릉 생활권별 스트레스 점수 (계속)

동_남부		동_내륙		동_도심		동_해안	
평균	표준편차	평균	표준편차	평균	표준편차	평균	표준편차
26.8	88.3	24.4	29.1	26.0	110.8	26.9	127.0
22.7	140.0	26.4	38.5	25.9	182.2	26.6	525.3
26.5	119.5	25.5	35.7	25.5	102.4	24.0	125.1
29.9	114.1	23.3	31.4	27.4	113.3	33.4	163.1
29.6	105.6	23.7	30.7	25.8	127.7	26.4	129.5
26.9	79.3	22.7	34.2	24.8	162.6	23.2	168.0
25.1	47.8	22.8	16.2	25.0	67.7	21.4	49.7
31.8	63.3	25.0	22.6	28.0	85.4	29.4	80.8
28.4	74.9	22.8	22.6	23.4	80.5	23.8	90.6
28.6	100.9	23.7	30.8	24.9	101.1	23.2	107.9
28.7	100.3	27.0	35.5	25.7	137.2	26.8	147.8
22.8	84.0	25.4	32.2	26.2	106.9	24.7	153.9
20.6	48.2	22.2	24.4	21.6	82.2	16.9	58.8
45.0	94.6	23.6	22.1	-	-	-	-
-	-	15.2	10.3	35.7	232.3	-	-
-	-	12.9	19.3	-	-	-	-
26.1	101.3	23.3	26.1	25.2	117.2	30.1	134.1
18.2	89.1	24.8	32.3	25.2	232.4	36.0	548.3
25.4	121.0	24.1	27.8	25.0	99.3	29.5	130.5
31.6	123.0	23.9	25.4	27.2	134.2	34.8	173.5
33.0	110.6	22.0	25.0	24.1	123.0	28.3	214.4
26.8	70.3	20.7	36.1	24.2	170.9	16.2	76.4
21.8	48.1	20.2	13.6	22.7	72.4	23.3	43.4
31.6	60.4	22.3	17.6	25.5	88.0	40.4	73.5
31.8	88.1	19.1	17.5	21.6	99.1	16.6	52.3
26.2	71.2	21.1	22.3	21.9	93.0	17.3	12.1
30.7	114.6	25.1	29.3	26.1	163.7	27.2	145.3
21.8	86.9	24.6	27.8	25.6	104.4	29.0	140.8
-	-	21.2	25.3	-	-	-	-
-	-	22.5	15.3	-	-	-	-
-	-	8.0	-	-	-	-	-
-	-	8.7	6.3	-	-	-	-
27.4	80.2	25.3	31.6	26.6	106.1	23.6	113.1
27.0	128.7	28.3	48.9	26.6	170.6	16.0	-
27.6	119.1	27.0	46.6	25.9	105.0	18.1	65.2
28.4	105.0	22.8	38.5	27.6	99.5	31.9	163.7
26.8	96.2	25.2	36.6	27.4	132.5	24.6	83.9
27.0	84.1	24.3	32.5	25.2	160.6	29.8	200.8
26.8	47.1	24.1	17.2	26.2	64.4	20.4	55.0
31.8	63.8	25.7	23.6	28.6	85.1	20.7	60.3
25.3	61.8	24.5	24.0	23.9	72.5	27.9	102.8
31.4	121.6	25.1	36.7	27.5	101.5	23.6	150.8
27.2	87.3	28.1	41.4	25.4	116.8	26.5	153.5
23.8	80.7	26.9	43.3	26.8	109.5	18.2	80.0
20.6	48.2	23.2	23.5	21.6	82.2	16.9	58.8
45.0	94.6	24.1	25.8	-	-	-	-
-	-	16.0	-	35.7	232.3	-	-
-	-	14.6	20.4	-	-	-	-

(단위: 점)

면_남부		면_내륙		면_북부		주문진읍	
평균	표준편차	평균	표준편차	평균	표준편차	평균	표준편차
22.5	46.8	24.7	35.5	26.4	113.7	20.8	38.6
17.8	121.9	21.0	-	19.0	79.2	18.1	68.2
24.2	272.1	25.3	82.7	27.2	625.9	20.1	51.5
21.4	69.7	30.5	56.4	28.6	158.3	21.7	55.5
24.9	54.8	24.8	43.2	28.4	197.8	20.5	44.2
24.6	38.5	22.2	32.1	24.3	73.5	21.9	29.8
22.2	26.3	22.4	22.5	27.1	59.3	23.9	25.7
22.0	33.5	25.2	26.2	19.6	81.6	34.3	41.5
23.0	39.4	21.1	34.0	29.2	120.4	31.1	47.4
20.6	39.6	25.3	44.0	27.2	117.7	23.5	29.8
23.1	95.2	27.5	47.6	34.4	149.5	23.6	35.6
17.9	38.0	28.3	55.8	20.2	85.4	27.3	56.7
-	-	17.7	29.5	21.2	124.9	20.9	24.6
-	-	-	-	-	-	-	-
-	-	-	-	-	-	-	-
-	-	-	-	-	-	-	-
21.7	52.8	24.5	40.2	31.4	162.6	20.3	41.7
16.0	144.0	-	-	-	-	17.0	54.3
19.0	-	25.0	127.3	41.0	-	20.3	53.8
22.1	84.5	32.5	69.0	29.5	255.7	22.6	73.3
29.4	90.4	24.4	55.8	34.5	409.4	21.1	56.4
24.1	41.2	19.9	28.0	22.6	88.8	20.2	30.1
19.7	22.8	20.7	21.2	21.1	32.3	21.0	19.6
19.8	33.0	21.4	17.9	23.7	53.6	47.6	46.3
24.8	44.6	19.7	32.6	34.0	192.2	34.4	61.1
24.8	39.5	25.2	53.1	32.1	142.2	15.8	16.5
19.0	69.7	27.6	56.3	35.4	198.5	25.1	34.4
17.1	45.0	36.8	55.5	19.9	125.8	31.1	32.6
-	-	-	-	-	-	-	-
-	-	-	-	-	-	-	-
-	-	-	-	-	-	-	-
-	-	-	-	-	-	-	-
23.3	43.2	24.9	31.9	22.4	80.6	21.2	36.1
20.0	107.9	21.0	-	19.0	79.2	19.3	76.3
31.7	290.2	25.8	56.5	8.0	-	19.9	50.4
20.5	61.7	28.6	49.5	27.6	105.8	20.8	36.0
20.3	30.3	25.2	34.8	22.3	76.5	20.0	34.2
25.1	37.5	24.3	34.5	25.8	63.2	23.3	29.0
23.5	28.0	23.5	23.2	30.0	62.1	25.7	28.8
24.5	32.5	26.0	27.7	18.5	84.4	31.0	37.0
21.7	35.4	22.9	34.9	24.8	57.1	27.9	35.0
18.1	35.9	25.4	27.3	21.9	87.4	28.4	28.8
34.7	104.3	27.2	30.8	31.4	98.3	22.0	37.1
25.0	15.8	23.8	48.0	20.4	82.8	26.2	69.8
-	-	17.7	29.5	21.2	124.9	20.9	24.6
-	-	-	-	-	-	-	-
-	-	-	-	-	-	-	-
-	-	-	-	-	-	-	-

		강릉		동지역		읍면지역	
		평균	표준편차	평균	표준편차	평균	표준편차
전체	전체	3.7	11.1	3.8	12.3	3.2	9.3
	연령						
	20-29세	3.8	17.7	4.1	16.3	2.7	19.6
	30-39세	3.9	15.6	3.9	13.2	3.9	23.8
	40-49세	4.0	14.1	4.2	14.0	3.4	13.5
	50-59세	3.5	12.2	3.6	14.1	3.1	9.9
	60-69세	3.3	10.5	3.3	15.0	3.1	7.2
	70세이상	3.0	6.0	3.0	6.8	3.0	5.0
	교육수준						
	무학	3.5	8.6	3.7	9.5	3.1	7.2
	초등	3.4	9.7	3.4	10.6	3.5	8.6
	중졸	3.6	11.9	3.7	13.1	3.5	10.1
	고졸	3.8	16.7	3.7	16.2	4.6	18.1
	대학이상	4.0	12.1	4.0	12.1	3.3	12.3
	의료보장						
	건강보험	3.1	7.2	3.1	7.1	2.8	9.9
	의료급여1종	4.3	4.2	4.3	4.2	-	-
	의료급여2종	4.1	19.6	4.1	19.6	-	-
	기타	1.3	2.9	1.3	2.9	-	-
남	전체	3.8	12.1	3.9	12.6	3.4	11.2
	연령						
	20-29세	3.9	16.5	4.1	14.1	2.7	24.2
	30-39세	4.1	15.8	4.0	12.0	4.5	29.9
	40-49세	4.2	14.9	4.4	14.1	3.5	16.6
	50-59세	3.6	14.3	3.8	14.5	3.3	13.9
	60-69세	3.2	10.9	3.3	16.0	2.9	7.5
	70세이상	2.7	5.4	2.8	6.8	2.6	3.8
	교육수준						
	무학	3.9	9.9	4.7	11.1	3.1	6.7
	초등	3.5	10.2	3.4	10.5	3.6	10.0
	중졸	3.6	11.2	3.5	10.9	4.0	11.4
	고졸	3.9	19.2	3.8	18.0	4.6	21.8
	대학이상	4.1	10.4	4.1	10.3	3.7	13.7
	의료보장						
	건강보험	3.5	6.1	3.5	6.1	-	-
	의료급여1종	2.1	1.3	2.1	1.3	-	-
	의료급여2종	1.0	-	1.0	-	-	-
	기타	1.0	0.0	1.0	0.0	-	-
여	전체	3.6	10.3	3.7	12.0	3.1	7.8
	연령						
	20-29세	3.8	19.3	4.1	19.3	2.7	16.0
	30-39세	3.7	15.2	3.8	14.5	3.0	16.6
	40-49세	3.8	13.1	4.0	13.8	3.2	11.1
	50-59세	3.3	10.1	3.5	13.6	2.8	6.9
	60-69세	3.3	10.3	3.4	14.4	3.3	7.0
	70세이상	3.2	6.3	3.1	6.9	3.3	5.6
	교육수준						
	무학	3.3	8.2	3.4	8.9	3.1	7.3
	초등	3.4	9.3	3.4	10.7	3.3	7.4
	중졸	3.7	12.6	3.8	14.8	3.0	8.2
	고졸	3.7	14.0	3.7	14.5	4.5	11.0
	대학이상	3.8	15.0	3.9	15.3	3.1	11.2
	의료보장						
	건강보험	3.0	7.7	3.0	7.6	2.8	9.9
	의료급여1종	4.6	4.2	4.6	4.2	-	-
	의료급여2종	4.2	23.8	4.2	23.8	-	-
	기타	1.4	3.3	1.4	3.3	-	-

(단위: 점)

동_남부		동_내륙		동_도심		동_해안	
평균	표준편차	평균	표준편차	평균	표준편차	평균	표준편차
3.8	14.8	3.8	5.8	3.8	18.1	3.9	25.5
3.7	29.1	4.7	7.5	4.1	27.3	4.1	105.1
3.8	17.9	4.2	6.5	3.9	18.9	3.9	17.3
4.2	17.6	3.8	6.6	4.1	16.8	4.7	35.3
3.9	16.0	3.3	5.7	3.6	20.7	3.4	33.6
3.8	17.4	3.1	6.9	3.1	24.6	3.3	35.9
3.2	8.4	2.8	2.8	3.0	11.5	2.8	9.8
3.8	12.0	3.2	4.3	3.4	14.4	4.7	17.2
3.9	13.2	2.9	4.2	3.3	15.6	3.3	19.9
3.8	17.2	3.2	6.0	3.7	16.5	3.5	17.8
3.8	15.1	3.9	6.8	3.7	21.5	3.3	23.6
3.6	14.6	4.5	6.5	4.1	18.7	3.9	36.5
3.0	11.8	3.5	5.6	3.4	15.4	2.5	19.1
5.0	0.0	3.1	3.3	-	-	-	-
-	-	1.0	0.0	4.4	31.0	-	-
-	-	1.3	2.9	-	-	-	-
4.0	16.2	3.8	5.5	3.8	19.0	4.5	29.9
3.8	44.7	4.3	6.1	3.8	13.4	6.0	109.7
3.8	16.2	4.1	6.2	4.0	21.2	4.3	16.8
4.4	17.3	4.1	5.5	4.2	19.6	5.2	50.4
4.3	16.8	3.4	5.1	3.6	20.6	3.8	56.8
3.9	17.4	3.0	7.8	3.4	29.7	1.8	15.7
2.9	9.5	2.6	2.6	2.6	10.2	3.4	9.6
4.7	11.7	2.9	3.9	3.7	18.0	7.1	16.7
4.5	13.6	2.6	3.5	2.6	15.1	2.7	12.6
3.5	15.7	3.0	5.0	3.5	12.4	2.0	6.0
4.1	17.0	3.7	5.6	3.9	26.6	2.8	23.2
3.7	13.4	4.3	5.7	4.0	16.8	4.7	35.7
-	-	3.5	6.1	-	-	-	-
-	-	2.1	1.3	-	-	-	-
-	-	1.0	-	-	-	-	-
-	-	1.0	0.0	-	-	-	-
3.7	13.9	3.8	6.1	3.8	17.5	3.3	20.0
3.7	23.1	5.2	9.6	4.5	29.5	2.0	-
3.9	19.1	4.2	7.0	3.8	17.4	3.3	15.8
4.0	17.8	3.5	7.7	4.1	14.9	4.3	25.6
3.6	15.0	3.3	6.4	3.6	21.1	3.0	21.2
3.6	17.5	3.2	6.5	3.0	21.3	5.0	44.3
3.4	7.9	2.9	2.9	3.2	12.1	2.4	9.8
3.7	12.0	3.3	4.4	3.3	13.7	2.7	11.2
3.4	12.5	3.0	4.4	3.5	15.6	3.7	24.5
4.1	18.6	3.4	7.0	3.8	19.2	3.6	24.1
3.7	13.4	4.1	8.0	3.6	17.3	3.8	23.0
3.4	15.8	4.7	8.3	4.2	20.6	2.5	21.1
3.0	11.8	3.5	5.2	3.4	15.4	2.5	19.1
5.0	0.0	3.6	3.8	-	-	-	-
-	-	1.0	-	4.4	31.0	-	-
-	-	1.4	3.3	-	-	-	-

면_남부		면_내륙		면_북부		주문진읍	
평균	표준편차	평균	표준편차	평균	표준편차	평균	표준편차
3.2	9.2	3.7	6.6	4.0	21.2	2.8	7.7
2.6	39.9	4.0	-	2.5	13.2	2.7	17.6
3.7	38.5	3.8	13.5	5.7	151.7	3.2	13.7
2.9	14.5	4.9	12.1	4.4	24.4	2.8	10.5
3.5	10.3	3.5	7.5	3.7	26.0	2.5	7.6
3.6	8.1	3.3	6.5	3.4	13.4	2.6	5.3
2.8	4.9	3.0	3.8	3.5	11.0	2.9	4.4
3.0	6.3	3.6	5.3	2.5	13.7	4.5	6.7
3.3	8.3	3.1	5.9	3.7	17.2	4.0	7.2
3.0	8.2	3.3	7.1	4.2	20.3	2.7	4.4
3.5	17.6	3.9	7.5	6.9	35.2	3.0	6.8
2.3	8.1	5.1	11.0	2.8	12.0	4.4	10.0
-	-	2.7	4.9	2.6	14.4	3.7	12.1
-	-	-	-	-	-	-	-
-	-	-	-	-	-	-	-
-	-	-	-	-	-	-	-
3.1	10.6	3.7	7.6	5.2	30.6	2.8	8.7
2.7	48.7	-	-	-	-	2.7	21.3
3.0	-	3.5	18.8	9.0	-	3.4	16.1
2.6	12.8	5.5	17.1	5.0	38.1	2.9	12.1
4.1	16.7	3.5	9.5	4.0	53.3	2.6	9.7
3.7	9.8	3.2	6.0	2.8	13.2	2.4	5.4
2.6	4.3	2.8	3.6	2.6	7.2	2.5	3.4
2.9	5.6	3.5	4.9	2.5	8.6	6.4	8.1
3.5	9.3	3.1	6.5	3.9	24.6	4.5	8.3
3.4	8.3	3.4	8.3	5.1	25.1	2.3	4.1
2.9	16.5	3.8	8.5	7.6	44.1	3.0	4.0
2.3	10.2	6.5	10.5	3.1	19.4	5.8	2.0
-	-	-	-	-	-	-	-
-	-	-	-	-	-	-	-
-	-	-	-	-	-	-	-
-	-	-	-	-	-	-	-
3.2	8.4	3.6	5.8	3.1	13.9	2.8	6.9
2.5	40.5	4.0	-	2.5	13.2	2.7	14.9
4.7	42.0	4.3	10.6	1.0	-	3.0	11.6
3.3	15.5	4.3	8.4	3.8	15.2	2.7	9.2
2.8	6.6	3.5	6.2	3.4	13.4	2.3	5.8
3.5	7.3	3.4	6.9	4.0	13.1	2.8	5.1
3.0	5.3	3.1	3.9	3.9	11.6	3.2	5.0
3.2	6.5	3.6	5.4	2.5	14.3	4.1	6.0
3.2	7.7	3.1	5.2	3.5	12.4	3.4	6.1
2.8	8.2	3.0	4.9	3.3	14.4	3.0	4.7
5.1	15.7	4.2	5.9	4.5	12.0	3.0	8.6
2.0	4.0	4.4	10.4	2.6	9.9	4.0	12.0
-	-	2.7	4.9	2.6	14.4	3.7	12.1
-	-	-	-	-	-	-	-
-	-	-	-	-	-	-	-
-	-	-	-	-	-	-	-

		강릉		동지역		읍면지역	
		평균	표준편차	평균	표준편차	평균	표준편차
전체	전체	3.0	10.0	3.1	11.2	2.6	8.1
	연령						
	20-29세	2.9	14.3	3.1	14.0	2.2	13.3
	30-39세	3.1	14.7	3.2	12.6	2.9	21.8
	40-49세	3.3	13.3	3.4	13.7	2.8	11.8
	50-59세	2.9	11.2	3.0	13.2	2.5	9.1
	60-69세	2.6	9.1	2.7	12.7	2.5	6.4
	70세이상	2.6	5.5	2.7	6.3	2.5	4.5
	교육수준						
	무학	2.8	7.9	3.2	8.8	2.2	6.3
	초등	2.8	8.7	2.8	9.0	2.9	8.4
	중졸	2.9	10.5	3.0	12.0	2.7	8.0
	고졸	3.1	15.7	3.1	15.1	3.7	17.3
	대학이상	3.0	10.6	3.1	10.6	2.8	11.0
	의료보장						
	건강보험	2.7	6.3	2.8	6.1	2.0	10.9
	의료급여1종	4.1	5.3	4.1	5.3	-	-
	의료급여2종	4.3	18.1	4.3	18.1	-	-
	기타	1.5	3.6	1.5	3.6	-	-
남	전체	3.0	10.8	3.1	11.4	2.6	9.7
	연령						
	20-29세	2.8	13.8	3.1	13.4	1.6	8.7
	30-39세	3.2	15.3	3.1	11.4	3.4	30.0
	40-49세	3.3	12.9	3.4	12.8	2.7	12.6
	50-59세	3.1	13.6	3.2	13.9	2.8	13.2
	60-69세	2.6	9.2	2.7	13.2	2.3	6.5
	70세이상	2.4	4.9	2.6	6.2	2.0	3.2
	교육수준						
	무학	2.7	9.5	3.8	10.5	1.7	5.6
	초등	3.0	9.9	2.9	10.0	3.0	9.8
	중졸	2.9	9.0	3.0	9.9	2.6	7.4
	고졸	3.2	17.2	3.1	15.5	3.9	20.9
	대학이상	3.0	9.4	3.0	9.4	2.9	10.9
	의료보장						
	건강보험	2.6	4.3	2.6	4.3	-	-
	의료급여1종	2.1	1.1	2.1	1.1	-	-
	의료급여2종	1.0	-	1.0	-	-	-
	기타	1.1	1.3	1.1	1.3	-	-
여	전체	3.0	9.3	3.1	11.0	2.6	7.0
	연령						
	20-29세	3.0	15.0	3.1	15.0	2.6	14.6
	30-39세	3.0	13.9	3.2	14.0	2.2	12.1
	40-49세	3.3	13.6	3.4	14.5	3.0	11.3
	50-59세	2.7	8.8	2.8	12.0	2.3	5.8
	60-69세	2.6	9.0	2.6	12.4	2.6	6.3
	70세이상	2.7	5.8	2.7	6.3	2.8	5.1
	교육수준						
	무학	2.8	7.5	3.0	8.3	2.5	6.3
	초등	2.7	7.9	2.7	8.5	2.8	7.1
	중졸	3.0	11.8	3.1	13.6	2.8	8.5
	고졸	3.0	14.1	3.0	14.8	3.3	9.5
	대학이상	3.1	12.7	3.1	12.8	2.8	11.3
	의료보장						
	건강보험	2.7	7.3	2.8	7.0	2.0	10.9
	의료급여1종	4.4	6.0	4.4	6.0	-	-
	의료급여2종	4.3	21.9	4.3	21.9	-	-
	기타	1.6	3.9	1.6	3.9	-	-

동_남부		동_내륙		동_도심		동_해안	
평균	표준편차	평균	표준편차	평균	표준편차	평균	표준편차
3.1	13.8	3.0	5.0	3.0	16.7	3.6	22.0
3.0	26.6	3.4	6.6	2.8	21.1	4.6	74.2
3.1	17.3	3.2	6.3	3.2	16.9	3.1	22.5
3.5	16.4	2.9	5.4	3.3	19.3	4.1	26.0
3.2	17.8	2.8	5.0	2.8	17.2	3.6	31.3
2.9	13.4	2.4	5.5	2.5	22.3	2.9	31.1
2.9	7.8	2.5	2.7	2.7	10.4	2.2	8.6
3.5	11.5	2.8	4.2	2.6	11.1	4.1	17.2
3.3	11.7	2.4	3.5	2.5	11.9	3.0	18.0
3.3	16.0	2.5	5.0	2.9	15.1	3.1	15.5
3.1	15.1	3.2	5.6	2.9	18.9	3.4	24.9
2.7	12.7	3.3	5.9	3.0	18.5	3.4	19.8
3.3	8.7	2.6	4.1	2.8	20.7	2.6	14.0
5.0	11.8	2.6	3.4	-	-	-	-
-	-	3.7	3.9	4.4	31.0	-	-
-	-	1.5	3.6	-	-	-	-
3.0	14.7	2.9	4.6	3.0	18.2	4.1	24.5
2.7	27.9	3.2	5.6	2.7	26.8	6.0	73.1
2.7	15.2	3.1	5.3	3.2	18.2	4.0	25.2
3.5	17.1	3.0	4.8	3.4	21.1	3.8	27.0
3.7	18.1	2.7	4.5	2.9	18.0	4.3	53.8
2.9	14.3	2.2	5.2	2.9	26.3	1.8	15.7
2.7	8.1	2.3	2.2	2.7	10.8	2.2	7.0
3.6	11.6	2.6	3.8	2.5	8.1	6.4	19.2
3.8	14.0	2.3	2.8	2.4	13.9	1.6	9.1
3.0	13.2	2.0	3.5	3.1	14.4	1.7	2.0
3.1	15.1	3.0	4.9	3.0	22.6	3.4	24.2
2.5	11.6	3.2	5.1	2.9	18.4	3.8	19.6
-	-	2.6	4.3	-	-	-	-
-	-	2.1	1.1	-	-	-	-
-	-	1.0	-	-	-	-	-
-	-	1.1	1.3	-	-	-	-
3.2	13.2	3.0	5.3	3.0	15.7	3.2	18.9
3.2	26.4	3.6	8.5	3.0	19.5	3.0	-
3.5	18.0	3.4	7.9	3.2	16.1	2.1	12.0
3.4	16.0	2.8	6.3	3.3	18.2	4.4	26.3
2.8	17.0	2.8	5.6	2.8	16.4	2.9	16.3
3.0	13.0	2.6	5.7	2.2	19.2	4.0	38.4
3.0	7.6	2.7	2.9	2.7	10.2	2.2	10.1
3.5	11.5	2.8	4.2	2.6	11.7	2.2	9.5
2.8	9.4	2.4	3.9	2.5	11.1	3.9	21.0
3.6	18.2	2.7	6.0	2.7	15.8	3.2	21.4
3.2	15.2	3.3	6.3	2.8	16.1	3.4	26.1
2.9	13.5	3.5	7.7	3.2	18.4	2.8	15.3
3.3	8.7	2.7	3.9	2.8	20.7	2.6	14.0
5.0	11.8	2.8	4.2	-	-	-	-
-	-	4.0	-	4.4	31.0	-	-
-	-	1.6	3.9	-	-	-	-

(단위: 점)

면_남부		면_내륙		면_북부		주문진읍	
평균	표준편차	평균	표준편차	평균	표준편차	평균	표준편차
2.5	8.2	2.8	6.2	3.4	19.4	2.2	6.1
2.3	30.3	2.0	-	2.5	39.6	2.0	10.2
2.0	37.5	3.4	14.3	5.1	132.8	2.2	9.1
2.9	15.0	3.7	11.7	3.2	18.5	2.5	9.8
2.8	9.3	2.7	6.8	3.3	26.2	2.0	6.2
2.7	6.8	2.2	5.3	3.0	13.2	2.2	4.8
2.3	4.2	2.4	3.7	2.7	9.9	2.6	3.9
1.9	5.9	2.7	5.1	2.1	10.9	3.3	5.5
2.6	7.2	2.2	5.3	3.5	17.3	3.8	7.8
2.6	8.2	2.8	6.8	2.9	11.9	2.6	6.0
2.4	11.7	3.7	9.5	5.7	39.3	3.3	10.3
1.9	6.9	3.6	6.9	2.7	23.6	3.2	9.1
-	-	2.5	6.8	1.9	21.6	2.1	7.1
-	-	-	-	-	-	-	-
-	-	-	-	-	-	-	-
-	-	-	-	-	-	-	-
2.2	9.1	2.8	6.7	4.3	29.0	2.1	6.5
1.3	9.7	-	-	-	-	1.7	8.6
1.0	-	3.7	24.6	8.0	-	2.3	9.3
2.7	13.9	3.3	12.4	2.7	21.5	2.5	12.1
3.4	15.3	2.9	8.7	3.8	55.9	2.0	7.7
2.6	7.9	2.0	4.8	2.8	13.6	2.0	5.0
2.1	3.6	2.1	3.1	1.5	5.4	2.2	2.9
1.3	5.7	1.8	2.8	2.0	6.8	5.0	5.5
2.7	8.1	2.0	4.5	4.0	25.4	4.3	10.0
3.3	7.7	2.6	7.8	2.3	8.6	1.2	1.1
1.9	8.8	4.0	11.3	6.5	48.7	4.5	12.5
2.0	8.7	4.4	7.8	2.6	29.0	3.7	4.3
-	-	-	-	-	-	-	-
-	-	-	-	-	-	-	-
-	-	-	-	-	-	-	-
-	-	-	-	-	-	-	-
2.9	7.5	2.8	5.7	2.8	13.2	2.3	5.7
3.5	40.5	2.0	-	2.5	39.6	2.3	11.0
3.3	34.6	2.9	5.7	1.0	-	2.1	9.1
3.1	15.8	4.0	11.4	3.6	17.7	2.4	7.6
2.2	5.6	2.5	5.5	2.9	10.7	2.0	4.9
2.8	6.4	2.5	5.7	3.2	13.2	2.4	4.6
2.4	4.6	2.6	4.1	3.4	10.0	2.8	4.4
2.5	5.5	2.9	5.4	2.1	11.4	2.9	5.0
2.5	6.7	2.5	6.0	3.1	11.7	3.3	5.8
2.1	8.1	3.3	5.0	3.3	13.3	3.5	7.3
4.0	11.2	2.8	4.7	3.3	19.5	2.0	4.0
1.0	0.0	3.1	5.6	2.7	25.4	3.0	11.5
-	-	2.5	6.8	1.9	21.6	2.1	7.1
-	-	-	-	-	-	-	-
-	-	-	-	-	-	-	-
-	-	-	-	-	-	-	-

부표 5. 강릉 생활권별 변화 스트레스 점수

		강릉		동지역		읍면지역	
		평균	표준편차	평균	표준편차	평균	표준편차
전체	전체	2.72	10.4	2.81	12.2	2.45	7.51
	연령						
	20-29세	2.41	16.9	2.53	17.5	1.93	13
	30-39세	2.72	14.2	2.8	13.7	2.38	15.8
	40-49세	2.94	14	3.06	14.7	2.53	11.8
	50-59세	2.9	11.8	3.01	14.3	2.62	8.99
	60-69세	2.62	9.57	2.64	14	2.58	6.22
	70세이상	2.71	5.35	2.75	6.14	2.65	4.38
	교육수준						
	무학	3.05	7.86	2.92	8.12	3.24	7.5
	초등	2.86	8.8	2.8	9.47	2.98	8
	중졸	2.72	11.6	2.72	12.9	2.7	9.49
	고졸	2.85	16.9	2.92	18.2	2.29	10.1
	대학이상	2.71	11.8	2.74	11.8	2.01	11
	의료보장						
	건강보험	2.32	5.99	2.37	5.69	1.91	12
	의료급여1종	3.94	5.33	3.94	5.33	-	-
	의료급여2종	4.19	18.8	4.19	18.8	-	-
	기타	1.26	2.15	1.26	2.15	-	-
남	전체	2.66	10.9	2.69	12.2	2.55	8.83
	연령						
	20-29세	2.2	14.9	2.29	15.4	1.75	10.1
	30-39세	2.7	13.5	2.68	11.7	2.79	21.7
	40-49세	2.99	14.8	3.09	14.8	2.67	14.8
	50-59세	2.84	12.9	2.77	13.3	2.99	12.4
	60-69세	2.54	9.63	2.62	14.1	2.4	6.62
	70세이상	2.52	4.6	2.62	5.68	2.36	3.33
	교육수준						
	무학	3.95	9.46	3.26	9.35	4.61	8.86
	초등	2.92	9.49	2.68	9.41	3.23	9.47
	중졸	2.6	11.1	2.45	10.8	3.04	11.2
	고졸	2.74	17.2	2.86	18.7	2.17	11.1
	대학이상	2.65	9.79	2.65	9.85	2.49	8.13
	의료보장						
	건강보험	2.34	4.28	2.34	4.28	-	-
	의료급여1종	3.45	2.01	3.45	2.01	-	-
	의료급여2종	1	-	1	-	-	-
	기타	1.13	1.26	1.13	1.26	-	-
여	전체	2.79	10	2.92	12.3	2.36	6.5
	연령						
	20-29세	2.62	19.1	2.77	20.2	2.07	14.7
	30-39세	2.73	14.9	2.92	15.7	1.84	8.6
	40-49세	2.9	13.2	3.03	14.7	2.38	9.23
	50-59세	2.95	10.9	3.23	15.3	2.26	6.25
	60-69세	2.69	9.53	2.66	13.9	2.74	5.91
	70세이상	2.82	5.74	2.83	6.36	2.8	4.93
	교육수준						
	무학	2.73	7.18	2.83	7.8	2.56	6.31
	초등	2.82	8.33	2.86	9.5	2.73	6.61
	중졸	2.82	12	2.96	14.4	2.36	7.22
	고졸	2.95	16.6	2.97	17.8	2.59	8.36
	대학이상	2.78	15.2	2.85	15.3	1.74	12.4
	의료보장						
	건강보험	2.32	6.84	2.37	6.45	1.91	12
	의료급여1종	4.01	6.48	4.01	6.48	-	-
	의료급여2종	4.21	22.9	4.21	22.9	-	-
	기타	1.31	2.35	1.31	2.35	-	-

(단위: 점)

동_남부		동_내륙		동_도심		동_해안	
평균	표준편차	평균	표준편차	평균	표준편차	평균	표준편차
2.77	14.9	2.61	5.09	2.82	19.4	3.12	22.8
2.05	30.7	2.85	6.71	2.5	38.8	3.53	79.5
2.8	19.8	2.78	6.75	2.8	17.4	2.82	25.5
3.22	18.8	2.32	5.22	2.87	17.3	4.24	36.6
3.33	17.7	2.56	5.63	3.13	22.7	2.27	17.9
2.47	12.1	2.46	5.78	2.86	29.4	2.32	26.2
2.83	7.34	2.63	2.7	2.89	10.7	2.24	7.96
3.04	10.5	2.66	3.58	3.27	14.7	1.86	8.07
2.87	11.2	2.55	4.12	3.05	16.9	2.06	8.95
2.95	15.6	2.71	5.51	2.54	18.4	2.75	19.6
3.26	17.5	2.91	6.71	2.64	21.4	3.51	34.4
2.25	14.5	2.67	5.79	2.93	21.1	2.86	24.3
1.62	7.47	2.41	4.03	2.47	11.2	2.63	24.1
4.5	17.7	3.03	3.5	-	-	-	-
-	-	1.9	1.29	4.35	31	-	-
-	-	1.26	2.15	-	-	-	-
2.6	16.6	2.46	4.66	2.65	18.9	3.29	27.1
1	0	2.63	5.39	2.5	53.9	4	110
2.41	17.3	2.68	5.76	2.72	17	3.17	31.6
3.63	19.5	2.28	4.36	2.62	17.5	4.67	50.7
3.88	19.1	2.26	4.51	2.63	19.2	1.75	15.1
2.76	13	2.38	6.49	2.88	30.5	1.6	6.6
2.51	6.91	2.36	2.31	2.82	10	2.44	7.36
4.38	9.61	2.61	3.73	3.87	20	1.74	9.2
3.36	14.1	1.98	2.61	2.39	13.3	1.79	6.25
2.89	13.3	2.74	4.74	1.96	15	4.33	12.1
3.19	16.6	2.8	5.47	2.66	24.6	3.2	42.1
1.97	14.9	2.52	4.9	2.86	17.8	3.01	28.2
-	-	2.34	4.28	-	-	-	-
-	-	3.45	2.01	-	-	-	-
-	-	1	-	-	-	-	-
-	-	1.13	1.26	-	-	-	-
2.92	13.8	2.74	5.47	2.96	19.6	2.95	18.7
3.06	29.4	3.1	8.97	2.5	34.9	3	-
3.17	20.8	2.89	8.35	2.88	17.8	2.44	21.5
2.87	17.9	2.36	6.29	3.08	17	3.82	28.3
2.85	15.4	2.84	6.77	3.58	25.8	2.78	18.2
2.25	11.6	2.52	5.37	2.85	29.3	3	36.3
2.99	7.47	2.78	2.87	2.94	11.1	2.14	8.55
2.83	10.4	2.68	3.54	3.12	13.3	1.96	7.51
2.41	8.15	2.8	4.62	3.24	18	2.22	10.8
3.03	17.7	2.7	6.22	3.03	19.5	2.66	25.2
3.3	18.2	2.97	7.98	2.62	19	3.77	29.2
2.53	13.5	2.96	7.94	2.99	23.9	2.64	13.8
1.62	7.47	2.48	3.83	2.47	11.2	2.63	24.1
4.5	17.7	2.83	4.16	-	-	-	-
-	-	2	-	4.35	31	-	-
-	-	1.31	2.35	-	-	-	-

면_남부		면_내륙		면_북부		주문진읍	
평균	표준편차	평균	표준편차	평균	표준편차	평균	표준편차
2.89	8.41	2.63	5.69	2.56	16.8	2.14	5.74
2.41	27.3	3	-	1	0	1.8	10.7
4.5	42.3	2.63	12.9	1	0	2.06	7.71
2.38	13.4	2.86	10.2	3.38	28.7	2.17	8.21
2.84	8.38	2.75	6.93	3.35	26.2	2.14	6.61
2.86	7.02	2.41	5.53	2.92	11.9	2.33	4.49
2.45	4.47	2.44	3.53	3.13	9.42	2.62	3.65
4.09	7.86	2.61	4.39	2.4	13.1	3.81	6.43
2.54	6.47	2.37	5.25	3.79	17.1	3.7	7.12
2.06	7.44	2.8	7.89	3.37	17.9	2.12	4.2
2.69	11.5	2.67	7.16	1.54	17.6	2.26	4.74
2.08	8.41	2.74	8.21	1.49	11.1	3.58	14.6
-	-	1.91	9.8	1.89	21.6	2	9.34
-	-	-	-	-	-	-	-
-	-	-	-	-	-	-	-
-	-	-	-	-	-	-	-
3.36	10.8	2.54	5.98	2.78	24.1	2.08	6.06
2.33	25.7	-	-	-	-	1.48	5.93
6	-	2.83	20.4	1	-	2.19	8.87
2.64	18.8	2.92	10.9	3.5	43.8	2.3	10.7
3.52	12.7	2.86	8.86	4.25	51.5	2.16	7.62
2.87	8.68	1.92	3.96	2.63	14.1	2.23	5.01
2.27	3.9	2.15	3.03	2.86	6.97	2.3	2.76
5.37	8.43	2.09	3.04	3.26	18.6	6.03	7.78
2.98	7.63	2.12	4.57	4.24	24.3	4.26	9.54
1.88	6.91	2.79	9.2	4.32	23.1	1.26	1.22
2.71	13.1	2.81	8.3	1.08	4.51	2.29	3.47
2.2	10.5	3.9	6.6	2	0	3.67	4.28
-	-	-	-	-	-	-	-
-	-	-	-	-	-	-	-
-	-	-	-	-	-	-	-
-	-	-	-	-	-	-	-
2.43	6.4	2.71	5.48	2.38	13	2.21	5.49
2.5	40.5	3	-	1	0	2.18	12.7
2.33	21	2.25	7.79	1	-	1.91	6.68
2.05	9.14	2.8	10.1	3.25	21.6	2.04	5.61
2.12	5.5	2.63	5.64	2.46	12.7	2.12	5.91
2.85	6.24	2.87	6.37	3.19	10.5	2.41	4.04
2.55	4.83	2.62	3.8	3.27	10	2.81	4.13
2.68	5.75	2.73	4.66	2.17	12.1	3.25	5.45
2.2	5.43	2.68	5.82	3.36	12	3.16	4.65
2.17	7.82	2.83	5.71	2.36	9.58	2.66	5.25
2.64	7.62	2.32	4.86	2.91	20.8	2.22	5.83
1	0	2.12	8.26	1.23	12.5	3.55	19.1
-	-	1.91	9.8	1.89	21.6	2	9.34
-	-	-	-	-	-	-	-
-	-	-	-	-	-	-	-
-	-	-	-	-	-	-	-

		강릉		동지역		읍면지역	
		평균	표준편차	평균	표준편차	평균	표준편차
전체	전체	3.2	11.3	3.3	12.8	3.1	9.1
	연령						
	20-29세	2.6	16.0	2.8	15.9	2.0	15.0
	30-39세	2.9	14.4	2.9	14.2	2.6	15.6
	40-49세	3.3	13.7	3.4	13.6	3.2	14.0
	50-59세	3.5	12.5	3.6	14.4	3.4	10.6
	60-69세	3.8	11.6	4.0	16.8	3.5	7.7
	70세이상	4.1	6.6	4.0	7.4	4.1	5.6
	교육수준						
	무학	4.2	8.9	4.6	9.4	3.5	7.9
	초등	3.7	10.1	3.7	11.2	3.7	8.8
	중졸	3.6	13.7	3.7	15.4	3.4	10.8
	고졸	3.3	16.2	3.3	17.1	3.3	12.5
	대학이상	2.8	11.6	2.9	11.6	2.0	10.4
	의료보장						
	건강보험	2.4	7.4	2.5	7.3	2.0	10.7
	의료급여1종	2.9	4.2	2.9	4.2	-	-
	의료급여2종	5.0	10.7	5.0	10.7	-	-
	기타	2.1	4.2	2.1	4.2	-	-
남	전체	3.1	11.3	3.1	12.2	3.1	10.0
	연령						
	20-29세	2.5	13.3	2.6	12.9	2.2	15.4
	30-39세	2.8	12.8	2.9	12.6	2.6	13.2
	40-49세	3.3	14.0	3.3	12.4	3.3	17.9
	50-59세	3.4	14.3	3.4	14.5	3.5	14.1
	60-69세	3.5	11.2	3.6	15.9	3.2	8.2
	70세이상	3.6	6.2	3.5	7.2	3.7	5.2
	교육수준						
	무학	3.2	8.4	3.5	8.6	2.8	7.9
	초등	3.7	10.6	3.6	11.0	3.8	10.3
	중졸	3.3	13.6	3.2	14.3	3.7	12.4
	고졸	3.3	16.7	3.4	18.2	2.8	10.8
	대학이상	2.8	9.5	2.9	9.5	2.4	9.1
	의료보장						
	건강보험	2.9	4.7	2.9	4.7	-	-
	의료급여1종	3.5	3.7	3.5	3.7	-	-
	의료급여2종	1.0	-	1.0	-	-	-
	기타	1.1	1.3	1.1	1.3	-	-
여	전체	3.4	11.2	3.5	13.2	3.2	8.4
	연령						
	20-29세	2.7	19.0	3.0	19.7	1.9	14.7
	30-39세	2.9	16.1	3.0	15.8	2.7	17.0
	40-49세	3.4	13.4	3.4	14.6	3.2	10.6
	50-59세	3.6	10.9	3.7	14.3	3.3	8.1
	60-69세	4.1	11.7	4.3	17.1	3.8	7.2
	70세이상	4.3	6.7	4.3	7.4	4.4	5.8
	교육수준						
	무학	4.5	8.8	4.9	9.4	3.8	7.7
	초등	3.7	9.7	3.7	11.2	3.6	7.4
	중졸	3.9	13.6	4.2	15.7	3.0	9.0
	고졸	3.3	15.8	3.2	16.1	4.5	12.5
	대학이상	2.8	15.1	2.9	15.3	1.9	11.3
	의료보장						
	건강보험	2.4	8.6	2.4	8.5	2.0	10.7
	의료급여1종	2.8	4.4	2.8	4.4	-	-
	의료급여2종	5.0	12.5	5.0	12.5	-	-
	기타	2.4	4.4	2.4	4.4	-	-

동_남부		동_내륙		동_도심		동_해안	
평균	표준편차	평균	표준편차	평균	표준편차	평균	표준편차
3.5	16.4	3.2	5.7	3.3	20.0	3.0	20.1
2.6	32.0	3.0	6.6	2.9	33.7	2.1	62.7
3.2	19.9	3.1	6.7	2.8	19.6	2.7	19.5
3.6	18.4	3.0	6.0	3.4	18.5	3.1	19.7
4.5	18.3	3.3	6.6	3.4	20.6	2.6	19.1
4.5	17.2	3.8	7.5	3.7	31.0	4.5	35.8
3.9	8.8	4.0	3.4	4.1	12.5	3.8	11.2
5.0	12.1	4.3	4.6	4.7	15.2	3.3	13.1
4.1	13.6	4.0	5.2	3.3	16.0	3.9	21.0
4.5	17.8	3.5	6.4	3.1	22.2	4.0	15.7
3.7	16.5	3.6	7.8	3.2	22.6	2.8	21.0
2.5	16.1	3.0	5.5	3.1	19.8	2.3	24.0
2.8	11.4	3.3	5.3	2.5	14.7	1.5	20.3
2.5	5.9	3.5	3.9	-	-	-	-
-	-	2.8	2.6	5.2	15.5	-	-
-	-	2.1	4.2	-	-	-	-
3.3	18.0	2.9	4.7	3.1	20.4	2.8	18.6
1.7	27.9	2.9	5.2	2.8	48.3	3.0	73.1
3.1	20.4	2.7	5.1	2.8	21.1	3.2	21.6
3.7	17.9	3.0	4.7	3.4	19.3	2.5	20.6
5.0	19.0	2.8	4.7	3.2	20.4	1.8	15.1
4.2	16.0	3.1	7.2	3.6	30.5	3.2	28.8
3.4	9.5	3.3	3.0	3.5	11.6	3.9	10.3
4.1	9.5	3.7	4.2	4.0	15.1	2.4	13.7
4.3	14.2	3.1	3.9	3.3	18.1	2.3	12.6
4.1	17.5	3.3	5.5	2.3	19.3	1.3	2.0
4.2	18.8	3.2	6.1	3.3	25.4	2.5	22.0
2.2	12.8	2.9	4.7	3.1	19.0	2.7	22.9
-	-	2.9	4.7	-	-	-	-
-	-	3.5	3.7	-	-	-	-
-	-	1.0	-	-	-	-	-
-	-	1.1	1.3	-	-	-	-
3.7	15.3	3.5	6.4	3.4	19.7	3.1	21.2
3.4	29.2	3.1	9.0	3.1	29.5	1.0	-
3.3	19.8	3.4	8.7	2.8	18.7	2.1	16.4
3.4	18.9	3.0	7.6	3.5	18.1	3.7	16.8
4.1	17.3	3.8	8.1	3.6	20.9	3.4	16.8
4.6	17.8	4.4	7.3	3.8	31.8	5.8	37.8
4.2	8.4	4.3	3.5	4.5	12.7	3.7	12.1
5.2	12.2	4.4	4.6	4.8	15.2	4.0	11.9
3.8	13.2	4.3	5.6	3.3	15.2	4.9	23.6
5.0	17.7	3.7	7.2	3.7	22.5	4.1	20.1
3.4	14.1	3.8	9.5	3.1	20.6	3.2	20.0
2.8	18.7	3.1	7.5	3.2	20.7	1.5	21.1
2.8	11.4	3.7	5.5	2.5	14.7	1.5	20.3
2.5	5.9	3.5	4.1	-	-	-	-
-	-	3.0	-	5.2	15.5	-	-
-	-	2.4	4.4	-	-	-	-

(단위: 점)

면_남부		면_내륙		면_북부		주문진읍	
평균	표준편차	평균	표준편차	평균	표준편차	평균	표준편차
3.1	9.4	3.4	6.8	3.3	18.0	3.0	8.4
1.7	16.6	1.0	-	1.0	0.0	2.5	14.3
3.2	51.4	2.6	12.5	2.7	56.9	2.3	9.7
2.3	14.3	3.8	10.7	3.9	29.3	3.2	12.0
3.5	9.5	3.6	7.1	3.6	26.8	3.2	10.3
3.6	7.7	3.6	6.9	3.1	12.9	3.6	6.9
4.1	6.1	4.0	4.8	4.7	10.8	3.9	4.7
3.4	7.7	4.2	5.6	2.8	14.0	5.1	6.8
3.5	8.2	3.3	6.1	4.2	17.5	4.4	7.6
2.6	9.9	3.4	7.0	4.0	20.5	3.5	6.3
3.1	16.0	3.1	9.3	3.7	19.8	3.1	6.3
2.6	5.0	3.4	7.7	1.4	15.2	3.0	9.6
-	-	2.1	4.9	1.9	21.6	2.3	8.3
-	-	-	-	-	-	-	-
-	-	-	-	-	-	-	-
-	-	-	-	-	-	-	-
2.8	9.9	3.2	6.9	3.7	24.5	2.9	9.4
2.0	23.8	-	-	-	-	2.3	15.3
2.0	-	2.2	14.0	4.0	-	2.2	10.0
2.4	17.5	3.8	12.0	3.8	50.6	3.5	15.3
3.7	14.9	3.1	6.5	4.0	54.4	3.3	12.5
3.5	9.1	3.4	7.3	2.5	13.4	3.4	7.2
3.6	5.6	3.9	5.0	3.9	12.6	3.5	4.2
2.4	8.0	4.1	5.7	2.2	6.4	6.7	7.4
3.5	9.1	3.1	6.0	4.5	25.9	5.0	10.0
3.5	11.5	3.1	7.2	4.5	28.1	2.4	5.4
2.1	8.7	2.7	8.8	3.6	25.6	2.5	3.0
2.4	5.5	4.5	6.3	1.5	9.7	3.6	3.9
-	-	-	-	-	-	-	-
-	-	-	-	-	-	-	-
-	-	-	-	-	-	-	-
-	-	-	-	-	-	-	-
3.4	9.1	3.6	6.8	3.0	14.7	3.1	7.5
1.5	13.5	1.0	-	1.0	0.0	2.7	13.7
5.0	49.5	3.4	11.3	1.0	-	2.4	9.6
2.3	12.6	3.8	10.3	4.1	15.8	2.9	8.4
3.3	7.0	4.1	7.3	3.1	12.0	3.1	8.6
3.8	7.0	3.7	6.5	3.7	12.0	3.8	6.6
4.3	6.4	4.1	4.7	5.1	10.0	4.2	4.9
4.4	6.6	4.2	5.5	2.9	14.7	4.7	6.5
3.4	7.6	3.6	6.2	3.9	11.8	4.0	5.5
2.1	8.1	4.0	6.7	3.5	12.8	4.1	6.4
5.4	17.5	3.9	9.3	4.1	14.7	3.7	7.7
4.0	0.0	2.8	7.6	1.3	18.7	2.8	12.1
-	-	2.1	4.9	1.9	21.6	2.3	8.3
-	-	-	-	-	-	-	-
-	-	-	-	-	-	-	-
-	-	-	-	-	-	-	-

		강릉		동지역		읍면지역	
		평균	표준편차	평균	표준편차	평균	표준편차
전체	전체	4.0	12.1	4.1	13.7	3.7	9.7
	연령						
	20-29세	4.1	18.3	4.2	17.4	3.4	20.4
	30-39세	3.9	17.8	4.0	17.0	3.2	20.3
	40-49세	4.3	15.5	4.4	16.0	4.3	14.2
	50-59세	4.1	13.9	4.1	16.4	4.0	11.2
	60-69세	3.7	11.1	3.7	15.2	3.8	8.1
	70세이상	3.6	6.4	3.5	7.2	3.7	5.5
	교육수준						
	무학	4.0	9.0	4.3	9.8	3.4	7.5
	초등	3.8	10.0	3.9	11.1	3.7	8.5
	중졸	3.9	12.8	4.0	14.3	3.7	10.5
	고졸	4.3	19.7	4.3	20.3	3.6	16.7
	대학이상	3.8	12.5	3.8	12.3	3.3	14.5
	의료보장						
	건강보험	3.1	7.6	2.8	6.6	5.4	10.6
	의료급여1종	6.3	7.5	6.3	7.5	-	-
	의료급여2종	5.0	10.7	5.0	10.7	-	-
	기타	2.6	3.9	2.6	3.9	-	-
남	전체	4.0	12.5	4.1	13.6	3.7	10.7
	연령						
	20-29세	4.2	14.1	4.3	11.7	3.7	24.7
	30-39세	3.9	16.6	4.2	15.6	3.0	19.0
	40-49세	4.4	16.5	4.5	16.4	4.2	16.8
	50-59세	3.9	15.5	3.8	16.1	4.2	14.5
	60-69세	3.5	11.4	3.4	15.4	3.7	8.9
	70세이상	3.2	5.8	3.2	6.9	3.2	4.6
	교육수준						
	무학	3.6	8.2	3.7	9.2	3.4	6.8
	초등	3.9	11.3	3.9	12.6	3.9	9.9
	중졸	3.8	11.5	3.7	11.9	4.1	11.0
	고졸	4.4	20.5	4.6	20.8	3.1	16.9
	대학이상	3.8	10.7	3.8	10.6	2.8	10.9
	의료보장						
	건강보험	2.7	5.1	2.7	5.1	-	-
	의료급여1종	2.8	2.4	2.8	2.4	-	-
	의료급여2종	1.0	-	1.0	-	-	-
	기타	1.0	0.0	1.0	0.0	-	-
여	전체	4.0	11.7	4.1	13.8	3.8	9.0
	연령						
	20-29세	4.0	22.7	4.2	23.9	3.1	16.8
	30-39세	3.8	19.1	3.9	18.5	3.5	21.1
	40-49세	4.2	14.5	4.2	15.5	4.3	12.4
	50-59세	4.2	12.5	4.3	16.7	3.8	9.1
	60-69세	3.9	10.8	4.0	15.0	3.8	7.6
	70세이상	3.8	6.7	3.6	7.2	4.0	6.0
	교육수준						
	무학	4.1	9.1	4.5	9.9	3.4	7.7
	초등	3.8	9.0	3.9	10.2	3.5	7.3
	중졸	4.0	13.9	4.2	16.0	3.4	9.8
	고졸	4.2	18.9	4.1	19.6	4.9	14.4
	대학이상	3.8	15.6	3.8	15.5	3.6	16.5
	의료보장						
	건강보험	3.2	8.7	2.9	7.4	5.4	10.6
	의료급여1종	6.8	7.8	6.8	7.8	-	-
	의료급여2종	5.0	12.5	5.0	12.5	-	-
	기타	3.2	3.7	3.2	3.7	-	-

	동_남부		동_내륙		동_도심		동_해안	
	평균	표준편차	평균	표준편차	평균	표준편차	평균	표준편차
	4.3	17.5	3.5	5.6	4.1	20.9	4.1	24.5
	3.9	35.7	3.6	6.8	4.5	34.2	4.4	80.8
	4.3	24.6	3.5	6.1	4.1	23.0	3.7	30.9
	4.7	21.1	3.4	6.3	4.1	20.0	5.6	29.0
	4.9	20.6	3.7	6.8	3.9	22.8	3.8	33.6
	4.0	16.8	3.4	7.2	3.9	28.8	2.7	18.3
	3.5	8.2	3.2	3.3	3.7	12.6	3.1	9.9
	5.2	12.9	3.9	4.4	4.2	15.7	2.5	10.3
	4.7	14.6	3.4	5.1	3.6	16.4	3.4	13.3
	4.3	17.5	3.5	6.7	4.1	19.3	2.4	17.3
	4.6	20.5	3.8	6.4	4.2	24.9	4.6	35.2
	3.6	19.6	3.4	5.9	3.9	19.1	4.1	31.6
	3.0	9.2	3.1	5.2	3.5	14.3	2.1	13.8
	8.0	0.0	3.5	3.6	-	-	-	-
	-	-	2.8	2.6	5.2	15.5	-	-
	-	-	2.6	3.9	-	-	-	-
	4.2	19.2	3.4	5.3	3.9	20.8	5.1	26.6
	3.2	17.3	3.6	6.3	4.5	27.5	6.5	18.3
	4.4	27.5	3.3	5.3	4.0	23.9	5.2	26.1
	5.2	22.1	3.4	5.3	3.9	22.1	6.5	34.9
	5.2	20.8	3.4	5.5	3.4	20.0	3.5	59.8
	3.7	16.1	3.1	8.1	3.5	29.4	2.4	18.3
	3.2	8.6	2.8	2.8	3.2	12.0	3.5	9.4
	5.5	13.0	3.5	3.9	3.4	11.6	2.1	11.9
	5.1	16.9	2.9	4.7	3.1	18.0	2.6	11.7
	3.8	15.2	2.9	5.0	3.7	17.8	2.7	10.0
	5.2	20.4	3.7	6.1	4.2	25.8	5.8	42.6
	3.5	20.0	3.3	5.4	3.7	17.2	5.1	22.5
	-	-	2.7	5.1	-	-	-	-
	-	-	2.8	2.4	-	-	-	-
	-	-	1.0	-	-	-	-	-
	-	-	1.0	0.0	-	-	-	-
	4.3	16.5	3.6	5.9	4.3	20.9	3.2	18.4
	4.7	37.9	3.5	7.9	4.6	36.7	2.0	-
	4.2	22.8	3.6	7.4	4.1	22.5	2.1	18.7
	4.3	19.7	3.4	7.6	4.2	18.7	4.7	21.7
	4.7	20.6	3.9	8.2	4.3	25.1	4.0	18.4
	4.2	17.2	3.6	6.7	4.2	28.6	3.0	19.7
	3.7	8.0	3.4	3.5	3.9	12.8	2.9	10.4
	5.2	13.0	4.0	4.5	4.4	16.3	2.8	9.2
	4.4	12.7	3.6	5.3	3.7	15.7	3.8	13.8
	4.8	19.0	3.9	7.8	4.4	20.2	2.3	23.1
	4.2	20.1	3.9	6.8	4.1	24.4	3.7	25.1
	3.7	19.5	3.5	7.4	4.2	20.5	2.5	21.1
	3.0	9.2	3.5	5.2	3.5	14.3	2.1	13.8
	8.0	0.0	3.8	4.1	-	-	-	-
	-	-	3.0	-	5.2	15.5	-	-
	-	-	3.2	3.7	-	-	-	-

면_남부		면_내륙		면_북부		주문진읍	
평균	표준편차	평균	표준편차	평균	표준편차	평균	표준편차
3.4	9.1	3.6	7.0	3.5	19.0	4.0	9.4
3.1	38.8	3.0	-	3.5	66.0	3.5	16.9
3.4	50.0	3.4	12.3	1.0	0.0	4.0	15.9
3.5	13.8	4.8	12.7	4.6	24.6	4.3	13.3
3.8	9.7	3.6	8.1	4.2	26.5	4.2	11.1
3.5	7.5	3.3	7.2	3.8	14.3	4.1	7.5
2.9	5.2	3.2	4.3	4.3	10.4	4.2	5.0
3.1	6.6	3.8	5.7	3.1	14.7	5.0	6.2
3.3	7.3	3.0	6.1	4.2	16.7	4.8	7.7
3.3	9.2	3.6	8.5	4.1	18.3	4.5	8.2
4.0	19.6	4.0	9.6	2.7	34.3	4.3	7.3
2.0	6.2	3.5	8.6	3.3	34.1	4.0	9.8
-	-	2.8	7.5	6.0	0.0	5.5	6.5
-	-	-	-	-	-	-	-
-	-	-	-	-	-	-	-
-	-	-	-	-	-	-	-
3.5	10.5	3.5	7.8	3.5	25.3	4.0	10.1
3.7	51.5	-	-	-	-	3.7	21.2
3.0	-	3.2	17.5	1.0	-	3.8	15.4
3.9	18.5	4.9	17.3	4.5	33.5	4.1	15.1
4.1	15.0	3.4	10.1	4.8	50.3	4.4	12.6
3.2	8.6	3.1	7.1	4.2	17.9	3.9	8.1
2.4	4.0	3.1	4.2	3.2	8.3	3.7	4.5
2.9	6.3	3.3	5.0	4.6	7.9	6.2	5.4
3.4	7.9	2.8	5.9	4.9	24.7	5.5	8.6
4.1	9.3	3.3	9.2	4.6	20.7	3.8	8.5
3.7	18.4	3.9	11.6	1.6	26.7	4.3	8.5
1.8	6.3	4.2	8.5	2.6	29.0	3.7	4.3
-	-	-	-	-	-	-	-
-	-	-	-	-	-	-	-
-	-	-	-	-	-	-	-
-	-	-	-	-	-	-	-
3.3	8.3	3.7	6.4	3.6	16.1	4.1	8.8
2.5	13.5	3.0	-	3.5	66.0	3.2	13.1
4.0	59.9	3.8	9.2	1.0	-	4.3	16.4
3.0	9.8	4.7	10.2	4.8	21.6	4.4	11.8
3.4	7.1	3.8	6.9	3.7	16.4	4.1	10.1
3.8	7.0	3.6	7.4	3.5	11.7	4.2	7.1
3.1	5.8	3.2	4.4	4.8	10.5	4.5	5.3
3.4	6.6	4.0	5.9	2.7	14.8	4.7	6.3
3.2	7.0	3.3	6.3	3.6	10.6	4.2	6.8
2.8	8.6	4.3	7.1	3.4	15.9	4.9	7.8
4.7	22.1	4.3	5.3	6.0	23.4	4.2	6.6
4.0	0.0	3.2	8.6	3.7	39.5	4.0	12.6
-	-	2.8	7.5	6.0	0.0	5.5	6.5
-	-	-	-	-	-	-	-
-	-	-	-	-	-	-	-
-	-	-	-	-	-	-	-

		강릉		동지역		읍면지역	
		평균	표준편차	평균	표준편차	평균	표준편차
전체	전체	2.6	9.9	2.7	11.6	2.3	7.2
	연령						
	20-29세	2.4	14.5	2.5	15.0	1.7	9.9
	30-39세	2.4	13.5	2.5	13.5	1.9	12.2
	40-49세	2.9	14.0	3.1	15.1	2.4	10.5
	50-59세	2.8	11.3	2.8	13.1	2.7	9.4
	60-69세	2.6	9.0	2.6	12.5	2.6	6.4
	70세이상	2.5	5.1	2.5	5.7	2.6	4.4
	교육수준						
	무학	2.8	8.1	3.0	9.1	2.4	6.5
	초등	2.6	8.2	2.5	8.4	2.9	8.0
	중졸	2.8	11.0	2.9	12.4	2.6	8.6
	고졸	2.9	16.6	3.0	17.5	2.3	12.2
	대학이상	2.5	10.8	2.5	10.9	2.3	9.6
	의료보장						
	건강보험	1.8	4.7	1.8	4.6	2.0	6.7
	의료급여1종	4.0	8.7	4.0	8.7	-	-
	의료급여2종	3.9	27.5	3.9	27.5	-	-
	기타	1.3	2.2	1.3	2.2	-	-
남	전체	2.6	10.6	2.7	11.9	2.4	8.5
	연령						
	20-29세	2.4	13.3	2.5	13.4	1.7	10.2
	30-39세	2.3	12.5	2.4	11.9	1.8	15.3
	40-49세	3.1	15.3	3.2	15.9	2.7	13.3
	50-59세	2.9	13.2	2.8	13.3	3.2	13.0
	60-69세	2.3	8.3	2.3	10.9	2.4	6.9
	70세이상	2.4	4.4	2.4	5.3	2.4	3.5
	교육수준						
	무학	2.9	9.6	3.6	10.7	2.2	7.3
	초등	2.8	9.5	2.6	9.0	3.2	9.7
	중졸	2.6	10.2	2.4	10.6	3.0	9.3
	고졸	2.9	18.0	3.1	19.1	2.1	13.2
	대학이상	2.6	9.6	2.6	9.6	3.0	10.1
	의료보장						
	건강보험	2.1	3.2	2.1	3.2	-	-
	의료급여1종	2.7	3.0	2.7	3.0	-	-
	의료급여2종	1.0	-	1.0	-	-	-
	기타	1.1	1.3	1.1	1.3	-	-
여	전체	2.6	9.3	2.7	11.3	2.3	6.3
	연령						
	20-29세	2.4	16.0	2.5	17.3	1.8	9.8
	30-39세	2.5	14.3	2.7	15.1	1.9	9.8
	40-49세	2.8	12.6	3.0	14.2	2.2	7.9
	50-59세	2.7	9.6	2.8	13.0	2.3	6.5
	60-69세	2.8	9.2	2.8	13.1	2.8	6.1
	70세이상	2.6	5.5	2.6	5.9	2.8	4.9
	교육수준						
	무학	2.8	7.7	2.9	8.7	2.6	6.2
	초등	2.5	7.3	2.5	8.1	2.6	6.2
	중졸	3.0	11.6	3.2	13.5	2.1	7.3
	고졸	2.9	15.2	2.9	16.0	2.8	10.2
	대학이상	2.4	12.9	2.5	13.2	1.8	8.0
	의료보장						
	건강보험	1.8	5.4	1.7	5.3	2.0	6.7
	의료급여1종	4.2	10.5	4.2	10.5	-	-
	의료급여2종	3.9	38.7	3.9	38.7	-	-
	기타	1.4	2.4	1.4	2.4	-	-

동_남부		동_내륙		동_도심		동_해안	
평균	표준편차	평균	표준편차	평균	표준편차	평균	표준편차
2.9	14.4	2.4	4.7	2.7	18.3	2.4	20.6
2.6	28.7	2.4	5.3	2.8	35.1	1.0	0.0
2.8	18.8	2.6	6.7	2.6	19.0	1.9	12.7
3.3	20.0	2.3	4.9	3.0	19.2	3.8	33.7
3.0	14.1	2.4	5.1	2.7	19.4	3.2	33.0
2.7	14.3	2.4	5.8	2.7	23.0	2.2	19.2
2.7	7.1	2.4	2.4	2.5	9.6	2.2	7.5
3.4	12.4	2.5	3.4	2.4	12.1	4.1	16.8
2.9	11.7	2.6	4.2	2.3	12.1	2.1	8.5
3.2	14.5	2.6	5.6	2.7	17.9	2.7	20.1
3.1	17.1	2.9	6.9	2.9	21.8	2.9	29.8
2.5	14.3	2.4	4.8	2.8	19.8	1.9	18.9
1.9	11.0	2.0	3.3	2.1	10.5	1.2	7.9
5.0	35.5	2.3	3.4	-	-	-	-
-	-	1.0	-	3.9	38.7	-	-
-	-	1.3	2.2	-	-	-	-
2.8	15.7	2.3	3.9	2.7	19.9	2.7	25.8
2.0	20.6	2.3	4.7	3.2	60.2	1.0	0.0
2.9	23.0	2.3	4.3	2.3	17.3	2.2	16.0
3.4	19.3	2.3	3.8	3.1	24.2	4.2	53.7
3.3	15.7	2.1	3.4	2.5	17.4	3.8	56.8
2.8	13.6	2.2	5.8	2.2	18.6	1.8	10.1
2.2	6.8	2.3	2.2	2.4	8.6	2.6	7.6
3.2	10.9	2.3	2.7	1.7	4.5	7.1	15.5
3.1	13.6	2.1	3.0	2.2	12.6	2.1	7.4
3.1	13.7	2.3	3.5	1.9	14.4	1.0	0.0
3.5	18.4	2.5	5.0	3.0	25.0	3.1	41.3
2.4	12.6	2.4	4.1	2.9	21.3	2.2	19.0
-	-	2.1	3.2	-	-	-	-
-	-	2.7	3.0	-	-	-	-
-	-	1.0	-	-	-	-	-
-	-	1.1	1.3	-	-	-	-
2.9	13.7	2.6	5.3	2.8	17.1	2.2	15.2
3.2	29.3	2.4	6.4	2.5	24.2	1.0	-
2.6	15.8	3.0	9.5	2.8	19.7	1.6	9.4
3.3	20.7	2.4	6.3	2.9	15.4	3.4	17.9
2.7	12.2	2.7	6.6	3.0	21.6	2.6	18.4
2.6	14.8	2.6	5.8	3.1	24.7	2.6	25.8
2.9	7.1	2.5	2.5	2.6	10.2	1.9	7.3
3.5	12.6	2.6	3.6	2.6	13.0	1.8	6.0
2.7	10.3	2.8	4.7	2.3	12.0	2.1	9.5
3.3	15.4	2.8	7.1	3.3	17.8	2.9	27.7
2.9	16.0	3.1	8.6	2.8	19.5	2.8	20.1
2.6	16.0	2.5	6.4	2.7	18.3	1.3	13.2
1.9	11.0	2.0	3.4	2.1	10.5	1.2	7.9
5.0	35.5	2.2	3.7	-	-	-	-
-	-	-	-	3.9	38.7	-	-
-	-	1.4	2.4	-	-	-	-

(단위: 점)

면_남부		면_내륙		면_북부		주문진읍	
평균	표준편차	평균	표준편차	평균	표준편차	평균	표준편차
2.3	7.6	2.7	6.3	2.5	15.5	2.1	5.8
1.8	14.2	1.0	-	1.5	13.2	1.8	9.5
1.6	22.2	3.0	16.5	1.0	0.0	2.1	8.0
2.4	12.2	3.2	12.1	2.6	18.5	2.2	8.1
2.9	9.7	3.0	7.3	3.9	25.7	2.1	6.6
2.8	6.8	2.4	5.3	3.0	12.7	2.4	5.1
2.7	4.9	2.4	3.4	2.9	9.2	2.5	3.7
2.2	7.1	2.6	4.2	2.3	10.7	3.9	6.1
2.6	6.8	2.3	5.3	3.7	17.5	3.2	6.0
2.3	8.4	2.7	7.2	2.7	14.0	2.5	6.3
2.2	9.6	3.6	12.0	1.7	20.7	2.4	8.4
2.0	9.5	2.9	8.5	2.1	16.0	2.4	7.4
-	-	1.4	2.5	2.4	10.7	1.3	3.2
-	-	-	-	-	-	-	-
-	-	-	-	-	-	-	-
-	-	-	-	-	-	-	-
2.2	9.5	2.9	7.3	2.9	22.5	2.1	6.2
1.7	19.5	-	-	-	-	1.7	9.2
1.0	-	3.2	25.2	1.0	-	2.2	9.3
2.7	17.9	4.1	16.4	2.8	24.1	2.3	9.8
3.3	15.9	2.9	8.9	5.3	42.7	2.2	7.9
2.6	7.5	2.1	4.7	2.9	16.1	2.1	5.4
2.4	4.1	2.2	3.1	2.7	9.0	2.3	2.9
1.4	7.8	2.2	2.9	3.6	7.4	5.6	6.0
3.0	8.1	2.1	4.7	4.6	25.9	3.2	7.2
3.1	10.7	3.0	8.8	3.2	12.8	1.8	4.4
2.0	10.1	3.8	13.5	1.3	18.9	2.5	7.1
1.7	9.8	4.3	8.5	2.9	19.4	3.6	3.9
-	-	-	-	-	-	-	-
-	-	-	-	-	-	-	-
-	-	-	-	-	-	-	-
-	-	-	-	-	-	-	-
2.4	6.3	2.5	5.6	2.3	11.6	2.2	5.4
2.0	0.0	1.0	-	1.5	13.2	2.0	9.8
2.3	21.0	2.7	11.4	1.0	-	2.0	7.0
1.9	6.8	2.4	8.2	2.5	17.0	2.1	6.4
2.4	6.4	3.0	6.3	2.4	12.4	2.0	5.6
2.9	6.5	2.7	5.6	3.1	10.5	2.5	4.8
2.8	5.3	2.5	3.6	3.0	9.4	2.7	4.1
3.0	6.3	2.7	4.5	2.0	10.3	3.5	5.8
2.3	5.8	2.6	5.9	2.8	9.5	3.2	5.2
1.8	5.6	2.1	3.7	2.1	14.2	2.9	7.7
2.7	8.1	3.1	9.4	3.1	19.2	2.4	9.8
5.0	4.0	2.1	6.6	1.7	12.9	2.0	7.9
-	-	1.4	2.5	2.4	10.7	1.3	3.2
-	-	-	-	-	-	-	-
-	-	-	-	-	-	-	-
-	-	-	-	-	-	-	-

		강릉		동지역		읍면지역	
		평균	표준편차	평균	표준편차	평균	표준편차
전체	전체	2.9	10.4	3.0	11.9	2.6	8.2
	연령						
	20-29세	2.8	14.9	2.9	14.3	2.4	16.9
	30-39세	2.9	16.0	2.9	14.1	3.0	22.8
	40-49세	3.2	13.9	3.3	14.5	2.6	11.6
	50-59세	3.1	12.3	3.3	14.7	2.7	9.4
	60-69세	2.7	9.3	2.8	13.8	2.4	5.7
	70세이상	2.7	5.1	2.8	5.9	2.5	4.1
	교육수준						
	무학	3.1	8.1	3.6	8.9	2.2	6.1
	초등	2.9	8.9	2.9	9.7	2.8	8.0
	중졸	2.8	10.9	2.8	11.8	2.8	9.5
	고졸	3.2	17.2	3.1	17.0	3.7	17.4
	대학이상	3.0	11.7	3.0	11.5	3.3	14.6
	의료보장						
	건강보험	2.3	5.5	2.3	5.4	2.4	8.4
	의료급여1종	5.7	8.8	5.7	8.8	-	-
	의료급여2종	3.9	27.5	3.9	27.5	-	-
	기타	1.4	2.1	1.4	2.1	-	-
남	전체	2.9	11.4	3.0	12.3	2.6	9.8
	연령						
	20-29세	2.5	14.3	2.7	14.3	1.7	10.8
	30-39세	2.9	15.8	2.8	12.1	3.2	30.2
	40-49세	3.2	14.3	3.4	13.9	2.8	15.3
	50-59세	3.3	14.8	3.5	15.8	3.0	13.0
	60-69세	2.6	9.6	2.8	14.8	2.2	5.7
	70세이상	2.3	4.2	2.4	5.2	2.1	3.0
	교육수준						
	무학	3.0	10.0	4.2	10.5	1.8	6.5
	초등	3.0	10.0	2.9	10.2	3.1	9.8
	중졸	2.7	11.2	2.6	10.8	3.2	11.4
	고졸	3.2	18.6	3.1	18.1	3.7	19.6
	대학이상	2.9	10.7	2.9	10.7	2.1	8.6
	의료보장						
	건강보험	2.3	4.2	2.3	4.2	-	-
	의료급여1종	2.9	3.1	2.9	3.1	-	-
	의료급여2종	1.0	-	1.0	-	-	-
	기타	1.1	1.3	1.1	1.3	-	-
여	전체	3.0	9.6	3.1	11.5	2.6	6.9
	연령						
	20-29세	3.0	15.3	3.0	14.1	2.9	18.5
	30-39세	3.0	16.1	3.0	16.1	2.7	16.1
	40-49세	3.1	13.5	3.3	15.3	2.4	8.3
	50-59세	2.9	9.7	3.1	13.0	2.3	6.5
	60-69세	2.8	9.1	2.9	13.2	2.6	5.7
	70세이상	2.8	5.6	2.9	6.3	2.7	4.6
	교육수준						
	무학	3.1	7.6	3.5	8.4	2.4	5.9
	초등	2.8	8.1	2.9	9.4	2.6	6.3
	중졸	2.9	10.6	3.1	12.4	2.4	6.9
	고졸	3.1	15.8	3.1	16.1	3.8	13.8
	대학이상	3.1	13.5	3.0	13.1	4.0	15.9
	의료보장						
	건강보험	2.3	6.2	2.3	6.0	2.4	8.4
	의료급여1종	6.1	10.1	6.1	10.1	-	-
	의료급여2종	3.9	38.7	3.9	38.7	-	-
	기타	1.5	2.3	1.5	2.3	-	-

동_남부		동_내륙		동_도심		동_해안	
평균	표준편차	평균	표준편차	평균	표준편차	평균	표준편차
3.2	15.0	2.8	4.8	3.0	18.3	3.3	22.0
2.4	22.2	2.9	5.8	2.9	31.2	3.6	74.2
3.2	21.0	2.8	5.7	2.9	19.3	2.7	21.4
3.8	19.4	2.7	5.6	3.2	19.8	3.7	23.3
3.6	18.0	2.8	5.7	3.1	19.3	4.3	37.5
3.1	14.8	2.5	5.9	2.8	24.8	3.0	30.9
2.9	7.3	2.5	2.4	2.9	10.0	2.2	8.2
3.8	10.8	2.7	3.5	3.6	14.3	4.3	17.1
3.4	13.4	2.5	4.1	2.6	12.3	2.9	16.8
3.3	13.9	3.0	5.9	2.5	16.0	2.3	16.6
3.4	16.3	3.1	6.0	2.9	22.3	3.2	25.8
2.6	19.0	2.8	5.1	3.1	18.9	3.1	24.0
2.6	11.9	2.4	4.0	2.3	12.3	2.2	16.4
7.5	17.7	2.8	4.1	-	-	-	-
-	-	1.0	-	3.9	38.7	-	-
-	-	1.4	2.1	-	-	-	-
3.0	17.6	2.6	4.4	2.9	19.4	3.9	25.2
1.8	26.9	2.8	5.2	2.7	49.4	5.0	73.1
2.8	24.1	2.7	4.5	2.8	16.5	3.2	26.1
4.0	18.6	2.6	4.5	3.2	22.3	3.7	29.5
3.9	20.4	2.5	4.2	3.0	18.5	5.8	59.6
3.2	15.6	2.4	6.8	2.9	29.7	2.0	14.8
2.2	6.4	2.3	2.1	2.7	9.1	2.3	6.3
4.3	11.2	2.2	2.4	2.9	12.7	6.8	17.6
3.7	15.6	1.9	2.7	2.6	13.2	1.7	4.9
2.9	11.3	2.9	4.9	2.2	19.4	2.3	5.3
3.7	17.9	2.9	5.2	2.8	24.6	3.5	32.1
2.3	20.3	2.7	4.7	3.1	19.8	3.5	25.1
-	-	2.3	4.2	-	-	-	-
-	-	2.9	3.1	-	-	-	-
-	-	1.0	-	-	-	-	-
-	-	1.1	1.3	-	-	-	-
3.3	13.4	2.9	5.1	3.1	17.6	2.8	17.9
2.9	18.1	3.1	6.9	3.2	24.3	2.0	-
3.5	18.6	3.0	7.3	3.0	21.1	2.1	16.4
3.6	20.1	2.8	7.0	3.2	18.3	3.8	20.7
3.3	14.9	3.1	7.0	3.1	20.4	2.8	14.8
3.0	14.5	2.5	5.4	2.7	21.9	4.0	39.4
3.2	7.5	2.6	2.6	3.0	10.5	2.2	9.8
3.7	10.8	2.8	3.7	3.7	14.5	2.4	10.3
3.1	11.6	2.7	4.6	2.6	12.0	3.6	21.2
3.7	15.7	3.0	6.8	2.8	12.9	2.3	23.1
3.3	15.0	3.3	6.8	3.0	20.8	3.0	21.4
3.0	17.3	3.0	6.3	3.2	18.2	2.5	16.7
2.6	11.9	2.5	3.8	2.3	12.3	2.2	16.4
7.5	17.7	2.7	4.8	-	-	-	-
-	-	-	-	3.9	38.7	-	-
-	-	1.5	2.3	-	-	-	-

면_남부		면_내륙		면_북부		주문진읍	
평균	표준편차	평균	표준편차	평균	표준편차	평균	표준편차
2.4	7.8	2.8	5.8	3.6	20.4	2.2	6.0
1.8	14.2	5.0	-	4.5	66.0	1.9	10.8
2.9	58.9	2.9	13.9	5.1	132.8	2.1	7.0
1.9	8.2	3.2	10.8	3.4	27.8	2.4	9.3
2.8	8.7	2.8	6.9	3.4	28.0	2.2	7.0
2.6	6.4	2.3	4.5	2.5	9.9	2.3	5.0
2.3	4.1	2.3	3.2	2.7	8.9	2.5	3.5
1.9	6.0	2.5	3.7	2.0	10.5	4.0	6.2
2.4	6.0	2.3	5.6	3.5	17.5	3.8	6.9
2.2	6.3	3.2	8.4	3.1	19.3	2.9	5.1
2.9	16.9	2.8	6.9	5.7	37.8	2.4	6.5
1.9	6.3	3.1	7.0	3.5	36.4	3.9	7.9
-	-	2.0	3.3	2.6	14.4	2.0	9.3
-	-	-	-	-	-	-	-
-	-	-	-	-	-	-	-
-	-	-	-	-	-	-	-
2.0	8.1	2.7	6.7	4.4	29.6	2.1	6.5
1.7	19.5	-	-	-	-	1.7	9.9
1.0	-	2.8	22.9	8.0	-	2.0	6.6
1.9	10.1	3.6	15.1	3.5	43.8	2.7	12.3
3.4	14.4	2.9	8.4	4.3	53.7	2.2	8.3
2.4	6.7	2.0	4.2	2.4	11.4	2.1	4.7
2.0	3.1	2.2	3.2	1.7	4.9	2.2	2.7
1.3	6.1	2.0	2.5	2.3	7.5	6.0	6.5
2.5	7.2	2.3	6.1	4.1	25.6	4.2	8.9
1.9	6.0	3.3	10.1	4.4	23.1	1.5	2.8
2.1	9.9	2.8	8.0	6.4	47.6	3.1	7.2
1.6	6.3	3.7	7.3	1.5	9.7	3.7	4.3
-	-	-	-	-	-	-	-
-	-	-	-	-	-	-	-
-	-	-	-	-	-	-	-
-	-	-	-	-	-	-	-
2.7	7.5	2.9	5.1	2.9	14.3	2.3	5.5
2.0	0.0	5.0	-	4.5	66.0	2.2	11.1
5.7	39.7	2.9	7.9	1.0	-	2.1	7.4
1.9	7.1	2.8	8.1	3.3	19.7	2.2	5.6
2.1	4.9	2.7	5.9	2.6	15.6	2.2	6.1
2.7	6.3	2.6	4.6	2.5	9.0	2.5	5.2
2.5	4.7	2.4	3.3	3.1	9.3	2.7	3.9
2.5	5.5	2.6	4.0	2.0	10.9	3.4	5.5
2.3	5.2	2.4	5.1	3.1	11.7	3.4	5.2
2.4	6.3	3.0	4.9	1.8	10.5	3.8	4.4
5.2	20.1	2.8	4.8	3.5	18.1	1.7	4.6
4.0	0.0	2.7	6.6	4.5	38.2	3.9	10.0
-	-	2.0	3.3	2.6	14.4	2.0	9.3
-	-	-	-	-	-	-	-
-	-	-	-	-	-	-	-
-	-	-	-	-	-	-	-

		강릉		동지역		읍면지역	
		평균	표준편차	평균	표준편차	평균	표준편차
전체	전체	3.2	10.6	3.3	11.9	2.8	8.6
	연령						
	20-29세	2.9	14.6	3.1	14.6	2.1	12.7
	30-39세	3.4	17.2	3.4	15.1	3.3	25.0
	40-49세	3.4	13.5	3.6	13.7	2.9	12.5
	50-59세	3.2	11.7	3.3	13.7	2.7	9.5
	60-69세	3.1	10.0	3.2	14.5	2.7	6.4
	70세이상	3.0	5.5	3.1	6.3	2.9	4.6
	교육수준						
	무학	3.5	8.1	4.0	8.8	2.8	6.5
	초등	3.1	8.9	3.2	9.8	3.0	7.9
	중졸	3.3	11.6	3.4	12.5	3.0	10.2
	고졸	3.5	17.0	3.4	16.1	4.2	19.3
	대학이상	3.2	12.2	3.2	12.1	3.2	13.5
	의료보장						
	건강보험	2.5	6.4	2.5	6.2	2.0	10.9
	의료급여1종	5.8	8.8	5.8	8.8	-	-
	의료급여2종	4.3	18.3	4.3	18.3	-	-
	기타	1.6	3.4	1.6	3.4	-	-
남	전체	3.2	11.2	3.3	11.6	3.0	10.6
	연령						
	20-29세	2.7	12.7	3.0	12.3	1.7	9.6
	30-39세	3.6	17.5	3.5	13.3	4.0	33.4
	40-49세	3.6	13.7	3.7	12.9	3.3	15.7
	50-59세	3.3	13.4	3.4	13.6	3.1	13.1
	60-69세	2.7	9.2	2.8	13.0	2.5	6.7
	70세이상	2.6	4.7	2.8	5.8	2.4	3.3
	교육수준						
	무학	3.5	9.0	4.4	9.8	2.6	6.2
	초등	3.3	9.9	3.3	10.4	3.3	9.4
	중졸	3.3	10.4	3.1	9.5	3.8	11.3
	고졸	3.6	18.1	3.4	15.9	4.2	23.1
	대학이상	3.3	10.5	3.3	10.3	3.8	14.9
	의료보장						
	건강보험	2.8	4.7	2.8	4.7	-	-
	의료급여1종	3.0	3.3	3.0	3.3	-	-
	의료급여2종	1.0	-	1.0	-	-	-
	기타	1.0	0.0	1.0	0.0	-	-
여	전체	3.2	10.2	3.3	12.2	2.6	7.0
	연령						
	20-29세	3.1	16.8	3.2	17.5	2.5	13.7
	30-39세	3.1	16.7	3.3	16.9	2.4	15.0
	40-49세	3.3	13.3	3.4	14.5	2.6	9.5
	50-59세	3.0	10.2	3.3	13.8	2.3	6.5
	60-69세	3.3	10.3	3.6	15.1	2.9	6.2
	70세이상	3.3	5.9	3.3	6.5	3.1	5.1
	교육수준						
	무학	3.6	7.9	3.9	8.5	2.9	6.6
	초등	3.0	8.3	3.2	9.4	2.7	6.4
	중졸	3.3	12.6	3.6	14.6	2.3	7.6
	고졸	3.4	15.8	3.3	16.3	4.1	11.9
	대학이상	3.2	15.1	3.2	15.4	2.9	12.1
	의료보장						
	건강보험	2.4	7.2	2.5	6.9	2.0	10.9
	의료급여1종	6.2	10.0	6.2	10.0	-	-
	의료급여2종	4.3	22.2	4.3	22.2	-	-
	기타	1.9	3.7	1.9	3.7	-	-

동_남부		동_내륙		동_도심		동_해안	
평균	표준편차	평균	표준편차	평균	표준편차	평균	표준편차
3.4	14.4	3.2	5.4	3.3	18.8	3.4	21.4
2.5	18.5	3.8	7.6	3.2	29.3	3.3	78.3
3.5	21.1	3.3	6.4	3.3	21.4	3.4	22.7
3.8	17.4	3.0	5.9	3.5	18.3	4.1	26.6
3.7	15.9	2.9	5.4	3.2	19.9	3.4	31.6
3.7	15.3	2.8	5.8	3.3	27.7	2.5	26.9
3.2	7.6	2.9	2.8	3.2	10.6	3.0	9.1
4.3	10.5	3.0	3.8	4.0	14.1	4.7	16.2
3.8	11.7	2.8	4.0	2.9	15.3	3.0	16.1
3.4	15.4	2.7	5.0	3.5	17.6	2.5	15.4
3.7	15.3	3.5	6.5	3.3	21.2	3.1	24.3
3.0	16.9	3.4	6.2	3.2	20.8	3.3	24.6
2.3	10.5	2.9	4.8	2.6	14.8	2.2	16.3
7.5	17.7	3.0	4.8	-	-	-	-
-	-	2.8	2.6	4.4	31.0	-	-
-	-	1.6	3.4	-	-	-	-
3.3	16.2	3.1	4.9	3.2	17.7	3.9	24.2
2.0	25.2	3.3	6.0	3.0	20.8	4.5	91.4
3.5	22.8	3.2	5.1	3.3	21.1	4.3	22.2
4.0	17.2	3.3	5.3	3.5	19.5	4.3	31.4
3.9	16.1	2.9	4.9	3.1	18.2	3.8	56.8
3.6	14.8	2.3	5.7	2.9	23.3	1.6	10.8
2.6	7.4	2.4	2.4	2.9	10.0	3.0	7.1
4.3	9.3	2.5	3.2	3.5	11.2	6.8	17.2
4.1	13.7	2.4	3.1	3.1	16.8	1.8	9.6
3.1	13.1	2.1	2.9	3.4	12.6	2.0	3.5
4.0	16.1	3.3	5.0	3.3	21.6	3.1	27.1
3.2	17.6	3.3	5.3	3.1	19.2	3.8	24.2
-	-	2.8	4.7	-	-	-	-
-	-	3.0	3.3	-	-	-	-
-	-	1.0	-	-	-	-	-
-	-	1.0	0.0	-	-	-	-
3.4	13.3	3.3	5.8	3.4	19.4	2.9	17.7
2.9	13.9	4.3	10.0	3.4	31.5	2.0	-
3.5	20.3	3.3	8.3	3.3	21.8	2.3	14.4
3.6	17.6	2.7	6.5	3.4	17.7	3.8	24.8
3.6	15.9	2.9	6.1	3.3	22.3	3.1	16.3
3.8	15.6	3.1	5.6	3.6	29.9	3.4	34.8
3.5	7.5	3.1	3.0	3.4	10.8	2.9	10.7
4.3	10.6	3.2	3.9	4.1	14.6	3.0	10.5
3.6	10.2	3.0	4.4	2.8	14.9	3.7	18.5
3.8	17.1	3.1	6.1	3.7	20.7	2.5	21.5
3.4	14.4	3.6	7.9	3.3	21.0	3.1	23.1
2.9	16.2	3.7	8.5	3.3	22.3	2.5	16.7
2.3	10.5	3.1	4.8	2.6	14.8	2.2	16.3
7.5	17.7	3.1	5.6	-	-	-	-
-	-	3.0	-	4.4	31.0	-	-
-	-	1.9	3.7	-	-	-	-

면_남부		면_내륙		면_북부		주문진읍	
평균	표준편차	평균	표준편차	평균	표준편차	평균	표준편차
2.9	8.1	3.1	6.5	3.7	21.6	2.3	6.3
2.3	23.5	2.0	-	2.5	39.6	2.0	10.6
3.0	46.5	3.6	16.8	5.7	151.7	2.3	10.4
3.1	13.7	4.1	11.4	3.7	29.4	2.3	8.6
3.0	8.9	3.0	6.8	3.2	26.7	2.3	7.6
3.1	6.6	2.7	5.9	2.7	12.4	2.5	5.0
2.8	4.7	2.8	3.9	3.3	9.1	2.7	3.8
2.5	5.4	3.3	5.0	2.4	12.0	4.7	5.9
2.9	7.0	2.5	5.2	3.2	17.2	3.6	6.0
2.7	7.9	3.5	8.8	3.3	19.2	2.7	6.6
2.8	15.5	3.8	9.8	6.5	40.9	3.5	11.5
3.2	7.9	4.1	9.2	3.0	30.0	3.0	9.1
-	-	2.4	3.9	1.9	21.6	2.2	9.7
-	-	-	-	-	-	-	-
-	-	-	-	-	-	-	-
-	-	-	-	-	-	-	-
2.7	8.7	3.2	7.3	5.1	31.9	2.3	6.8
1.3	9.7	-	-	-	-	1.9	9.4
2.0	-	3.7	27.4	9.0	-	2.5	13.5
3.2	13.7	4.4	15.6	4.5	43.8	2.6	11.1
3.9	14.1	2.9	7.9	4.3	53.7	2.3	8.6
3.2	7.8	2.3	5.0	2.6	15.8	2.1	4.4
2.4	3.5	2.4	3.2	2.7	6.9	2.4	3.0
2.2	4.5	2.5	3.1	3.2	15.4	5.7	5.2
3.3	7.6	2.3	4.7	4.1	26.1	3.9	7.2
3.8	7.9	3.7	10.6	4.3	23.2	1.5	2.2
2.0	10.1	3.8	11.4	7.3	52.8	4.3	12.7
3.1	8.9	5.2	9.9	3.6	48.4	3.4	5.9
-	-	-	-	-	-	-	-
-	-	-	-	-	-	-	-
-	-	-	-	-	-	-	-
-	-	-	-	-	-	-	-
3.1	7.6	3.1	5.8	2.5	11.9	2.3	5.9
3.5	13.5	2.0	-	2.5	39.6	2.1	11.4
4.3	48.2	3.6	9.6	1.0	-	2.0	7.1
3.1	14.0	3.8	8.9	2.7	17.3	2.0	5.8
2.1	4.9	3.1	6.2	2.2	10.0	2.3	6.9
3.0	6.1	3.0	6.4	2.8	10.1	2.7	5.3
2.9	5.4	3.0	4.2	3.6	9.4	3.0	4.3
2.9	5.4	3.4	5.4	2.2	11.4	4.4	5.9
2.6	6.5	2.8	5.7	2.4	9.0	3.4	5.2
2.0	6.3	2.9	5.2	2.1	12.2	3.5	8.5
5.0	16.4	3.8	7.0	4.0	13.0	2.8	10.0
4.0	7.9	3.4	7.8	2.7	25.4	2.9	11.1
-	-	2.4	3.9	1.9	21.6	2.2	9.7
-	-	-	-	-	-	-	-
-	-	-	-	-	-	-	-
-	-	-	-	-	-	-	-

부표 11. 강릉 생활권별 우울 점수

		강릉		동지역		읍면지역	
		평균	표준편차	평균	표준편차	평균	표준편차
전체	전체	32.0	49.8	32.6	57.5	30.4	37.6
	연령						
	20-29세	28.7	52.7	28.8	50.4	28.3	60.4
	30-39세	30.3	68.4	31.0	67.8	27.6	66.3
	40-49세	32.2	60.6	32.8	61.0	30.6	58.7
	50-59세	33.4	55.3	34.5	65.4	31.1	43.8
	60-69세	35.1	57.0	36.7	84.3	31.9	32.6
	70세이상	35.1	28.8	35.9	32.8	33.5	23.0
	교육수준						
	무학	36.3	39.3	38.7	42.2	32.2	30.8
	초등	35.0	45.6	35.2	49.9	34.4	40.0
	중졸	34.4	56.1	34.4	63.9	34.2	43.3
	고졸	33.1	71.3	33.3	76.1	32.2	53.0
	대학이상	29.3	41.1	29.3	40.9	29.6	45.2
	의료보장						
	건강보험	27.7	25.7	27.7	25.4	27.5	36.7
	의료급여1종	34.3	28.7	34.3	28.7	-	-
	의료급여2종	30.0	37.1	30.0	37.1	-	-
	기타	28.3	19.0	28.3	19.0	-	-
남	전체	31.4	51.3	32.2	56.5	29.4	41.5
	연령						
	20-29세	26.9	35.1	27.0	31.9	26.5	50.0
	30-39세	29.7	62.4	30.6	62.7	27.1	52.4
	40-49세	33.0	63.4	33.4	59.4	31.9	73.5
	50-59세	34.3	68.7	35.8	70.9	31.1	62.9
	60-69세	32.7	53.0	34.5	78.9	29.4	31.5
	70세이상	32.6	25.9	33.9	30.3	30.1	19.3
	교육수준						
	무학	35.0	44.9	40.3	45.2	29.3	27.8
	초등	35.1	49.4	35.8	48.6	34.0	50.2
	중졸	35.1	56.9	34.9	63.3	35.4	47.1
	고졸	34.3	76.5	35.4	83.8	31.0	46.6
	대학이상	28.8	34.5	28.8	33.8	29.3	50.3
	의료보장						
	건강보험	27.6	14.1	27.6	14.1	-	-
	의료급여1종	27.3	17.8	27.3	17.8	-	-
	의료급여2종	28.0	-	28.0	-	-	-
	기타	23.7	25.3	23.7	25.3	-	-
여	전체	32.5	48.5	33.0	58.2	31.3	34.7
	연령						
	20-29세	29.8	66.7	29.9	68.0	29.7	64.2
	30-39세	30.8	74.4	31.4	73.6	28.2	74.8
	40-49세	31.6	57.5	32.3	62.6	29.2	45.1
	50-59세	32.4	41.1	33.1	55.9	31.1	29.9
	60-69세	36.9	58.1	38.5	86.0	33.9	32.1
	70세이상	36.4	29.8	36.9	33.7	35.4	24.1
	교육수준						
	무학	36.7	37.9	38.3	41.4	33.6	30.6
	초등	34.9	43.3	35.0	50.6	34.8	31.6
	중졸	33.8	55.3	34.1	64.7	33.0	39.0
	고졸	32.2	64.9	31.9	66.1	35.1	58.2
	대학이상	29.7	52.1	29.7	53.2	29.7	42.6
	의료보장						
	건강보험	27.7	30.8	27.7	30.6	27.5	36.7
	의료급여1종	35.2	32.1	35.2	32.1	-	-
	의료급여2종	30.0	45.4	30.0	45.4	-	-
	기타	30.1	18.0	30.1	18.0	-	-

동_남부		동_내륙		동_도심		동_해안	
평균	표준편차	평균	표준편차	평균	표준편차	평균	표준편차
34.3	77.2	30.0	20.0	32.3	91.1	32.2	94.6
28.2	91.9	28.7	20.8	29.7	107.4	26.7	268.7
33.8	120.3	29.8	26.6	29.9	77.9	29.2	67.8
35.4	85.8	30.3	24.1	32.3	88.7	32.3	114.4
37.6	96.7	30.9	23.7	33.1	87.0	37.2	144.4
38.3	82.4	29.6	21.5	37.5	168.9	38.1	197.9
37.6	37.2	31.4	11.9	36.8	58.6	33.1	38.2
41.1	57.2	32.6	16.8	38.5	61.7	39.0	62.0
39.6	63.1	30.9	16.7	32.1	57.0	39.0	108.0
37.1	89.9	29.7	20.8	33.8	78.1	26.7	32.8
34.2	80.3	30.8	20.9	33.2	102.2	32.0	93.2
29.5	60.2	29.5	21.9	29.5	70.5	26.9	91.6
29.8	53.9	29.2	16.9	29.9	55.7	23.9	59.4
35.0	47.3	33.1	28.1	-	-	-	-
-	-	33.4	7.7	29.7	61.9	-	-
-	-	28.3	19.0	-	-	-	-
34.0	87.7	29.2	19.1	31.6	98.4	34.0	75.0
25.6	90.1	28.4	19.6	25.5	69.6	35.0	-
33.7	124.4	29.3	23.8	28.8	85.9	32.0	63.7
36.0	79.7	29.9	22.8	32.9	110.8	34.7	150.9
41.6	104.2	30.1	20.1	33.7	95.5	40.3	231.3
36.7	78.4	27.9	19.7	37.0	170.7	28.6	51.5
35.7	39.8	29.3	9.5	34.1	51.3	34.1	38.2
45.2	59.4	30.6	14.4	33.7	43.6	49.1	65.3
42.3	67.0	28.6	13.6	34.0	53.0	27.7	40.7
35.6	87.3	28.9	18.6	35.5	93.3	29.3	13.9
36.4	90.0	28.9	19.3	35.9	128.8	33.8	83.2
29.9	53.3	29.3	20.3	27.9	69.1	31.6	53.3
-	-	27.6	14.1	-	-	-	-
-	-	27.3	17.8	-	-	-	-
-	-	28.0	-	-	-	-	-
-	-	23.7	25.3	-	-	-	-
34.6	71.4	30.8	20.6	32.9	86.0	30.5	108.1
30.3	83.9	29.3	23.7	31.3	98.7	22.0	-
33.8	119.0	30.3	31.4	31.1	70.6	26.2	48.5
34.9	91.3	30.7	26.1	31.7	73.9	28.0	57.1
34.7	83.8	31.6	28.1	32.5	69.9	33.0	73.8
39.4	84.1	31.0	21.8	37.9	171.3	47.0	231.9
38.5	36.0	32.6	12.8	38.2	61.3	32.6	38.5
40.4	56.6	33.1	17.2	39.7	63.2	31.1	24.5
37.5	59.0	32.0	17.7	31.6	58.3	46.8	118.7
39.1	92.0	30.1	22.7	32.8	63.4	26.5	48.6
32.8	71.5	32.3	21.7	31.7	75.3	29.6	100.8
29.2	67.4	29.8	26.8	31.0	66.9	23.8	83.5
29.8	53.9	30.7	18.2	29.9	55.7	23.9	59.4
35.0	47.3	35.8	31.9	-	-	-	-
-	-	34.0	-	29.7	61.9	-	-
-	-	30.1	18.0	-	-	-	-

면_남부		면_내륙		면_북부		주문진읍	
평균	표준편차	평균	표준편차	평균	표준편차	평균	표준편차
31.4	32.8	32.0	21.9	33.0	77.3	28.4	35.8
32.8	56.1	36.0	-	28.0	52.8	25.6	50.5
32.5	271.8	30.1	42.9	26.7	151.7	25.7	43.5
29.1	45.0	34.6	38.5	36.3	116.8	27.9	51.1
30.8	29.0	31.7	25.5	35.2	131.3	29.2	38.9
31.4	26.3	30.5	20.4	34.1	56.5	31.5	34.3
31.7	20.2	31.7	14.4	36.0	48.0	33.8	21.8
30.8	25.4	33.8	18.0	29.5	54.7	43.3	29.7
31.5	23.8	30.6	20.0	37.3	86.2	43.1	43.7
29.2	22.7	29.4	17.3	38.7	77.7	38.6	46.3
32.8	70.3	32.7	31.6	30.4	59.4	34.6	50.1
31.9	35.5	33.1	35.6	28.1	74.5	31.2	38.2
-	-	25.5	25.2	28.8	67.5	24.9	16.5
-	-	-	-	-	-	-	-
-	-	-	-	-	-	-	-
-	-	-	-	-	-	-	-
29.0	30.0	31.0	23.2	33.1	107.3	27.7	38.4
31.3	59.2	-	-	-	-	24.3	34.9
27.0	-	29.4	55.4	30.0	-	25.3	49.1
29.3	61.1	37.1	41.5	36.3	185.2	29.9	65.1
29.1	43.9	31.0	31.2	36.3	283.1	29.4	48.7
27.9	27.1	28.4	15.4	31.4	53.6	29.4	33.9
28.7	14.7	29.9	13.6	30.6	55.7	30.5	17.6
27.6	22.3	31.2	14.2	28.9	31.6	48.6	19.0
29.4	21.4	29.8	19.8	37.4	129.9	45.7	55.3
29.6	23.6	28.6	14.4	42.1	85.6	37.9	39.8
30.4	41.2	32.7	35.8	29.1	60.2	40.3	56.6
32.9	48.4	39.4	39.4	25.1	38.7	33.6	19.5
-	-	-	-	-	-	-	-
-	-	-	-	-	-	-	-
-	-	-	-	-	-	-	-
-	-	-	-	-	-	-	-
33.9	31.7	32.8	20.8	32.9	61.9	29.1	33.7
34.5	40.5	36.0	-	28.0	52.8	27.1	57.9
44.5	262.2	31.4	38.3	22.0	-	26.2	39.1
28.8	36.3	32.2	34.9	36.3	82.2	25.9	33.8
32.2	22.6	32.4	21.8	34.2	53.0	29.0	31.4
33.6	24.2	32.5	22.6	36.7	56.1	33.2	33.8
32.9	22.2	32.8	14.6	39.1	41.9	35.6	23.4
35.0	21.5	34.4	18.6	29.7	57.5	42.1	31.0
32.8	24.0	31.7	20.1	37.2	55.8	40.9	35.0
29.0	22.5	31.4	20.2	35.0	64.2	39.0	55.2
39.2	95.3	32.6	24.7	34.3	48.7	29.1	32.9
28.0	7.9	29.8	25.0	29.6	81.9	30.5	47.6
-	-	25.5	25.2	28.8	67.5	24.9	16.5
-	-	-	-	-	-	-	-
-	-	-	-	-	-	-	-
-	-	-	-	-	-	-	-

구분		강릉	동지역	읍면지역	동_남부	동_내륙	동_도심	동_해안	면_남부	면_내륙	면_북부	주문진읍
전체	전체	11.19	11.72	9.63	18.04	5.9	10.21	8.36	6.49	6.25	18.04	9.04
	연령											
	20-29세	2.36	2.38	2.27	2.77	3.37	2.41	-	-	-	-	4.18
	30-39세	7.59	8.38	4.43	17.35	5.29	5.2	-	13.65	2.18	-	3.32
	40-49세	11.44	11.47	11.34	18.1	5.62	9.96	8.32	2.03	10.39	31.95	7.68
	50-59세	13.63	13.94	12.88	26.29	8.55	9.19	12.43	9.28	9.56	24.03	10.93
	60-69세	20.47	24.86	11.95	27.97	5.64	26.72	31.02	8.17	4.58	19.77	14.16
	70세이상	20.4	23.75	14.74	30.32	10.42	26.18	12.44	7.31	6.33	24.36	19.89
	교육수준											
	무학	25.84	33.9	13.9	45.52	14.92	28.02	34.8	7.43	8.89	14.46	53.76
	초등	19.02	19.98	17.25	37.42	8.3	9.62	23.8	8.01	5.94	31.26	44.86
	중졸	15.06	13.92	18.39	25.28	6.8	8.35	-	1.79	2.02	40.21	45.84
	고졸	12.04	12.63	8.17	16.12	4.23	12.54	9.1	11.05	6.4	3.58	18.67
	대학이상	3.34	3.23	5.47	4.35	5.11	3	-	-	19.38	2.29	1.49
	의료보장											
	건강보험	4.09	4.55	-	6.62	6.68	6.93	-	-	-	-	-
	의료급여1종	6.92	6.92	-	-	18.29	-	-	-	-	-	-
	의료급여2종	-	-	-	-	-	-	-	-	-	-	-
	기타	3.7	3.7	-	-	3.7	-	-	-	-	-	-
남	전체	10.79	11.75	7.93	17.46	4.55	10.71	9.11	2.04	6.43	18.51	7.39
	연령											
	20-29세	0.5	0.6	-	-	5	-	-	-	-	-	-
	30-39세	7.14	8.68	1.64	18.76	4.14	5.13	-	-	-	-	3.7
	40-49세	14.16	13.57	16.06	18.34	4.43	12.24	16.67	-	14.28	50	10.91
	50-59세	18.3	19.94	14.23	36.59	6.09	13.04	25	8.7	10.64	25	13.51
	60-69세	15.37	21	4.25	18.18	3.04	31.58	-	2	1.25	5.88	6.34
	70세이상	16.1	21.22	7.83	26.25	4.27	23.19	20	2.86	3.72	5.88	15.24
	교육수준											
	무학	21.32	37.45	5.4	57.21	5.89	4.21	73.52	1.77	2.26	-	75.05
	초등	22.38	29.05	13.97	46.17	3.78	25.94	4.04	3.7	4.24	26.1	46.72
	중졸	17.83	15.23	24.59	21.52	5.24	11.02	-	-	-	64.65	36.37
	고졸	15.7	18.16	4.7	25.12	5.61	17.48	12.86	2.46	9	-	28.67
	대학이상	3.03	2.76	11.44	5.18	4.42	1.96	-	-	61.82	-	6.73
	의료보장											
	건강보험	3.21	3.21	-	-	3.21	-	-	-	-	-	-
	의료급여1종	6.9	6.9	-	-	6.9	-	-	-	-	-	-
	의료급여2종	-	-	-	-	-	-	-	-	-	-	-
	기타	-	-	-	-	-	-	-	-	-	-	-
여	전체	11.57	11.69	11.22	18.59	7.19	9.74	7.63	10.86	6.09	17.65	10.64
	연령											
	20-29세	4.26	4.34	3.98	5.88	1.45	5	-	-	-	-	9.09
	30-39세	8.08	8.08	8.1	15.92	6.5	5.26	-	33.33	5.26	-	2.86
	40-49세	8.74	9.47	6.06	17.86	6.79	7.9	-	4.55	5.71	12.5	4.29
	50-59세	9.26	8.34	11.57	16.22	10.84	5.71	-	9.86	8.43	23.08	8.62
	60-69세	24.98	28.3	18.62	36.21	7.83	22.22	60	13.05	7.69	33.33	20.61
	70세이상	22.73	25.09	18.64	32.39	13.78	27.78	8.34	9.58	7.95	35.18	22.44
	교육수준											
	무학	27.42	32.93	17.93	43.17	17.41	33.68	4.17	13.57	10.58	18.19	48.69
	초등	16.92	15.49	20.23	29.65	10.33	4.91	35.53	11.34	7.87	35.95	43.23
	중졸	12.5	12.78	11.58	30.13	7.69	6.11	-	2.94	7.28	12.96	53
	고졸	8.62	8	15.21	9.96	3.33	7.92	5.93	35.49	3.13	14.21	9.05
	대학이상	3.68	3.79	2.14	3.51	6.35	4.07	-	-	-	3.39	-
	의료보장											
	건강보험	4.22	4.77	-	6.62	9.8	6.93	-	-	-	-	-
	의료급여1종	6.94	6.94	-	-	23.52	-	-	-	-	-	-
	의료급여2종	-	-	-	-	-	-	-	-	-	-	-
	기타	5.14	5.14	-	-	5.14	-	-	-	-	-	-

부표 13. 강릉 생활권별 우울 경향률   (단위: %)

구분		강릉	동지역	읍면지역	동_남부	동_내륙	동_도심	동_해안	면_남부	면_내륙	면_북부	주문진읍
전체	전체	7.48	7.73	6.75	12.55	3.65	6.29	6.05	4.14	4.05	13.18	6.45
	연령											
	20-29세	0.49	0.24	1.51	-	2.02	-	-	-	-	-	2.79
	30-39세	3.84	3.92	3.5	10.35	3.03	0.89	-	13.65	2.18	-	1.3
	40-49세	7.7	7.32	9	12.96	3.21	6.92	-	-	5.19	31.95	5.35
	50-59세	9.03	9.29	8.4	19.94	5.42	4.12	12.43	4.29	6.71	12.48	9.2
	60-69세	16.19	20.71	7.42	22.84	3.53	21.66	31.02	4.37	2.84	10.4	10.15
	70세이상	15.35	18.32	10.33	22.96	7.7	20.56	9.63	4.08	4.8	17.35	14.25
	교육수준											
	무학	20.97	28.75	9.45	36.26	10.88	25.51	34.8	3.67	5.95	8.52	46.91
	초등	14.15	15.4	11.85	29.53	7.02	5.49	22.46	3.35	4.9	19.89	40.18
	중졸	12.54	11.62	15.22	19.35	5.1	8.35	-	-	1.19	38.17	23.93
	고졸	6.47	6.52	6.15	9.83	2.41	6.12	3.22	10.84	3.38	-	17.66
	대학이상	0.9	0.77	3.51	1.91	2.12	0.11	-	-	9.69	2.29	1.49
	의료보장											
	건강보험	2.19	2.44	-	6.62	4.7	-	-	-	-	-	-
	의료급여1종	6.11	6.11	-	-	16.14	-	-	-	-	-	-
	의료급여2종	-	-	-	-	-	-	-	-	-	-	-
	기타	3.7	3.7	-	-	3.7	-	-	-	-	-	-
남	전체	7.17	7.52	6.13	11.66	2.78	6.85	4.74	0.72	3.34	18.51	5.14
	연령											
	20-29세	0.25	0.3	-	-	2.5	-	-	-	-	-	-
	30-39세	2.56	3.28	-	9.38	3.45	-	-	-	-	-	-
	40-49세	9.73	8.52	13.6	11.67	2.53	10.2	-	-	4.76	50	9.09
	50-59세	14.42	15.47	11.82	29.27	3.48	8.69	25	4.35	8.51	25	10.81
	60-69세	10.88	14.74	3.26	15.15	1.52	21.05	-	-	-	5.88	5.55
	70세이상	10.96	14.86	4.65	17.5	2.99	15.94	17.14	-	3.1	5.88	8.1
	교육수준											
	무학	20.14	36.74	3.77	54.94	5.89	4.21	73.52	-	1.13	-	67.87
	초등	16.53	19.71	12.52	37.46	2.98	7.51	4.04	-	3.4	26.1	46.72
	중졸	16.14	13.57	22.82	17.85	4.62	11.02	-	-	-	64.65	8.16
	고졸	8.93	10.2	3.23	13.91	3.12	11.46	-	2.17	3.58	-	28.67
	대학이상	0.74	0.57	5.96	0.31	2.24	0.21	-	-	30.91	-	6.73
	의료보장											
	건강보험	2.13	2.13	-	-	2.13	-	-	-	-	-	-
	의료급여1종	6.9	6.9	-	-	6.9	-	-	-	-	-	-
	의료급여2종	-	-	-	-	-	-	-	-	-	-	-
	기타	-	-	-	-	-	-	-	-	-	-	-
여	전체	7.77	7.92	7.33	13.4	4.49	5.77	7.32	7.5	4.65	8.76	7.71
	연령											
	20-29세	0.74	0.16	2.65	-	1.45	-	-	-	-	-	6.06
	30-39세	5.2	4.58	8.1	11.37	2.6	1.75	-	33.33	5.26	-	2.86
	40-49세	5.69	6.18	3.87	14.29	3.88	3.95	-	-	5.71	12.5	1.43
	50-59세	3.98	3.53	5.09	10.81	7.23	-	-	4.23	4.82	-	7.76
	60-69세	20.88	26.03	11.02	29.31	5.22	22.22	60	7.83	5.49	14.81	13.94
	70세이상	17.72	20.14	13.53	25.72	10.28	23.02	5.56	6.16	5.86	24.07	17.63
	교육수준											
	무학	21.27	26.57	12.14	32.51	12.26	30.57	4.17	7.64	7.18	10.72	41.91
	초등	12.66	13.27	11.24	22.49	8.83	4.91	33.39	5.93	6.6	14.26	34.51
	중졸	9.22	9.93	6.86	21.28	5.38	6.11	-	-	4.29	8.64	35.86
	고졸	4.18	3.44	12.08	7.03	1.95	1.13	5.93	35.49	3.13	-	7.07
	대학이상	1.08	1.01	2.14	3.51	1.9	-	-	-	-	3.39	-
	의료보장											
	건강보험	2.2	2.49	-	6.62	7.01	-	-	-	-	-	-
	의료급여1종	6.01	6.01	-	-	20.38	-	-	-	-	-	-
	의료급여2종	-	-	-	-	-	-	-	-	-	-	-
	기타	5.14	5.14	-	-	5.14	-	-	-	-	-	-

	구분	강릉	동지역	읍면지역	동_남부	동_내륙	동_도심	동_해안	면_남부	면_내륙	면_북부	주문진읍
전체	전체	1.47	1.53	1.31	2.44	0.37	1.29	1.46	0.07	0.09	3.16	1.64
	연령											
	20-29세	-	-	-	-	-	-	-	-	-	-	-
	30-39세	0.58	0.72	-	2.23	0.35	-	-	-	-	-	-
	40-49세	0.49	0.27	1.26	0.88	0.32	-	-	-	-	-	2.79
	50-59세	2.04	1.57	3.23	3.78	0.42	1.03	-	-	-	12.48	1.92
	60-69세	4.51	6.11	1.41	6.55	0.47	6.38	10.34	-	-	1.87	2.76
	70세이상	3.92	5.12	1.9	5.69	1.21	6.19	3.81	0.45	0.5	3.34	2.99
	교육수준											
	무학	3.02	4.61	0.67	7.65	1.81	3.35	1.3	0.3	0.23	-	5.62
	초등	3.95	3.57	4.63	4.94	0.67	0.87	11.9	-	0.17	10.17	18.94
	중졸	1.53	1.45	1.76	3.98	-	-	-	-	-	4.03	4.98
	고졸	0.83	0.86	0.63	1.57	-	0.81	-	-	-	-	8.97
	대학이상	0.03	0.03	-	-	0.19	-	-	-	-	-	-
	의료보장											
	건강보험	-	-	-	-	-	-	-	-	-	-	-
	의료급여1종	4.47	4.47	-	-	11.82	-	-	-	-	-	-
	의료급여2종	-	-	-	-	-	-	-	-	-	-	-
	기타	3.7	3.7	-	-	3.7	-	-	-	-	-	-
남	전체	1.16	0.86	2.08	0.88	0.43	1.06	0.35	-	0.09	5.86	2.4
	연령											
	20-29세	-	-	-	-	-	-	-	-	-	-	-
	30-39세	0.06	0.08	-	-	0.69	-	-	-	-	-	-
	40-49세	0.62	0.07	2.38	-	0.63	-	-	-	-	-	5.45
	50-59세	3.69	2.52	6.57	4.88	0.87	2.17	-	-	-	25	4.05
	60-69세	2.15	2.64	1.18	-	-	5.26	-	-	-	-	3.17
	70세이상	2.62	3.12	1.82	3.75	-	2.9	5.71	-	0.62	5.88	1.43
	교육수준											
	무학	0.63	0.7	0.56	-	-	-	2.94	-	1.13	-	7.18
	초등	5.09	2.28	8.63	4.01	1.78	-	2.02	-	-	21.38	30.75
	중졸	0.5	-	1.81	-	-	-	-	-	-	3.77	8.16
	고졸	1.34	1.42	0.94	1.82	-	1.67	-	-	-	-	18.3
	대학이상	0.05	0.05	-	-	0.29	-	-	-	-	-	-
	의료보장											
	건강보험	-	-	-	-	-	-	-	-	-	-	-
	의료급여1종	-	-	-	-	-	-	-	-	-	-	-
	의료급여2종	-	-	-	-	-	-	-	-	-	-	-
	기타	-	-	-	-	-	-	-	-	-	-	-
여	전체	1.76	2.16	0.6	3.94	0.31	1.5	2.54	0.13	0.09	0.92	0.9
	연령											
	20-29세	-	-	-	-	-	-	-	-	-	-	-
	30-39세	1.13	1.38	-	4.55	-	-	-	-	-	-	-
	40-49세	0.37	0.46	-	1.79	-	-	-	-	-	-	-
	50-59세	0.5	0.69	-	2.7	-	-	-	-	-	-	-
	60-69세	6.6	9.21	1.61	12.07	0.87	7.41	20	-	-	3.7	2.42
	70세이상	4.62	6.17	1.94	6.67	1.87	7.94	2.78	0.68	0.42	1.85	3.85
	교육수준											
	무학	3.86	5.68	0.72	9.18	2.31	4.14	-	0.63	-	-	5.24
	초등	3.24	4.2	0.99	5.77	0.18	1.12	17.77	-	0.37	-	8.72
	중졸	2.48	2.71	1.71	9.11	-	-	-	-	-	4.32	2.57
	고졸	0.36	0.39	-	1.39	-	-	-	-	-	-	-
	대학이상	-	-	-	-	-	-	-	-	-	-	-
	의료보장											
	건강보험	-	-	-	-	-	-	-	-	-	-	-
	의료급여1종	5.08	5.08	-	-	17.24	-	-	-	-	-	-
	의료급여2종	-	-	-	-	-	-	-	-	-	-	-
	기타	5.14	5.14	-	-	5.14	-	-	-	-	-	-

부표 15. 강릉 생활권별 우울 등급 비율

		강릉				동지역				읍면지역			
		정상	의심	경향	우울	정상	의심	경향	우울	정상	의심	경향	우울
전체	전체	88.8	11.2	7.5	1.5	88.3	11.7	7.7	1.5	90.4	9.6	6.8	1.3
	연령												
	20-29세	97.6	2.4	0.5	-	97.6	2.4	0.2	-	97.7	2.3	1.5	-
	30-39세	92.4	7.6	3.8	0.6	91.6	8.4	3.9	0.7	95.6	4.4	3.5	-
	40-49세	88.6	11.4	7.7	0.5	88.5	11.5	7.3	0.3	88.7	11.3	9.0	1.3
	50-59세	86.4	13.6	9.0	2.0	86.1	13.9	9.3	1.6	87.1	12.9	8.4	3.2
	60-69세	79.5	20.5	16.2	4.5	75.1	24.9	20.7	6.1	88.0	12.0	7.4	1.4
	70세이상	79.6	20.4	15.4	3.9	76.2	23.8	18.3	5.1	85.3	14.7	10.3	1.9
	교육수준												
	무학	74.2	25.8	21.0	3.0	66.1	33.9	28.8	4.6	86.1	13.9	9.5	0.7
	초등	81.0	19.0	14.2	4.0	80.0	20.0	15.4	3.6	82.8	17.3	11.9	4.6
	중졸	84.9	15.1	12.5	1.5	86.1	13.9	11.6	1.5	81.6	18.4	15.2	1.8
	고졸	88.0	12.0	6.5	0.8	87.4	12.6	6.5	0.9	91.8	8.2	6.2	0.6
	대학이상	96.7	3.3	0.9	-	96.8	3.2	0.8	-	94.5	5.5	3.5	-
	의료보장												
	건강보험	95.9	4.1	2.2	-	95.4	4.6	2.4	-	100.0	-	-	-
	의료급여1종	93.1	6.9	6.1	4.5	93.1	6.9	6.1	4.5	-	-	-	-
	의료급여2종	100.0	-	-	-	100.0	-	-	-	-	-	-	-
	기타	96.3	3.7	3.7	3.7	96.3	3.7	3.7	3.7	-	-	-	-
남	전체	89.2	10.8	7.2	1.2	88.3	11.8	7.5	0.9	92.1	7.9	6.1	2.1
	연령												
	20-29세	99.5	0.5	0.3	-	99.4	0.6	0.3	-	100.0	-	-	-
	30-39세	92.9	7.1	2.6	0.1	91.3	8.7	3.3	0.1	98.4	1.6	-	-
	40-49세	85.8	14.2	9.7	0.6	86.4	13.6	8.5	0.1	83.9	16.1	13.6	2.4
	50-59세	81.7	18.3	14.4	3.7	80.1	19.9	15.5	2.5	85.8	14.2	11.8	6.6
	60-69세	84.6	15.4	10.9	2.2	79.0	21.0	14.7	2.6	95.8	4.3	3.3	1.2
	70세이상	83.9	16.1	11.0	2.6	78.8	21.2	14.9	3.1	92.2	7.8	4.7	1.8
	교육수준												
	무학	78.7	21.3	20.1	0.6	62.6	37.5	36.7	0.7	94.6	5.4	3.8	0.6
	초등	77.6	22.4	16.5	5.1	71.0	29.1	19.7	2.3	86.0	14.0	12.5	8.6
	중졸	82.2	17.8	16.1	0.5	84.8	15.2	13.6	-	75.4	24.6	22.8	1.8
	고졸	84.3	15.7	8.9	1.3	81.8	18.2	10.2	1.4	95.3	4.7	3.2	0.9
	대학이상	97.0	3.0	0.7	0.1	97.2	2.8	0.6	0.1	88.6	11.4	6.0	-
	의료보장												
	건강보험	96.8	3.2	2.1	-	96.8	3.2	2.1	-	-	-	-	-
	의료급여1종	93.1	6.9	6.9	-	93.1	6.9	6.9	-	-	-	-	-
	의료급여2종	100.0	-	-	-	100.0	-	-	-	-	-	-	-
	기타	100.0	-	-	-	100.0	-	-	-	-	-	-	-
여	전체	88.4	11.6	7.8	1.8	88.3	11.7	7.9	2.2	88.8	11.2	7.3	0.6
	연령												
	20-29세	95.7	4.3	0.7	-	95.7	4.3	0.2	-	96.0	4.0	2.7	-
	30-39세	91.9	8.1	5.2	1.1	91.9	8.1	4.6	1.4	91.9	8.1	8.1	-
	40-49세	91.3	8.7	5.7	0.4	90.5	9.5	6.2	0.5	93.9	6.1	3.9	-
	50-59세	90.8	9.3	4.0	0.5	91.7	8.3	3.5	0.7	88.4	11.6	5.1	-
	60-69세	75.0	25.0	20.9	6.6	71.7	28.3	26.0	9.2	81.4	18.6	11.0	1.6
	70세이상	77.3	22.7	17.7	4.6	74.9	25.1	20.1	6.2	81.4	18.6	13.5	1.9
	교육수준												
	무학	72.6	27.4	21.3	3.9	67.1	32.9	26.6	5.7	82.1	17.9	12.1	0.7
	초등	83.1	16.9	12.7	3.2	84.5	15.5	13.3	4.2	79.8	20.2	11.2	1.0
	중졸	87.5	12.5	9.2	2.5	87.2	12.8	9.9	2.7	88.4	11.6	6.9	1.7
	고졸	91.4	8.6	4.2	0.4	92.0	8.0	3.4	0.4	84.8	15.2	12.1	-
	대학이상	96.3	3.7	1.1	-	96.2	3.8	1.0	-	97.9	2.1	2.1	-
	의료보장												
	건강보험	95.8	4.2	2.2	-	95.2	4.8	2.5	-	100.0	-	-	-
	의료급여1종	93.1	6.9	6.0	5.1	93.1	6.9	6.0	5.1	-	-	-	-
	의료급여2종	100.0	-	-	-	100.0	-	-	-	-	-	-	-
	기타	94.9	5.1	5.1	5.1	94.9	5.1	5.1	5.1	-	-	-	-

(단위: %)

동_남부				동_내륙				동_도심				동_해안			
정상	의심	경향	우울	정상	의심	경향	우울	정상	의심	경향	우울	정상	의심	경향	우울
82.0	18.0	12.6	2.4	94.1	5.9	3.7	0.4	89.8	10.2	6.3	1.3	91.6	8.4	6.1	1.5
97.2	2.8	-	-	96.6	3.4	2.0	-	97.6	2.4	-	-	100.0	-	-	-
82.7	17.4	10.4	2.2	94.7	5.3	3.0	0.4	94.8	5.2	0.9	-	100.0	-	-	-
81.9	18.1	13.0	0.9	94.4	5.6	3.2	0.3	90.0	10.0	6.9	-	91.7	8.3	-	-
73.7	26.3	19.9	3.8	91.5	8.6	5.4	0.4	90.8	9.2	4.1	1.0	87.6	12.4	12.4	-
72.0	28.0	22.8	6.6	94.4	5.6	3.5	0.5	73.3	26.7	21.7	6.4	69.0	31.0	31.0	10.3
69.7	30.3	23.0	5.7	89.6	10.4	7.7	1.2	73.8	26.2	20.6	6.2	87.6	12.4	9.6	3.8
54.5	45.5	36.3	7.7	85.1	14.9	10.9	1.8	72.0	28.0	25.5	3.4	65.2	34.8	34.8	1.3
62.6	37.4	29.5	4.9	91.7	8.3	7.0	0.7	90.4	9.6	5.5	0.9	76.2	23.8	22.5	11.9
74.7	25.3	19.4	4.0	93.2	6.8	5.1	-	91.7	8.4	8.4	-	100.0	-	-	-
83.9	16.1	9.8	1.6	95.8	4.2	2.4	-	87.5	12.5	6.1	0.8	90.9	9.1	3.2	-
95.7	4.4	1.9	-	94.9	5.1	2.1	0.2	97.0	3.0	0.1	-	100.0	-	-	-
93.4	6.6	6.6	-	93.3	6.7	4.7	-	93.1	6.9	-	-	100.0	-	-	-
100.0	-	-	-	81.7	18.3	16.1	11.8	-	-	-	-	-	-	-	-
-	-	-	-	100.0	-	-	-	100.0	-	-	-	-	-	-	-
-	-	-	-	96.3	3.7	3.7	3.7	-	-	-	-	-	-	-	-
82.5	17.5	11.7	0.9	95.5	4.6	2.8	0.4	89.3	10.7	6.9	1.1	90.9	9.1	4.7	0.4
100.0	-	-	-	95.0	5.0	2.5	-	100.0	-	-	-	100.0	-	-	-
81.3	18.8	9.4	-	95.9	4.1	3.5	0.7	94.9	5.1	-	-	100.0	-	-	-
81.7	18.3	11.7	-	95.6	4.4	2.5	0.6	87.8	12.2	10.2	-	83.3	16.7	-	-
63.4	36.6	29.3	4.9	93.9	6.1	3.5	0.9	87.0	13.0	8.7	2.2	75.0	25.0	25.0	-
81.8	18.2	15.2	-	97.0	3.0	1.5	-	68.4	31.6	21.1	5.3	100.0	-	-	-
73.8	26.3	17.5	3.8	95.7	4.3	3.0	-	76.8	23.2	15.9	2.9	80.0	20.0	17.1	5.7
42.8	57.2	54.9	-	94.1	5.9	5.9	-	95.8	4.2	4.2	-	26.5	73.5	73.5	2.9
53.8	46.2	37.5	4.0	96.2	3.8	3.0	1.8	74.1	25.9	7.5	-	96.0	4.0	4.0	2.0
78.5	21.5	17.9	-	94.8	5.2	4.6	-	89.0	11.0	11.0	-	100.0	-	-	-
74.9	25.1	13.9	1.8	94.4	5.6	3.1	-	82.5	17.5	11.5	1.7	87.1	12.9	-	-
94.8	5.2	0.3	-	95.6	4.4	2.2	0.3	98.0	2.0	0.2	-	100.0	-	-	-
-	-	-	-	96.8	3.2	2.1	-	-	-	-	-	-	-	-	-
-	-	-	-	93.1	6.9	6.9	-	-	-	-	-	-	-	-	-
-	-	-	-	100.0	-	-	-	-	-	-	-	-	-	-	-
-	-	-	-	100.0	-	-	-	-	-	-	-	-	-	-	-
81.4	18.6	13.4	3.9	92.8	7.2	4.5	0.3	90.3	9.7	5.8	1.5	92.4	7.6	7.3	2.5
94.1	5.9	-	-	98.6	1.5	1.5	-	95.0	5.0	-	-	100.0	-	-	-
84.1	15.9	11.4	4.6	93.5	6.5	2.6	-	94.7	5.3	1.8	-	100.0	-	-	-
82.1	17.9	14.3	1.8	93.2	6.8	3.9	-	92.1	7.9	4.0	-	100.0	-	-	-
83.8	16.2	10.8	2.7	89.2	10.8	7.2	-	94.3	5.7	-	-	100.0	-	-	-
63.8	36.2	29.3	12.1	92.2	7.8	5.2	0.9	77.8	22.2	22.2	7.4	40.0	60.0	60.0	20.0
67.6	32.4	25.7	6.7	86.2	13.8	10.3	1.9	72.2	27.8	23.0	7.9	91.7	8.3	5.6	2.8
56.8	43.2	32.5	9.2	82.6	17.4	12.3	2.3	66.3	33.7	30.6	4.1	95.8	4.2	4.2	-
70.4	29.7	22.5	5.8	89.7	10.3	8.8	0.2	95.1	4.9	4.9	1.1	64.5	35.5	33.4	17.8
69.9	30.1	21.3	9.1	92.3	7.7	5.4	-	93.9	6.1	6.1	-	100.0	-	-	-
90.0	10.0	7.0	1.4	96.7	3.3	2.0	-	92.1	7.9	1.1	-	94.1	5.9	5.9	-
96.5	3.5	3.5	-	93.7	6.4	1.9	-	95.9	4.1	-	-	100.0	-	-	-
93.4	6.6	6.6	-	90.2	9.8	7.0	-	93.1	6.9	-	-	100.0	-	-	-
100.0	-	-	-	76.5	23.5	20.4	17.2	-	-	-	-	-	-	-	-
-	-	-	-	100.0	-	-	-	100.0	-	-	-	-	-	-	-
-	-	-	-	94.9	5.1	5.1	5.1	-	-	-	-	-	-	-	-

면_남부 정상	의심	경향	우울	면_내륙 정상	의심	경향	우울	면_북부 정상	의심	경향	우울	주문진읍 정상	의심	경향	우울
93.5	6.5	4.1	0.1	93.8	6.3	4.1	0.1	82.0	18.0	13.2	3.2	91.0	9.0	6.5	1.6
100.0	-	-	-	100.0	-	-	-	100.0	-	-	-	95.8	4.2	2.8	-
86.4	13.7	13.7	-	97.8	2.2	2.2	-	100.0	-	-	-	96.7	3.3	1.3	-
98.0	2.0	-	-	89.6	10.4	5.2	-	68.1	32.0	32.0	-	92.3	7.7	5.4	2.8
90.7	9.3	4.3	-	90.4	9.6	6.7	-	76.0	24.0	12.5	12.5	89.1	10.9	9.2	1.9
91.8	8.2	4.4	-	95.4	4.6	2.8	-	80.2	19.8	10.4	1.9	85.8	14.2	10.2	2.8
92.7	7.3	4.1	0.5	93.7	6.3	4.8	0.5	75.6	24.4	17.4	3.3	80.1	19.9	14.3	3.0
92.6	7.4	3.7	0.3	91.1	8.9	6.0	0.2	85.5	14.5	8.5	-	46.2	53.8	46.9	5.6
92.0	8.0	3.4	-	94.1	5.9	4.9	0.2	68.7	31.3	19.9	10.2	55.2	44.9	40.2	18.9
98.2	1.8	-	-	98.0	2.0	1.2	-	59.8	40.2	38.2	4.0	54.2	45.8	23.9	5.0
89.0	11.1	10.8	-	93.6	6.4	3.4	-	96.4	3.6	-	-	81.3	18.7	17.7	9.0
100.0	-	-	-	80.6	19.4	9.7	-	97.7	2.3	2.3	-	98.5	1.5	1.5	-
-	-	-	-	100.0	-	-	-	100.0	-	-	-	100.0	-	-	-
-	-	-	-	-	-	-	-	-	-	-	-	-	-	-	-
-	-	-	-	-	-	-	-	-	-	-	-	-	-	-	-
-	-	-	-	-	-	-	-	-	-	-	-	-	-	-	-
98.0	2.0	0.7	-	93.6	6.4	3.3	0.1	81.5	18.5	18.5	5.9	92.6	7.4	5.1	2.4
100.0	-	-	-	-	-	-	-	-	-	-	-	100.0	-	-	-
100.0	-	-	-	100.0	-	-	-	100.0	-	-	-	96.3	3.7	-	-
100.0	-	-	-	85.7	14.3	4.8	-	50.0	50.0	50.0	-	89.1	10.9	9.1	5.5
91.3	8.7	4.4	-	89.4	10.6	8.5	-	75.0	25.0	25.0	25.0	86.5	13.5	10.8	4.1
98.0	2.0	-	-	98.8	1.3	-	-	94.1	5.9	5.9	-	93.7	6.3	5.6	3.2
97.1	2.9	-	-	96.3	3.7	3.1	0.6	94.1	5.9	5.9	5.9	84.8	15.2	8.1	1.4
98.2	1.8	-	-	97.7	2.3	1.1	1.1	100.0	-	-	-	25.0	75.1	67.9	7.2
96.3	3.7	-	-	95.8	4.2	3.4	-	73.9	26.1	26.1	21.4	53.3	46.7	46.7	30.8
100.0	-	-	-	100.0	-	-	-	35.4	64.7	64.7	3.8	63.6	36.4	8.2	8.2
97.5	2.5	2.2	-	91.0	9.0	3.6	-	100.0	-	-	-	71.3	28.7	28.7	18.3
100.0	-	-	-	38.2	61.8	30.9	-	100.0	-	-	-	93.3	6.7	6.7	-
-	-	-	-	-	-	-	-	-	-	-	-	-	-	-	-
-	-	-	-	-	-	-	-	-	-	-	-	-	-	-	-
-	-	-	-	-	-	-	-	-	-	-	-	-	-	-	-
-	-	-	-	-	-	-	-	-	-	-	-	-	-	-	-
89.1	10.9	7.5	0.1	93.9	6.1	4.7	0.1	82.3	17.7	8.8	0.9	89.4	10.6	7.7	0.9
100.0	-	-	-	100.0	-	-	-	100.0	-	-	-	90.9	9.1	6.1	-
66.7	33.3	33.3	-	94.7	5.3	5.3	-	100.0	-	-	-	97.1	2.9	2.9	-
95.5	4.6	-	-	94.3	5.7	5.7	-	87.5	12.5	12.5	-	95.7	4.3	1.4	-
90.1	9.9	4.2	-	91.6	8.4	4.8	-	76.9	23.1	-	-	91.4	8.6	7.8	-
87.0	13.1	7.8	-	92.3	7.7	5.5	-	66.7	33.3	14.8	3.7	79.4	20.6	13.9	2.4
90.4	9.6	6.2	0.7	92.1	8.0	5.9	0.4	64.8	35.2	24.1	1.9	77.6	22.4	17.6	3.9
86.4	13.6	7.6	0.6	89.4	10.6	7.2	-	81.8	18.2	10.7	-	51.3	48.7	41.9	5.2
88.7	11.3	5.9	-	92.1	7.9	6.6	0.4	64.1	36.0	14.3	-	56.8	43.2	34.5	8.7
97.1	2.9	-	-	92.7	7.3	4.3	-	87.0	13.0	8.6	4.3	47.0	53.0	35.9	2.6
64.5	35.5	35.5	-	96.9	3.1	3.1	-	85.8	14.2	-	-	91.0	9.1	7.1	-
100.0	-	-	-	100.0	-	-	-	96.6	3.4	3.4	-	100.0	-	-	-
-	-	-	-	100.0	-	-	-	100.0	-	-	-	100.0	-	-	-
-	-	-	-	-	-	-	-	-	-	-	-	-	-	-	-
-	-	-	-	-	-	-	-	-	-	-	-	-	-	-	-
-	-	-	-	-	-	-	-	-	-	-	-	-	-	-	-

		강릉		동지역		읍면지역	
		평균	표준편차	평균	표준편차	평균	표준편차
전체	전체	42.0	31.0	42.3	35.2	41.0	24.2
	연령						
	20-29세	43.3	50.2	44.0	42.7	40.4	67.2
	30-39세	42.8	41.3	42.9	40.0	42.4	45.7
	40-49세	41.9	42.5	41.9	46.4	42.0	34.0
	50-59세	41.1	34.3	41.3	43.6	40.6	23.3
	60-69세	41.4	28.4	41.8	39.2	40.4	18.4
	70세이상	39.5	15.6	39.7	17.5	39.0	13.0
	교육수준						
	무학	39.3	19.9	40.0	21.5	37.8	16.6
	초등	41.0	25.1	41.3	27.7	40.2	20.4
	중졸	41.6	33.3	41.9	38.3	40.5	21.9
	고졸	42.0	45.7	42.0	45.6	42.1	46.1
	대학이상	43.3	42.4	43.4	43.2	42.5	32.1
	의료보장						
	건강보험	41.8	21.4	42.2	20.5	39.6	33.4
	의료급여1종	43.2	11.4	43.2	11.4	-	-
	의료급여2종	40.3	63.6	40.3	63.6	-	-
	기타	39.1	18.6	39.1	18.6	-	-
남	전체	42.4	33.0	42.8	36.2	41.3	28.0
	연령						
	20-29세	42.7	52.8	43.6	42.2	38.6	85.1
	30-39세	43.9	40.1	44.1	35.4	43.4	57.5
	40-49세	42.5	41.6	42.6	43.2	42.2	38.5
	50-59세	41.2	35.0	41.5	42.0	40.5	26.5
	60-69세	41.6	31.3	41.8	47.5	41.1	19.2
	70세이상	40.0	15.0	39.9	16.9	40.0	13.1
	교육수준						
	무학	38.5	19.8	39.5	20.1	37.5	18.8
	초등	41.5	25.7	42.0	28.5	40.8	22.1
	중졸	41.3	30.4	41.7	36.1	40.1	20.5
	고졸	42.1	46.7	42.1	42.7	42.1	57.2
	대학이상	44.0	38.0	44.0	38.4	43.2	31.5
	의료보장						
	건강보험	42.0	14.1	42.0	14.1	-	-
	의료급여1종	43.1	8.1	43.1	8.1	-	-
	의료급여2종	33.2	-	33.2	-	-	-
	기타	41.2	3.6	41.2	3.6	-	-
여	전체	41.6	29.2	41.9	34.2	40.7	20.8
	연령						
	20-29세	43.8	46.2	44.4	43.1	41.8	49.6
	30-39세	41.6	40.2	41.8	42.3	40.8	33.2
	40-49세	41.4	43.0	41.3	48.7	41.8	30.0
	50-59세	41.1	33.8	41.1	45.1	40.7	20.8
	60-69세	41.3	26.1	41.8	33.9	39.8	17.5
	70세이상	39.2	15.9	39.5	17.8	38.4	12.7
	교육수준						
	무학	39.5	19.9	40.1	21.8	38.1	15.8
	초등	40.7	24.7	41.0	27.2	39.3	18.2
	중졸	42.0	36.4	42.2	40.3	41.1	24.1
	고졸	42.0	44.7	41.9	48.2	42.2	21.8
	대학이상	42.6	48.4	42.7	50.2	42.1	33.1
	의료보장						
	건강보험	41.8	25.2	42.3	24.2	39.6	33.4
	의료급여1종	43.3	13.4	43.3	13.4	-	-
	의료급여2종	40.4	89.4	40.4	89.4	-	-
	기타	38.3	20.5	38.3	20.5	-	-

부표 16. 강릉 생활권별 일반적 신체건강(PCS) 점수 (계속)

동_남부		동_내륙		동_도심		동_해안	
평균	표준편차	평균	표준편차	평균	표준편차	평균	표준편차
41.9	39.6	42.3	16.1	42.5	55.0	42.3	57.0
42.8	75.4	44.3	16.8	44.5	97.5	44.4	161.7
43.3	46.9	44.2	17.9	42.3	56.8	43.3	69.0
41.8	53.3	41.5	18.8	42.0	60.3	42.0	77.2
39.8	42.4	41.2	19.9	42.4	62.0	39.4	78.8
41.3	45.8	40.7	19.3	41.6	66.6	44.5	47.5
39.5	18.5	38.5	8.7	40.3	27.8	39.0	28.2
39.5	25.3	39.4	12.1	41.1	34.1	38.9	29.1
40.5	29.9	39.4	13.3	42.3	44.5	41.7	46.6
42.2	43.3	41.0	15.3	41.7	60.5	44.1	21.5
42.1	44.8	43.2	17.3	42.2	58.8	40.8	66.6
42.9	52.9	44.3	16.8	43.4	66.7	43.4	75.4
41.0	16.8	40.9	15.2	46.1	42.5	41.8	95.8
-	-	43.2	11.4	-	-	-	-
-	-	33.2	-	40.4	89.4	-	-
-	-	39.1	18.6	-	-	-	-
41.8	48.9	43.2	14.6	43.0	54.5	43.7	61.3
41.1	121.9	44.4	14.2	44.1	150.9	46.6	194.7
44.3	53.2	45.1	15.5	43.6	59.7	44.5	43.2
41.7	54.2	42.5	15.6	42.8	54.7	43.3	97.1
40.7	47.1	41.6	16.5	42.2	50.6	40.0	127.0
40.1	60.2	41.2	17.9	41.8	76.0	45.7	58.9
39.2	21.8	39.7	8.7	40.9	24.3	38.4	20.2
38.4	30.7	39.9	12.0	41.2	28.7	38.4	19.6
41.6	32.9	40.6	10.4	41.2	48.8	45.8	39.4
43.5	49.6	41.1	13.8	40.4	45.5	40.1	10.1
41.8	47.8	43.6	13.6	42.4	54.3	41.1	75.5
41.8	59.4	44.6	14.9	44.6	59.8	44.3	66.7
-	-	42.0	14.1	-	-	-	-
-	-	43.1	8.1	-	-	-	-
-	-	33.2	-	-	-	-	-
-	-	41.2	3.6	-	-	-	-
41.9	33.6	41.6	17.0	42.1	55.0	40.9	49.8
44.4	45.4	44.3	21.5	44.9	80.0	41.8	-
42.4	41.1	43.3	21.1	41.2	52.5	41.7	84.1
41.9	53.0	40.8	21.5	41.2	63.1	40.7	64.8
39.0	37.1	41.0	22.2	42.6	73.1	38.8	56.4
42.2	36.8	40.4	20.0	41.5	61.0	43.4	33.3
39.7	17.1	37.8	8.5	39.9	29.4	39.3	34.4
39.8	24.5	39.2	12.2	41.1	35.3	39.3	33.7
39.5	27.2	38.9	14.4	42.6	42.8	39.4	43.8
40.7	34.8	41.0	16.8	42.8	68.9	44.3	25.7
42.3	42.6	42.8	21.4	42.0	62.2	40.6	61.6
44.1	40.8	44.0	21.2	42.1	70.2	42.1	94.5
41.0	16.8	39.8	15.6	46.1	42.5	41.8	95.8
-	-	43.3	13.4	-	-	-	-
-	-	-	-	40.4	89.4	-	-
-	-	38.3	20.5	-	-	-	-

면_남부		면_내륙		면_북부		주문진읍	
평균	표준편차	평균	표준편차	평균	표준편차	평균	표준편차
38.8	33.1	41.9	17.6	41.1	55.4	41.5	21.4
34.0	144.5	46.1	33.3	42.9	81.0	42.0	43.1
39.0	108.9	42.6	31.5	43.3	265.0	42.9	32.9
44.2	43.3	42.8	26.2	40.3	38.3	41.7	34.2
40.7	28.8	41.1	18.7	37.2	65.8	41.3	20.8
39.7	20.8	41.1	16.9	42.1	26.9	40.2	17.8
37.7	15.6	38.8	11.2	38.9	33.2	39.6	11.3
38.0	19.3	39.5	12.9	35.2	33.4	39.5	13.2
40.3	22.0	41.1	16.2	38.9	44.1	39.6	20.6
41.5	24.0	41.4	18.3	38.5	27.2	38.8	21.8
37.2	76.0	43.1	22.8	46.2	57.2	40.8	22.0
42.8	53.8	42.4	24.6	42.2	42.9	44.2	37.4
-	-	38.7	18.5	39.9	25.4	39.1	56.1
-	-	-	-	-	-	-	-
-	-	-	-	-	-	-	-
-	-	-	-	-	-	-	-
38.8	39.5	42.2	19.5	42.5	67.2	41.7	23.4
32.4	164.2	-	-	-	-	41.5	59.9
37.3	-	43.6	51.0	49.2	-	43.2	39.8
45.2	49.6	44.0	33.0	39.8	52.7	41.2	33.9
40.9	35.1	40.5	20.8	37.3	84.8	42.0	19.0
40.4	24.1	41.4	18.5	43.2	29.7	40.7	17.0
37.6	13.6	39.9	11.1	42.1	39.8	40.2	11.1
37.7	21.0	39.8	12.7	35.0	52.5	37.6	9.5
41.1	23.6	41.1	17.1	39.4	56.2	41.6	20.7
40.8	21.2	41.3	19.9	38.3	31.2	39.6	13.1
36.7	83.8	43.3	25.9	47.6	63.6	41.0	14.5
42.8	53.8	47.1	23.1	41.6	4.5	46.3	22.3
-	-	-	-	-	-	-	-
-	-	-	-	-	-	-	-
-	-	-	-	-	-	-	-
38.6	25.9	41.6	16.0	39.2	38.4	41.2	19.9
35.8	158.5	46.1	33.3	42.9	81.0	42.5	26.5
46.1	-	41.1	18.7	35.2	-	42.4	26.5
41.2	29.7	41.2	19.2	41.5	20.5	42.2	34.5
40.2	23.8	41.9	16.8	36.8	7.7	40.8	21.8
38.4	16.8	40.7	15.1	40.0	21.8	39.8	18.3
37.8	17.4	38.1	11.0	35.0	21.9	39.2	11.3
38.8	18.7	39.4	13.0	35.3	24.9	40.0	13.7
38.7	19.5	41.2	15.1	37.4	21.8	37.9	19.8
42.3	27.5	41.9	13.5	39.4	21.8	38.2	30.4
43.6	27.6	42.8	17.7	41.5	22.1	40.6	27.4
-	-	40.2	19.8	42.5	54.8	43.6	46.1
-	-	38.7	18.5	39.9	25.4	39.1	56.1
-	-	-	-	-	-	-	-
-	-	-	-	-	-	-	-
-	-	-	-	-	-	-	-

부표 17. 강릉 생활권별 일반적 정신건강(MCS) 점수

		강릉		동지역		읍면지역	
		평균	표준편차	평균	표준편차	평균	표준편차
전체	전체	45.9	39.8	46.0	44.3	45.5	33.1
	연령						
	20-29세	46.6	56.9	46.6	54.2	46.5	67.5
	30-39세	45.6	59.7	45.5	57.0	45.9	69.0
	40-49세	45.5	56.0	45.6	57.9	44.9	52.1
	50-59세	46.0	45.5	46.4	54.9	44.7	34.8
	60-69세	45.6	36.7	45.6	47.7	45.7	27.7
	70세이상	46.5	21.1	47.1	23.2	45.3	18.1
	교육수준						
	무학	47.1	28.7	46.4	30.1	48.5	26.0
	초등	46.3	35.0	46.6	38.9	45.3	27.8
	중졸	45.6	41.5	45.9	44.6	44.6	35.2
	고졸	46.1	57.0	46.2	61.8	45.6	34.1
	대학이상	46.1	51.4	46.0	51.2	47.6	53.3
	의료보장						
	건강보험	46.3	24.8	45.7	23.2	50.1	41.7
	의료급여1종	45.1	13.8	45.1	13.8	-	-
	의료급여2종	43.6	81.1	43.6	81.1	-	-
	기타	53.1	12.2	53.1	12.2	-	-
남	전체	45.5	42.2	45.8	45.6	44.6	37.3
	연령						
	20-29세	46.7	54.5	47.2	50.9	44.7	70.8
	30-39세	44.2	63.7	44.3	58.5	43.8	84.8
	40-49세	45.4	57.0	45.7	54.3	44.5	62.0
	50-59세	45.3	45.3	45.9	50.2	44.1	39.5
	60-69세	45.1	37.2	44.8	48.8	45.9	30.1
	70세이상	47.0	19.9	47.6	21.4	45.6	18.2
	교육수준						
	무학	46.8	31.1	46.2	30.7	47.4	31.6
	초등	45.1	32.1	45.5	33.8	44.4	30.1
	중졸	45.9	39.5	46.4	41.9	44.3	35.4
	고졸	46.0	57.5	46.2	63.0	45.0	36.5
	대학이상	45.8	49.1	45.8	47.9	45.8	67.9
	의료보장						
	건강보험	46.6	18.4	46.6	18.4	-	-
	의료급여1종	47.8	11.3	47.8	11.3	-	-
	의료급여2종	49.3	-	49.3	-	-	-
	기타	54.0	20.3	54.0	20.3	-	-
여	전체	46.3	37.8	46.3	43.4	46.5	29.2
	연령						
	20-29세	46.4	60.1	46.0	58.6	47.8	63.0
	30-39세	47.1	52.6	46.7	53.4	49.3	47.7
	40-49세	45.5	55.2	45.5	61.1	45.3	42.7
	50-59세	46.6	45.4	46.8	58.7	45.6	30.8
	60-69세	46.1	36.2	46.3	46.8	45.4	25.4
	70세이상	46.3	21.8	46.8	24.1	45.1	17.9
	교육수준						
	무학	47.3	28.0	46.5	29.9	49.3	23.9
	초등	47.1	36.5	47.2	41.2	46.8	25.0
	중졸	45.4	43.8	45.5	47.0	45.1	35.1
	고졸	46.2	56.6	46.1	60.8	47.2	29.1
	대학이상	46.4	55.2	46.3	57.0	48.7	36.8
	의료보장						
	건강보험	46.3	28.3	45.5	26.1	50.1	41.7
	의료급여1종	43.3	14.8	43.3	14.8	-	-
	의료급여2종	43.6	114.4	43.6	114.4	-	-
	기타	52.8	11.5	52.8	11.5	-	-

(단위: 점)

동_남부		동_내륙		동_도심		동_해안	
평균	표준편차	평균	표준편차	평균	표준편차	평균	표준편차
45.5	51.4	45.5	21.3	46.6	67.1	45.4	70.3
47.4	93.6	43.0	25.0	47.2	127.1	45.5	75.2
44.6	78.2	44.3	27.0	46.3	75.7	45.9	73.3
43.7	62.1	46.2	27.3	47.0	69.7	43.5	111.3
46.4	57.6	46.5	23.3	46.2	76.0	47.6	116.2
44.9	50.4	48.2	23.4	46.0	84.6	42.8	70.4
47.0	27.0	47.7	11.0	46.5	35.1	49.0	35.9
45.6	38.0	46.9	14.6	45.9	48.1	49.9	35.7
45.1	41.6	47.9	16.8	46.6	65.8	48.7	64.4
44.8	50.5	47.0	20.4	46.9	64.1	42.9	63.9
45.1	58.3	44.0	23.5	47.2	79.7	44.5	90.8
46.6	71.8	44.3	25.4	46.4	69.8	44.9	94.4
44.5	57.2	47.2	17.4	42.5	73.7	46.1	73.5
-	-	45.1	13.8	-	-	-	-
-	-	49.3	-	43.6	114.4	-	-
-	-	53.1	12.2	-	-	-	-
44.4	57.4	45.1	21.1	46.7	71.3	45.5	69.1
45.0	135.8	43.5	21.9	49.5	185.3	45.1	104.3
42.7	82.1	43.5	26.4	45.2	98.2	45.5	89.2
43.5	64.3	45.0	23.3	46.9	58.8	45.9	155.9
45.2	56.0	47.1	19.8	46.4	65.7	44.7	129.0
45.8	52.1	48.2	25.0	43.7	80.2	44.4	77.7
48.1	29.3	48.3	10.9	47.0	31.2	48.0	22.5
43.1	54.4	45.9	15.4	46.0	35.9	50.4	19.8
44.2	44.6	49.0	14.8	45.3	48.2	46.8	45.1
44.8	52.4	48.9	14.6	47.3	63.2	48.2	27.2
43.0	55.6	45.0	19.5	47.3	90.2	46.9	94.6
46.1	67.7	44.1	23.7	46.6	71.0	44.1	103.0
-	-	46.6	18.4	-	-	-	-
-	-	47.8	11.3	-	-	-	-
-	-	49.3	-	-	-	-	-
-	-	54.0	20.3	-	-	-	-
46.4	47.1	45.8	21.4	46.5	64.4	45.4	71.8
49.7	63.7	42.5	30.7	44.7	92.0	46.0	-
46.2	72.9	45.1	27.7	47.2	56.9	46.5	63.2
44.0	60.4	47.0	30.9	47.1	76.4	41.1	75.1
47.5	58.7	46.2	25.7	45.9	86.7	50.5	109.1
44.2	49.6	48.3	22.6	48.1	82.0	41.3	64.8
46.4	26.0	47.4	11.1	46.2	37.2	49.5	45.2
46.1	35.1	47.1	14.5	45.9	50.4	49.6	42.7
45.9	39.4	47.5	17.6	47.0	71.4	49.7	77.8
44.7	49.3	45.8	24.5	46.5	65.8	42.6	85.6
46.5	57.7	43.2	27.9	47.0	71.5	42.3	81.7
47.2	77.1	44.7	29.6	46.1	68.9	46.2	75.0
44.5	57.2	47.8	16.5	42.5	73.7	46.1	73.5
-	-	43.3	14.8	-	-	-	-
-	-	-	-	43.6	114.4	-	-
-	-	52.8	11.5	-	-	-	-

면_남부		면_내륙		면_북부		주문진읍	
평균	표준편차	평균	표준편차	평균	표준편차	평균	표준편차
47.9	34.8	44.8	25.9	46.7	72.5	44.6	32.3
49.5	115.7	44.7	147.8	50.1	96.9	44.6	55.5
51.2	40.2	41.5	47.4	49.5	278.3	44.1	59.4
45.2	68.8	44.4	46.6	46.2	89.0	44.5	48.8
45.0	36.4	45.8	26.6	43.2	73.2	44.7	36.6
46.6	27.8	46.1	24.5	44.5	46.6	45.4	27.7
48.0	20.1	46.8	14.5	41.8	46.5	44.3	16.1
49.9	25.6	46.5	17.1	50.5	83.6	44.4	18.0
46.3	29.8	46.0	24.1	41.5	60.3	46.3	23.2
47.9	30.0	41.1	31.6	43.9	55.7	46.6	32.8
45.0	45.4	46.3	29.0	45.4	55.6	45.3	27.0
49.7	62.4	43.7	50.9	49.7	59.9	42.5	38.2
-	-	49.2	18.3	51.0	78.7	48.0	37.8
-	-	-	-	-	-	-	-
-	-	-	-	-	-	-	-
-	-	-	-	-	-	-	-
46.7	40.0	43.9	29.3	44.2	69.1	44.0	37.3
45.5	96.3	-	-	-	-	44.3	69.4
51.8	-	38.9	71.3	43.3	-	42.1	75.5
44.0	86.1	43.2	61.8	48.1	100.5	43.8	53.6
43.7	45.4	45.9	28.9	42.3	85.7	44.4	40.4
46.3	30.8	46.6	22.7	45.5	61.4	45.5	30.8
49.2	18.1	47.3	13.8	38.5	48.0	45.7	15.9
50.9	28.2	48.0	14.3	36.6	49.6	40.3	22.1
45.3	35.0	45.5	25.0	41.6	60.5	44.0	23.4
46.6	32.8	41.4	32.7	44.5	67.3	50.8	18.7
45.0	47.4	45.1	29.3	45.3	70.3	42.5	27.6
49.7	62.4	32.8	59.0	49.4	67.8	39.0	52.5
-	-	-	-	-	-	-	-
-	-	-	-	-	-	-	-
-	-	-	-	-	-	-	-
-	-	-	-	-	-	-	-
50.0	27.4	45.7	22.8	50.1	66.1	45.2	28.0
54.2	71.5	44.7	147.8	50.1	96.9	45.0	44.4
48.6	-	45.7	24.7	58.0	-	46.7	37.3
48.6	36.8	46.0	33.2	42.3	75.0	45.2	44.7
48.2	26.2	45.7	24.9	49.4	9.2	45.0	34.0
47.1	24.8	45.5	26.4	42.7	23.2	45.3	25.3
47.3	21.7	46.4	15.0	45.9	42.3	43.5	16.1
47.7	23.7	46.0	17.8	55.7	47.8	45.2	16.7
48.0	22.1	46.5	23.3	41.4	67.1	48.2	22.0
49.1	25.5	40.1	29.0	40.3	22.0	43.4	42.7
44.6	42.0	48.0	26.9	45.9	47.4	48.0	22.7
-	-	48.9	23.0	49.8	66.6	43.4	31.4
-	-	49.2	18.3	51.0	78.7	48.0	37.8
-	-	-	-	-	-	-	-
-	-	-	-	-	-	-	-
-	-	-	-	-	-	-	-

부표 18. 강릉시 생활권별 현재흡연률　　　　　　　　　　　　　　　　　　　　(단위: %)

		강릉	동	읍면	동_남부	동_내륙	동_도심	동_해안	면_남부	면_내륙	면_북부	주문진읍
전체	전체	26.08	25.37	27.8	29.56	20.95	21.47	37.96	35.2	28.65	19.64	27.22
	연령											
	20-29세	14.22	12.94	18.1	3	21.62	13.19	36.05	23.04	-	-	22.53
	30-39세	33.58	29.51	47.8	40.72	22.05	25.22	25.79	72.7	41.87	58.12	34.95
	40-49세	31.09	31.7	29.4	41.21	21.01	24.72	64.61	37	42.09	-	31.69
	50-59세	30.94	33.81	25.2	37.47	17.57	29.86	65.72	33.12	33.43	4.01	27.63
	60-69세	23.48	23.56	23.3	35.89	23.4	14.59	28.98	28.01	22.04	19.2	23.23
	70세이상	15.97	14.2	19	13.72	18.52	13.62	13.07	18.41	18.14	22.55	18.05
	교육수준											
	무학	20.97	18.64	24.4	19.92	12.47	14.84	32.48	49.21	12.32	4.29	16.89
	초등	25.27	24.61	26.5	39.74	15.63	15.91	22.95	29.69	29.01	16.15	33.22
	중졸	22.95	24.67	19	38.36	15.38	10.42	27.08	12.9	39.64	7.17	20.38
	고졸	32.3	30.04	42.7	37.83	27.96	20.63	51.97	30.69	40.52	62.89	35.76
	대학이상	22.07	22.84	8.98	19.46	24.67	23.96	20.12	50.85	20.18	1.16	-
	의료보장											
	건강보험	5.63	6.27	-	-	21.25	-	-	-	-	-	-
	의료급여1종	9.44	9.44	-	-	24.93	-	-	-	-	-	-
	의료급여2종	-	-	-	-	-	-	-	-	-	-	-
	기타	3.73	3.73	-	-	3.73	-	-	-	-	-	-
남	전체	49.05	48.26	51	51.37	37.35	43.63	75.79	56.2	59.8	38.83	49.65
	연령											
	20-29세	29.18	30.09	26.7	-	34.85	50	100	-	-	-	39.13
	30-39세	60.61	55.19	77.6	75	40.58	47.22	50	100	71.43	100	59.26
	40-49세	54.49	55.3	52.4	66	38.16	45.45	100	63.64	73.68	-	55.56
	50-59세	51.12	54.01	45.2	60.61	30.36	47.37	100	63.64	59.57	-	51.35
	60-69세	45.92	45.82	46.1	65.62	41.54	31.25	60	63.83	44.59	31.25	44.8
	70세이상	34.78	29.66	43.2	28.57	37.93	25.76	37.14	45	43.33	46.67	40.19
	교육수준											
	무학	62.92	59.44	66.4	64.04	35.19	55.43	73.52	91.09	52.26	-	32.13
	초등	48.81	47.7	50.2	60.99	35.45	27.82	57.26	64.33	49.66	29.5	61.87
	중졸	46.6	51.55	36.8	63.91	40.69	28.49	33.33	33.8	54.89	10.83	47.3
	고졸	62.27	64.25	56.8	72.87	41.39	51.68	91.25	28.84	71.62	79.27	68.37
	대학이상	43.27	44.12	23	43.33	37.14	46.4	50.84	56.5	64.35	-	-
	의료보장											
	건강보험	39.32	39.32	-	-	39.32	-	-	-	-	-	-
	의료급여1종	72.41	72.41	-	-	72.41	-	-	-	-	-	-
	의료급여2종	-	-	-	-	-	-	-	-	-	-	-
	기타	13.33	13.33	-	-	13.33	-	-	-	-	-	-
여	전체	5.82	5.57	6.44	9.31	4.29	4.21	2.36	14.02	1.83	4.32	5.6
	연령											
	20-29세	4.29	2.04	11.6	5.88	4	-	-	50	-	-	3.03
	30-39세	4.1	2.93	8.73	2.78	1.45	3.77	-	33.33	-	-	5.71
	40-49세	7.54	8.73	4.1	15.22	3.16	7.27	-	-	3.23	-	7.14
	50-59세	9.78	12.14	5.26	17.65	4.17	9.09	20	1.52	3.9	8.33	6.09
	60-69세	4.12	4.19	3.98	10.71	8.04	-	-	0.88	1.18	7.69	5.49
	70세이상	5.92	6.16	5.49	6.34	7.66	7.32	-	4.44	2.26	9.62	5.83
	교육수준											
	무학	6.19	7.2	4.46	11.04	6.18	4.46	-	2.76	1.74	5.31	13.53
	초등	9.41	12.14	3.14	20.83	6.58	11.94	-	1.36	4.77	1.72	8.46
	중졸	4.11	5.11	1.47	4.31	1.56	2.2	26.55	-	-	4.32	-
	고졸	7.21	6.39	14	13.47	17.13	2.39	-	36.02	1.01	14.21	4.41
	대학이상	1.48	1.51	1.08	-	1.04	2.5	-	-	-	1.72	-
	의료보장											
	건강보험	0.76	0.86	-	-	4.8	-	-	-	-	-	-
	의료급여1종	0.93	0.93	-	-	3.14	-	-	-	-	-	-
	의료급여2종	-	-	-	-	-	-	-	-	-	-	-
	기타	-	-	-	-	-	-	-	-	-	-	-

		강릉		동지역		읍면지역	
		평균	표준편차	평균	표준편차	평균	표준편차
전체	전체	62.0	84.7	62.3	95.6	61.1	69.0
	연령						
	20-29세	69.2	114.7	70.7	106.8	64.7	125.4
	30-39세	65.0	106.0	64.8	99.2	66.1	127.2
	40-49세	60.7	111.7	61.5	113.6	58.6	107.4
	50-59세	57.9	103.9	57.4	134.0	58.9	77.7
	60-69세	57.4	80.1	56.0	110.8	60.2	55.5
	70세이상	56.3	47.2	55.6	52.3	57.8	38.6
	교육수준						
	무학	54.2	65.5	51.5	66.3	61.0	58.8
	초등	55.3	72.8	55.1	74.0	55.6	71.1
	중졸	58.5	92.9	59.4	98.8	56.2	80.3
	고졸	61.1	125.7	60.8	128.6	63.4	113.6
	대학이상	69.2	95.2	69.6	95.7	62.5	75.9
	의료보장						
	건강보험	69.1	46.1	68.9	45.7	70.7	58.2
	의료급여1종	55.3	25.1	55.3	25.1	-	-
	의료급여2종	67.2	121.5	67.2	121.5	-	-
	기타	56.1	25.0	56.1	25.0	-	-
남	전체	62.0	89.8	62.6	96.7	60.5	79.4
	연령						
	20-29세	70.9	98.4	73.1	65.3	65.5	164.8
	30-39세	63.4	103.9	63.4	102.7	63.8	111.0
	40-49세	61.3	113.1	63.2	105.3	57.0	123.0
	50-59세	55.5	125.3	55.4	144.0	55.6	105.4
	60-69세	57.4	88.3	55.2	122.6	61.6	62.3
	70세이상	59.5	41.1	59.0	45.1	60.5	35.2
	교육수준						
	무학	48.8	69.3	48.9	73.8	48.4	56.9
	초등	53.4	77.9	54.3	71.4	52.1	87.3
	중졸	54.0	94.8	55.1	94.9	51.8	94.8
	고졸	58.1	126.2	56.6	130.0	65.0	103.7
	대학이상	69.0	86.2	69.4	85.9	54.7	44.0
	의료보장						
	건강보험	66.4	29.4	66.4	29.4	-	-
	의료급여1종	53.7	11.8	53.7	11.8	-	-
	의료급여2종	84.0	-	84.0	-	-	-
	기타	59.7	2.5	59.7	2.5	-	-
여	전체	62.0	81.4	62.2	94.8	61.7	62.0
	연령						
	20-29세	68.2	129.5	69.4	142.2	64.1	91.3
	30-39세	66.3	106.9	65.9	94.5	67.9	135.8
	40-49세	60.3	110.8	60.3	118.7	60.2	94.8
	50-59세	59.9	87.4	59.0	124.5	61.6	58.8
	60-69세	57.4	75.2	56.6	104.4	59.1	51.0
	70세이상	54.6	49.8	53.9	55.1	56.4	40.3
	교육수준						
	무학	55.5	64.0	52.2	64.3	63.5	56.2
	초등	56.2	69.7	55.4	75.4	58.2	60.1
	중졸	61.4	87.9	61.8	99.6	60.0	64.8
	고졸	63.0	122.9	63.1	123.0	61.1	123.4
	대학이상	69.4	107.8	69.7	110.8	64.8	80.6
	의료보장						
	건강보험	69.4	53.6	69.3	53.5	70.7	58.2
	의료급여1종	55.5	30.1	55.5	30.1	-	-
	의료급여2종	67.1	147.9	67.1	147.9	-	-
	기타	54.8	27.4	54.8	27.4	-	-

	동_남부		동_내륙		동_도심		동_해안	
	평균	표준편차	평균	표준편차	평균	표준편차	평균	표준편차
	59.5	120.3	64.4	36.7	63.4	147.2	62.3	154.7
	69.7	198.9	70.3	31.4	70.5	221.4	75.3	41.3
	63.9	140.0	66.5	45.2	65.1	119.5	63.2	216.0
	55.9	145.2	63.9	42.4	63.8	152.4	59.3	228.8
	49.4	151.0	62.6	42.2	62.9	179.7	46.8	348.3
	51.1	126.7	60.8	51.7	56.3	207.9	58.6	163.1
	53.8	58.0	59.8	22.2	53.7	91.3	62.7	55.9
	51.3	77.3	55.0	29.8	49.6	118.0	53.0	97.0
	49.8	93.8	60.9	32.6	55.3	118.2	59.8	90.3
	50.7	129.1	65.3	41.2	63.3	123.8	68.4	89.7
	57.4	119.1	66.5	39.1	63.5	157.1	54.0	239.1
	70.9	139.5	68.0	34.7	69.2	131.9	70.3	177.7
	64.9	102.8	64.9	30.6	69.4	112.8	74.1	103.2
	56.0	0.0	54.2	26.0	-	-	-	-
	-	-	67.8	23.2	67.1	209.1	-	-
	-	-	56.1	25.0	-	-	-	-
	60.3	134.7	65.2	33.7	64.2	153.9	58.0	179.5
	72.0	223.9	69.9	28.8	75.5	348.1	74.0	-
	60.4	175.0	66.1	41.4	65.3	141.6	57.0	312.6
	57.0	159.7	63.9	31.8	65.5	164.4	61.5	178.6
	47.1	127.9	63.5	31.0	62.4	177.5	37.0	478.1
	47.7	137.0	62.2	54.6	54.5	226.0	62.0	198.4
	56.9	57.5	62.2	21.8	58.3	73.9	62.8	51.5
	49.4	56.8	56.1	29.2	52.2	157.4	40.2	107.5
	48.9	83.1	61.3	28.8	51.2	126.3	66.8	70.8
	47.5	127.0	65.2	36.9	58.6	139.9	70.3	2.0
	51.4	104.4	67.9	31.0	60.8	169.7	47.0	266.7
	69.6	149.8	67.6	32.5	70.2	126.2	64.8	185.8
	-	-	66.4	29.4	-	-	-	-
	-	-	53.7	11.8	-	-	-	-
	-	-	84.0	-	-	-	-	-
	-	-	59.7	2.5	-	-	-	-
	59.0	114.1	63.8	39.0	62.9	143.4	66.0	120.2
	67.8	194.0	70.8	37.2	68.7	209.6	76.0	-
	66.0	120.9	66.9	52.5	65.0	106.3	69.8	92.0
	55.4	139.8	63.9	51.4	62.5	146.2	56.7	292.9
	50.5	163.7	62.2	49.5	63.5	187.8	63.0	164.3
	53.0	122.6	59.8	50.1	57.8	199.7	56.0	143.9
	52.3	57.8	58.4	22.3	51.3	97.4	62.7	60.6
	51.6	79.4	54.7	29.9	48.9	109.6	63.2	58.4
	50.2	99.0	60.7	34.7	56.8	113.6	55.8	96.8
	52.9	130.9	65.4	45.6	66.0	104.0	68.2	141.5
	60.0	120.2	65.5	48.2	64.8	148.3	61.8	179.8
	71.8	131.1	68.8	40.8	68.3	137.1	73.8	138.4
	64.9	102.8	63.5	31.2	69.4	112.8	74.1	103.2
	56.0	0.0	54.4	32.1	-	-	-	-
	-	-	66.0	-	67.1	209.1	-	-
	-	-	54.8	27.4	-	-	-	-

| 면_남부 | | 면_내륙 | | 면_북부 | | 주문진읍 | |
평균	표준편차	평균	표준편차	평균	표준편차	평균	표준편차
62.0	64.7	64.1	43.7	56.5	134.6	62.0	63.5
61.9	265.8	73.0	-	65.5	66.0	65.2	110.3
54.0	582.8	66.3	82.3	82.0	-	64.5	98.0
62.1	76.8	61.1	47.7	45.0	227.4	61.9	91.0
63.8	53.6	60.5	53.8	52.1	186.8	59.9	73.6
63.9	46.0	62.8	43.5	54.2	99.2	60.9	51.6
61.6	34.6	63.8	28.8	56.0	71.1	55.9	35.2
61.4	41.3	61.4	33.1	64.8	112.8	41.2	42.2
62.5	47.7	61.6	45.7	49.6	139.8	46.1	54.0
64.2	45.9	67.1	45.0	51.3	128.3	51.4	77.0
65.4	152.5	62.6	60.3	62.1	162.0	57.7	88.0
60.9	73.2	68.5	33.5	60.9	146.8	64.3	61.9
-	-	71.0	21.1	68.3	66.7	77.9	72.2
-	-	-	-	-	-	-	-
-	-	-	-	-	-	-	-
-	-	-	-	-	-	-	-
66.4	69.8	62.4	51.4	46.6	156.4	62.0	71.6
69.0	306.6	-	-	-	-	63.9	147.1
-	-	68.0	215.7	-	-	63.3	106.5
62.0	86.2	56.5	4.3	40.0	184.7	61.3	109.4
65.6	78.9	56.3	68.8	38.0	323.1	59.3	89.4
68.3	51.5	64.1	44.9	52.7	132.5	63.9	49.6
59.7	28.8	66.0	31.2	64.8	76.9	57.9	33.0
60.5	45.4	64.8	34.0	46.6	98.4	28.8	39.0
64.3	46.1	59.7	48.9	43.2	185.4	43.9	62.9
64.7	51.8	68.5	56.5	46.2	150.4	36.7	33.0
69.3	115.6	62.8	76.7	57.2	93.2	47.1	83.3
53.9	82.0	68.7	25.2	52.0	-	56.7	14.0
-	-	-	-	-	-	-	-
-	-	-	-	-	-	-	-
-	-	-	-	-	-	-	-
-	-	-	-	-	-	-	-
59.3	60.7	65.0	39.1	61.7	113.7	61.9	56.9
53.5	13.5	73.0	-	65.5	66.0	66.8	76.3
54.0	582.8	64.9	50.4	82.0	-	65.9	91.6
62.2	77.7	63.4	50.8	50.3	251.0	62.6	73.7
62.6	47.3	64.0	44.2	62.6	104.2	60.4	61.7
61.9	43.7	61.9	42.9	55.6	73.9	58.6	52.1
62.3	37.5	62.8	27.5	52.2	65.7	54.8	36.6
61.5	41.0	60.9	32.9	68.5	103.5	46.1	38.2
61.6	48.3	63.1	43.1	55.4	107.1	47.8	49.4
63.9	43.9	65.8	34.6	57.0	98.3	58.5	96.7
56.1	189.0	62.3	39.0	62.9	191.7	67.8	73.9
82.0	7.9	68.4	37.6	63.1	148.5	66.9	79.2
-	-	71.0	21.1	68.3	66.7	77.9	72.2
-	-	-	-	-	-	-	-
-	-	-	-	-	-	-	-
-	-	-	-	-	-	-	-

		강릉		동지역		읍면지역	
		평균	표준편차	평균	표준편차	평균	표준편차
전체	전체	20.4	29.4	20.6	33.3	20.1	23.7
	연령						
	20-29세	22.8	40.8	23.2	38.6	21.4	43.9
	30-39세	21.3	36.8	21.2	34.5	21.7	44.1
	40-49세	19.8	38.1	20.1	39.3	19.2	35.4
	50-59세	19.0	36.6	18.7	47.8	19.5	26.6
	60-69세	19.2	28.5	19.0	39.8	19.7	19.6
	70세이상	18.9	16.5	18.8	18.4	19.3	13.4
	교육수준						
	무학	18.4	22.3	17.5	22.8	20.6	19.6
	초등	18.4	24.8	18.3	24.9	18.4	24.5
	중졸	19.5	33.5	20.0	36.1	18.1	27.4
	고졸	20.0	44.5	19.9	46.4	21.1	36.0
	대학이상	22.8	34.3	22.9	34.6	20.8	28.1
	의료보장						
	건강보험	23.3	17.7	23.2	17.6	24.3	20.1
	의료급여1종	17.0	10.3	17.0	10.3	-	-
	의료급여2종	22.7	40.5	22.7	40.5	-	-
	기타	18.8	7.8	18.8	7.8	-	-
남	전체	20.4	31.0	20.6	33.7	20.0	26.9
	연령						
	20-29세	23.1	36.5	23.7	28.9	21.7	55.3
	30-39세	20.8	36.3	20.8	35.7	20.9	39.6
	40-49세	19.8	39.6	20.3	38.6	18.7	40.8
	50-59세	18.4	42.4	18.1	48.6	18.9	35.6
	60-69세	19.2	31.6	18.7	44.7	20.2	22.0
	70세이상	20.2	14.0	20.2	15.5	20.2	11.9
	교육수준						
	무학	17.3	22.6	17.2	23.9	18.0	18.8
	초등	18.1	27.0	18.4	24.7	17.8	30.3
	중졸	17.8	34.5	18.5	35.6	16.5	31.5
	고졸	18.9	45.1	18.4	46.5	21.3	36.7
	대학이상	22.5	30.2	22.6	30.2	17.8	17.1
	의료보장						
	건강보험	22.2	10.9	22.2	10.9	-	-
	의료급여1종	17.0	5.5	17.0	5.5	-	-
	의료급여2종	28.0	-	28.0	-	-	-
	기타	19.7	2.5	19.7	2.5	-	-
여	전체	20.5	28.3	20.6	32.9	20.2	21.5
	연령						
	20-29세	22.6	45.0	23.0	48.5	21.2	34.8
	30-39세	21.7	37.0	21.6	32.9	22.2	46.6
	40-49세	19.8	37.0	19.9	39.8	19.7	31.2
	50-59세	19.5	32.5	19.2	47.1	20.0	21.0
	60-69세	19.3	26.6	19.2	37.1	19.3	18.0
	70세이상	18.3	17.5	18.0	19.4	18.8	14.1
	교육수준						
	무학	18.6	22.2	17.5	22.6	21.1	19.3
	초등	18.5	23.5	18.3	25.1	18.8	20.9
	중졸	20.5	31.5	20.8	35.7	19.6	22.8
	고졸	20.7	43.2	20.7	44.8	20.7	35.7
	대학이상	23.0	39.7	23.1	40.9	21.7	29.4
	의료보장						
	건강보험	23.5	20.7	23.4	20.7	24.3	20.1
	의료급여1종	17.0	12.3	17.0	12.3	-	-
	의료급여2종	22.7	49.3	22.7	49.3	-	-
	기타	18.5	8.5	18.5	8.5	-	-

동_남부		동_내륙		동_도심		동_해안	
평균	표준편차	평균	표준편차	평균	표준편차	평균	표준편차
19.7	40.2	21.3	13.1	20.7	51.5	21.3	58.4
22.8	67.4	23.0	12.1	22.6	73.9	27.4	20.7
21.3	44.7	21.9	15.5	21.0	43.6	21.4	77.7
18.3	48.5	21.0	15.6	20.9	52.6	17.5	81.1
16.5	53.0	20.4	15.6	20.1	71.8	16.0	114.0
17.4	42.1	20.3	18.8	19.1	76.3	20.5	69.3
18.2	20.7	20.1	7.9	18.1	31.4	21.3	20.6
17.4	26.7	18.4	10.8	16.6	40.6	18.8	30.9
16.7	31.3	20.5	11.8	18.3	39.8	19.8	29.4
16.7	43.5	21.9	14.4	21.0	48.8	26.0	23.3
19.2	42.1	21.8	14.4	20.7	58.2	17.1	85.2
23.5	45.2	22.3	13.0	22.5	49.1	24.4	63.5
21.1	41.0	21.6	10.8	23.6	41.8	25.4	45.7
17.0	23.6	17.0	9.6	-	-	-	-
-	-	22.6	7.7	22.7	69.7	-	-
-	-	18.8	7.8	-	-	-	-
19.9	43.4	21.4	12.4	20.9	53.9	19.3	69.4
23.0	86.2	22.8	11.5	23.5	162.4	28.0	-
20.2	52.3	21.8	14.7	21.2	53.4	19.5	117.8
18.9	51.1	20.7	12.3	21.4	59.1	15.5	107.2
16.4	47.5	20.4	12.5	19.9	65.0	12.7	151.8
16.2	45.2	20.7	20.1	19.0	84.8	19.5	88.2
19.5	21.6	20.9	7.6	20.0	23.8	21.8	17.0
16.9	22.7	19.3	9.9	18.0	51.9	15.1	32.4
16.6	30.0	20.4	10.8	17.6	43.4	22.1	24.2
15.9	43.7	21.8	13.1	19.6	59.1	24.3	8.7
17.6	36.0	22.3	12.3	20.0	59.0	13.2	91.0
23.0	43.4	22.2	12.8	22.7	49.3	21.9	60.2
-	-	22.2	10.9	-	-	-	-
-	-	17.0	5.5	-	-	-	-
-	-	28.0	-	-	-	-	-
-	-	19.7	2.5	-	-	-	-
19.6	38.9	21.2	13.7	20.5	50.2	23.0	40.7
22.7	63.8	23.2	13.5	22.3	67.3	27.0	-
22.0	40.6	22.1	17.3	20.9	37.5	23.3	32.2
18.0	47.6	21.2	18.5	20.6	49.2	20.0	69.4
16.5	56.6	20.5	17.7	20.3	82.6	21.5	57.7
18.2	40.8	20.1	18.1	19.1	72.6	21.2	59.4
17.5	20.2	19.7	8.0	17.1	33.9	21.1	23.8
17.5	27.1	18.2	11.0	16.3	38.2	21.7	22.8
16.8	32.1	20.6	12.3	18.5	38.4	18.5	30.6
17.2	43.8	22.0	15.8	21.8	37.8	26.2	35.0
19.9	43.6	21.5	16.9	21.0	57.8	21.3	43.0
23.8	47.3	22.5	13.8	22.3	49.2	26.0	47.1
21.1	41.0	21.1	10.6	23.6	41.8	25.4	45.7
17.0	23.6	17.0	11.5	-	-	-	-
-	-	22.0	-	22.7	69.7	-	-
-	-	18.5	8.5	-	-	-	-

면_남부		면_내륙		면_북부		주문진읍	
평균	표준편차	평균	표준편차	평균	표준편차	평균	표준편차
20.3	22.7	21.1	15.7	18.9	44.8	20.3	22.0
20.3	94.7	25.0	-	22.0	52.8	21.5	37.4
19.0	174.8	21.5	30.5	27.0	-	21.0	37.2
20.4	24.1	20.0	21.8	15.0	67.6	20.1	31.6
20.7	20.6	19.5	19.4	17.9	61.8	19.7	25.3
20.4	18.0	20.8	14.4	17.5	36.8	20.1	17.4
20.6	13.6	21.2	9.9	19.0	23.8	18.5	12.0
20.1	16.2	20.6	12.0	22.1	34.3	14.8	15.3
20.6	17.2	20.1	15.5	16.4	48.6	15.7	18.6
20.3	19.4	21.3	15.6	16.6	42.9	18.3	25.9
21.7	48.9	20.3	22.7	20.9	37.9	19.6	29.7
18.9	28.6	22.6	14.5	20.4	53.7	21.5	21.7
-	-	25.1	10.9	23.6	19.7	26.3	27.3
-	-	-	-	-	-	-	-
-	-	-	-	-	-	-	-
-	-	-	-	-	-	-	-
21.9	25.4	20.4	17.9	15.9	55.0	20.5	24.1
22.7	112.2	-	-	-	-	21.2	47.6
-	-	22.0	80.9	-	-	20.8	37.8
21.0	26.3	18.5	4.3	13.0	50.8	20.0	36.8
21.5	28.5	18.4	25.0	15.0	131.2	19.7	30.4
22.4	20.2	21.0	14.6	16.8	48.1	21.1	16.8
20.3	11.3	21.9	10.1	22.0	24.3	19.1	10.9
19.7	18.8	21.8	11.2	19.0	26.3	10.5	13.9
22.0	14.3	19.6	16.4	15.0	67.8	15.0	21.1
20.9	20.1	22.0	19.1	14.5	47.6	12.8	14.3
22.7	42.1	20.4	28.8	18.2	42.7	15.9	27.3
16.3	34.7	22.9	8.8	17.0	-	19.1	2.5
-	-	-	-	-	-	-	-
-	-	-	-	-	-	-	-
-	-	-	-	-	-	-	-
-	-	-	-	-	-	-	-
19.3	20.9	21.5	14.4	20.4	37.3	20.2	20.3
17.5	13.5	25.0	-	22.0	52.8	21.8	28.8
19.0	174.8	21.0	18.2	27.0	-	21.2	37.2
19.9	24.2	20.8	23.9	17.2	72.7	20.3	27.0
20.1	18.7	20.5	16.1	20.1	35.4	19.8	21.6
19.5	16.9	20.7	14.3	18.2	28.3	19.4	17.5
20.7	14.7	20.8	9.8	17.7	22.3	18.2	12.7
20.2	16.0	20.3	12.1	22.8	34.0	16.6	14.0
19.9	17.8	20.5	14.8	17.6	36.7	16.2	17.5
19.9	19.3	20.6	12.4	18.9	33.3	21.0	30.2
19.2	56.7	20.3	14.9	21.4	39.6	23.2	25.1
26.5	5.9	22.6	16.7	21.2	53.8	22.3	28.5
-	-	25.1	10.9	23.6	19.7	26.3	27.3
-	-	-	-	-	-	-	-
-	-	-	-	-	-	-	-
-	-	-	-	-	-	-	-

부표 21. 강릉 생활권별 가족 지지 점수

		강릉		동지역		읍면지역	
		평균	표준편차	평균	표준편차	평균	표준편차
전체	전체	21.5	30.8	21.5	35.5	21.5	23.8
	연령						
	20-29세	23.2	44.3	23.6	42.9	21.8	45.8
	30-39세	22.1	40.0	21.9	39.6	22.7	40.9
	40-49세	21.3	41.6	21.5	43.8	20.8	36.8
	50-59세	20.5	38.0	20.2	49.2	21.0	28.2
	60-69세	20.8	30.8	20.3	44.7	21.8	19.0
	70세이상	20.0	16.9	19.7	18.9	20.5	13.5
	교육수준						
	무학	19.4	23.1	18.5	24.2	21.7	18.9
	초등	20.0	27.5	19.7	28.2	20.6	26.2
	중졸	21.0	34.6	21.3	37.4	20.4	28.8
	고졸	21.2	48.5	21.1	50.6	21.8	39.3
	대학이상	23.6	36.9	23.7	37.4	22.2	29.6
	의료보장						
	건강보험	23.0	17.2	22.8	17.1	24.6	17.9
	의료급여1종	19.7	9.0	19.7	9.0	-	-
	의료급여2종	22.7	38.2	22.7	38.2	-	-
	기타	19.5	10.7	19.5	10.7	-	-
남	전체	21.6	32.3	21.8	35.8	21.2	26.9
	연령						
	20-29세	24.1	37.1	25.0	27.5	21.9	55.9
	30-39세	21.6	36.6	21.5	37.4	21.9	33.1
	40-49세	21.7	42.2	22.4	41.2	20.2	42.9
	50-59세	19.8	45.3	19.7	52.2	20.0	38.0
	60-69세	20.5	34.4	19.6	51.2	22.3	20.4
	70세이상	21.2	14.0	21.1	15.4	21.3	12.0
	교육수준						
	무학	18.0	23.1	17.5	24.6	19.8	18.1
	초등	19.5	29.7	19.2	27.0	19.8	33.5
	중졸	19.5	33.9	19.7	34.6	19.1	32.8
	고졸	20.3	48.2	19.9	51.6	22.2	33.5
	대학이상	24.1	32.7	24.3	32.4	18.1	14.4
	의료보장						
	건강보험	22.8	11.5	22.8	11.5	-	-
	의료급여1종	19.4	5.6	19.4	5.6	-	-
	의료급여2종	28.0	-	28.0	-	-	-
	기타	20.1	1.3	20.1	1.3	-	-
여	전체	21.5	29.7	21.4	35.2	21.7	21.7
	연령						
	20-29세	22.5	50.0	22.8	54.9	21.8	38.3
	30-39세	22.5	42.7	22.2	41.8	23.4	44.8
	40-49세	21.0	41.1	20.9	45.2	21.4	31.9
	50-59세	21.1	32.6	20.7	46.5	21.8	21.7
	60-69세	21.1	28.5	20.9	40.8	21.4	18.0
	70세이상	19.3	18.1	19.0	20.2	20.1	14.3
	교육수준						
	무학	19.7	23.0	18.7	24.1	22.1	18.9
	초등	20.3	26.2	19.9	28.8	21.2	21.5
	중졸	22.0	34.2	22.1	38.9	21.6	25.0
	고졸	21.7	48.3	21.7	49.1	21.2	44.9
	대학이상	23.1	42.1	23.1	43.9	23.4	29.3
	의료보장						
	건강보험	23.0	20.0	22.8	19.9	24.6	17.9
	의료급여1종	19.7	10.6	19.7	10.6	-	-
	의료급여2종	22.7	46.6	22.7	46.6	-	-
	기타	19.3	11.9	19.3	11.9	-	-

(단위: 점)

동_남부		동_내륙		동_도심		동_해안	
평균	표준편차	평균	표준편차	평균	표준편차	평균	표준편차
20.5	44.3	22.4	13.7	22.0	55.5	21.0	54.1
23.5	76.2	24.1	14.2	24.3	85.1	20.6	82.7
21.7	50.6	23.0	16.0	22.1	50.7	20.6	91.6
19.3	55.8	22.6	15.7	22.2	58.4	22.3	103.2
17.3	61.2	21.7	16.1	22.2	63.2	17.1	123.2
18.2	48.6	21.2	19.0	20.4	89.4	23.1	53.2
19.1	22.0	20.6	8.3	18.9	31.5	23.2	18.7
17.7	28.9	19.4	11.0	18.4	44.0	19.8	30.0
18.5	35.3	21.0	12.6	19.3	47.1	22.7	29.0
18.3	50.0	22.9	15.5	22.4	47.0	25.8	27.0
19.7	44.3	23.1	14.1	22.1	63.8	18.9	97.2
23.4	59.8	23.5	14.6	24.0	48.7	22.7	61.6
22.4	36.5	22.6	11.1	22.7	51.8	23.3	50.9
20.5	5.9	18.3	8.7	-	-	-	-
-	-	28.0	0.0	22.3	61.9	-	-
-	-	19.5	10.7	-	-	-	-
20.8	49.9	22.7	12.2	22.6	57.8	19.4	62.1
25.2	61.8	23.9	11.4	27.5	23.2	18.0	-
20.8	57.5	22.9	14.6	22.3	50.3	18.3	125.7
19.0	63.1	22.5	11.5	23.1	61.5	25.0	71.4
15.5	53.5	22.3	10.0	22.6	61.5	13.3	159.0
16.7	53.6	21.7	20.7	19.3	105.3	22.8	48.5
20.6	20.6	21.4	8.0	20.7	23.6	23.5	17.0
17.4	20.3	19.6	10.1	18.0	55.3	15.8	33.6
17.6	30.6	21.4	11.5	18.1	51.6	23.5	20.0
16.3	45.5	22.9	13.2	21.7	48.7	25.7	7.2
17.6	35.4	23.7	9.7	21.6	71.6	16.6	106.8
23.2	67.2	23.4	12.5	24.8	38.9	23.2	73.5
-	-	22.8	11.5	-	-	-	-
-	-	19.4	5.6	-	-	-	-
-	-	28.0	-	-	-	-	-
-	-	20.1	1.3	-	-	-	-
20.3	41.9	22.2	14.8	21.6	53.9	22.4	42.2
22.0	75.8	24.4	19.3	23.1	79.7	22.0	-
22.2	47.6	23.2	18.8	22.0	51.4	23.0	57.6
19.5	52.8	22.7	19.2	21.5	56.3	19.0	118.9
18.2	64.7	21.4	19.7	21.8	67.1	23.3	65.5
19.0	46.5	20.8	18.0	21.3	79.2	23.4	62.0
18.4	22.2	20.1	8.5	18.0	34.2	23.1	20.4
17.7	29.8	19.4	11.2	18.5	41.9	23.0	17.5
18.9	37.4	20.8	13.3	19.6	45.1	22.2	36.2
19.7	52.0	23.0	17.7	22.9	46.3	25.8	42.0
20.6	46.4	22.7	18.4	22.3	59.2	21.4	82.2
23.5	53.2	23.6	19.7	23.1	54.4	22.3	47.1
22.4	36.5	22.5	10.7	22.7	51.8	23.3	50.9
20.5	5.9	17.9	10.2	-	-	-	-
-	-	28.0	-	22.3	61.9	-	-
-	-	19.3	11.9	-	-	-	-

면_남부		면_내륙		면_북부		주문진읍	
평균	표준편차	평균	표준편차	평균	표준편차	평균	표준편차
21.7	22.5	22.0	15.1	20.7	48.7	21.6	21.6
20.4	88.5	20.0	-	24.5	13.2	22.1	40.8
17.5	204.0	22.9	30.7	27.0	-	22.5	29.4
23.2	22.6	21.4	15.4	16.2	85.7	21.8	30.2
22.6	18.2	21.2	18.6	20.3	74.3	20.7	26.5
23.0	15.4	22.7	15.1	20.9	38.1	21.6	16.9
22.3	11.4	22.6	10.0	19.7	26.0	19.9	12.1
22.0	14.5	22.0	11.1	22.8	33.5	15.3	15.6
22.9	16.0	22.1	16.4	19.1	55.1	17.0	19.7
23.0	12.9	23.8	14.0	18.9	51.4	18.8	24.9
22.2	50.7	21.4	22.3	22.8	58.4	19.9	32.5
20.7	23.2	23.8	9.9	22.1	62.9	21.1	20.7
-	-	22.7	7.7	24.8	29.3	25.3	19.1
-	-	-	-	-	-	-	-
-	-	-	-	-	-	-	-
-	-	-	-	-	-	-	-
23.4	19.2	21.5	17.7	18.1	62.7	21.3	24.4
23.3	79.6	-	-	-	-	21.2	53.4
-	-	22.0	80.9	-	-	21.9	30.4
24.3	23.5	19.5	4.3	14.7	82.5	21.3	37.1
22.9	24.9	19.6	24.6	17.0	157.1	20.3	32.3
24.2	13.0	22.8	13.8	20.7	51.1	22.5	15.5
22.0	10.0	22.9	10.9	22.2	25.0	20.5	11.4
23.2	11.6	21.5	13.1	21.1	22.5	11.8	13.4
23.9	13.6	21.4	17.0	17.6	79.6	16.2	24.4
23.2	13.4	24.1	17.6	17.1	56.6	16.9	12.2
23.6	31.6	20.9	26.7	23.3	23.3	16.1	34.4
18.4	25.2	22.0	6.8	17.0	-	19.3	11.6
-	-	-	-	-	-	-	-
-	-	-	-	-	-	-	-
-	-	-	-	-	-	-	-
-	-	-	-	-	-	-	-
20.6	22.6	22.2	13.5	22.1	40.6	21.8	19.2
17.0	54.0	20.0	-	24.5	13.2	23.2	28.2
17.5	204.0	23.7	18.0	27.0	-	23.3	28.2
22.3	22.0	22.4	15.5	17.8	91.9	22.3	23.1
22.5	16.7	22.5	14.5	22.7	44.2	21.1	22.1
22.4	15.7	22.6	16.0	21.0	28.4	20.8	17.6
22.4	12.1	22.5	9.7	18.6	25.4	19.5	12.6
21.8	14.9	22.1	10.8	23.2	34.1	16.7	15.3
22.4	16.6	22.7	16.0	20.4	39.4	17.6	17.1
22.8	12.8	23.5	10.8	20.9	44.9	19.7	33.7
18.6	67.4	22.3	17.0	22.7	70.5	23.4	24.4
27.5	2.0	24.1	10.7	23.4	57.5	21.6	26.4
-	-	22.7	7.7	24.8	29.3	25.3	19.1
-	-	-	-	-	-	-	-
-	-	-	-	-	-	-	-
-	-	-	-	-	-	-	-

		강릉		동지역		읍면지역	
		평균	표준편차	평균	표준편차	평균	표준편차
전체	전체	20.1	33.5	20.2	37.5	19.5	27.7
	연령						
	20-29세	23.3	42.6	23.9	39.4	21.5	46.5
	30-39세	21.6	42.1	21.6	39.6	21.7	50.2
	40-49세	19.6	43.9	19.9	44.7	18.6	41.9
	50-59세	18.5	38.0	18.5	47.0	18.5	30.6
	60-69세	17.3	31.8	16.6	43.2	18.7	22.7
	70세이상	17.4	18.8	17.2	20.1	18.0	16.8
	교육수준						
	무학	16.4	26.4	15.6	25.6	18.7	26.6
	초등	16.9	28.4	17.1	29.2	16.6	27.1
	중졸	18.0	37.2	18.2	38.1	17.6	35.4
	고졸	19.9	48.0	19.9	49.3	20.5	42.7
	대학이상	22.9	37.4	23.0	37.6	19.5	25.7
	의료보장						
	건강보험	22.8	19.5	22.9	19.1	21.7	30.1
	의료급여1종	18.6	10.2	18.6	10.2	-	-
	의료급여2종	21.8	47.0	21.8	47.0	-	-
	기타	17.8	11.4	17.8	11.4	-	-
남	전체	20.0	35.0	20.3	36.9	19.3	32.0
	연령						
	20-29세	23.7	37.7	24.4	28.4	22.0	58.8
	30-39세	21.0	42.1	21.0	41.5	21.0	45.5
	40-49세	19.8	43.1	20.6	39.6	18.1	47.4
	50-59세	17.3	46.1	17.6	50.7	16.8	41.3
	60-69세	17.7	31.5	16.9	40.1	19.2	25.5
	70세이상	18.1	18.3	17.7	19.0	19.0	17.2
	교육수준						
	무학	13.4	29.4	14.2	29.5	10.6	27.7
	초등	15.8	28.1	16.7	25.1	14.5	31.6
	중졸	16.7	36.1	17.0	31.7	16.2	44.6
	고졸	18.9	46.4	18.3	48.0	21.5	37.0
	대학이상	22.4	34.5	22.5	34.9	18.8	14.8
	의료보장						
	건강보험	21.5	11.7	21.5	11.7	-	-
	의료급여1종	17.3	6.6	17.3	6.6	-	-
	의료급여2종	28.0	-	28.0	-	-	-
	기타	19.9	1.3	19.9	1.3	-	-
여	전체	20.1	32.5	20.2	37.8	19.8	24.8
	연령						
	20-29세	23.1	47.4	23.6	50.2	21.1	36.3
	30-39세	22.1	41.8	22.1	37.1	22.3	53.1
	40-49세	19.5	44.6	19.5	48.0	19.2	37.6
	50-59세	19.4	31.4	19.1	43.3	19.8	22.8
	60-69세	17.1	32.0	16.5	44.8	18.4	20.9
	70세이상	17.0	19.1	16.9	20.7	17.5	16.5
	교육수준						
	무학	17.2	25.1	15.9	24.6	20.2	23.6
	초등	17.5	28.3	17.2	31.2	18.2	23.3
	중졸	18.9	37.4	18.9	42.7	18.9	26.6
	고졸	20.6	48.5	20.7	48.7	19.2	47.3
	대학이상	23.3	41.1	23.5	41.3	19.7	29.8
	의료보장						
	건강보험	22.9	22.9	23.1	22.4	21.7	30.1
	의료급여1종	18.8	11.8	18.8	11.8	-	-
	의료급여2종	21.7	57.3	21.7	57.3	-	-
	기타	17.0	12.4	17.0	12.4	-	-

동_남부		동_내륙		동_도심		동_해안	
평균	표준편차	평균	표준편차	평균	표준편차	평균	표준편차
19.3	45.4	20.8	14.3	20.7	57.4	19.9	68.7
23.4	65.4	23.2	12.2	23.6	82.0	27.4	20.7
20.9	56.2	21.5	17.4	22.0	51.2	21.3	66.8
18.3	59.0	20.3	17.8	20.7	60.3	19.5	79.5
15.6	48.6	20.5	15.8	20.6	61.5	13.7	128.1
15.5	47.6	19.3	19.5	16.9	76.2	15.0	95.4
16.6	21.9	19.2	8.6	16.7	34.5	18.2	27.2
16.3	29.1	17.2	12.0	14.5	43.5	14.4	41.8
14.6	36.9	19.4	12.3	17.8	44.0	17.3	45.7
15.8	45.3	20.5	15.9	19.9	48.0	16.6	91.5
18.5	45.3	21.6	15.9	20.7	62.7	18.1	86.3
24.0	47.4	22.2	13.2	22.8	53.4	23.2	83.2
21.5	33.7	20.7	13.1	23.1	44.1	25.4	47.5
18.5	17.7	18.9	10.0	-	-	-	-
-	-	17.2	15.5	22.1	77.4	-	-
-	-	17.8	11.4	-	-	-	-
19.5	49.9	21.2	13.1	20.6	60.2	19.3	69.5
23.8	88.3	23.2	11.1	24.5	162.4	28.0	-
19.4	75.4	21.5	15.8	21.9	63.5	19.3	89.5
19.1	56.0	20.7	13.5	21.0	66.8	21.0	0.0
15.3	45.7	20.8	11.8	19.9	60.8	11.0	178.0
14.8	43.1	19.8	21.2	16.2	69.0	19.8	67.0
16.9	22.6	20.0	7.9	17.7	32.1	17.5	25.3
15.1	23.2	17.4	12.1	16.2	56.2	9.2	43.7
14.7	29.8	19.6	11.2	15.5	39.0	21.2	31.9
15.3	44.6	20.5	13.9	17.3	45.2	20.3	13.1
16.2	42.8	22.0	13.6	19.2	68.0	17.1	87.4
23.4	52.4	22.0	12.1	22.7	55.6	19.8	73.8
-	-	21.5	11.7	-	-	-	-
-	-	17.3	6.6	-	-	-	-
-	-	28.0	-	-	-	-	-
-	-	19.9	1.3	-	-	-	-
19.1	43.5	20.4	15.1	20.8	55.9	20.5	68.2
23.1	59.8	23.2	14.5	23.3	76.9	27.0	-
21.7	45.2	21.6	20.5	22.1	43.4	23.5	37.1
17.9	60.8	20.0	21.4	20.5	57.1	17.7	106.0
15.8	50.9	20.3	18.5	21.3	62.9	18.3	82.2
15.9	49.5	18.9	18.6	17.4	81.2	11.4	95.1
16.4	21.7	18.6	8.9	16.2	35.6	18.6	29.1
16.5	29.7	17.1	11.9	14.1	40.7	18.5	29.6
14.5	40.0	19.3	13.0	18.6	44.6	15.1	50.6
16.0	46.6	20.5	17.8	21.3	45.9	16.3	143.1
19.5	44.3	21.3	18.8	21.5	57.9	19.1	88.8
24.4	42.6	22.7	16.0	22.9	51.8	25.5	66.0
21.5	33.7	20.0	13.8	23.1	44.1	25.4	47.5
18.5	17.7	19.6	11.5	-	-	-	-
-	-	16.0	-	22.1	77.4	-	-
-	-	17.0	12.4	-	-	-	-

면_남부		면_내륙		면_북부		주문진읍	
평균	표준편차	평균	표준편차	평균	표준편차	평균	표준편차
20.0	25.9	21.0	18.5	16.9	55.5	20.1	24.7
21.2	95.5	28.0	-	19.0	0.0	21.6	38.8
17.5	204.0	22.0	29.4	28.0	-	21.0	41.7
18.5	43.8	19.7	16.6	13.8	83.1	20.0	35.6
20.5	21.1	19.8	19.5	13.9	72.4	19.4	27.7
20.6	19.6	19.3	18.9	15.8	40.3	19.2	20.3
18.7	14.8	20.1	11.9	17.4	38.0	17.6	13.7
19.4	17.4	18.9	14.1	19.9	56.0	11.1	16.0
19.0	22.2	19.3	17.8	14.2	48.8	13.5	19.3
21.0	19.8	22.0	17.4	15.8	59.9	14.2	30.4
21.6	55.2	20.9	19.5	18.4	73.0	18.2	30.9
21.3	21.7	22.1	18.2	18.4	37.5	21.8	23.0
-	-	23.2	13.9	19.9	30.6	26.3	27.3
-	-	-	-	-	-	-	-
-	-	-	-	-	-	-	-
-	-	-	-	-	-	-	-
21.0	30.9	20.5	18.9	12.6	66.7	20.2	27.2
23.0	116.8			-	-	21.5	51.2
-	-	24.0	53.9	-	-	20.7	45.2
16.8	58.5	18.5	4.3	12.3	72.3	20.0	41.6
21.2	28.8	18.4	22.2	6.0	46.2	19.2	32.7
21.7	24.3	20.4	19.7	15.2	51.6	20.3	19.8
17.4	11.7	21.3	12.7	20.6	64.1	18.3	12.3
17.7	22.9	21.6	11.9	6.5	55.1	6.5	13.4
18.3	25.1	18.7	18.7	10.6	57.6	12.7	20.4
20.5	22.5	22.4	21.7	14.6	79.1	7.0	11.5
22.9	44.0	21.5	23.9	15.7	27.2	15.1	25.6
19.1	22.1	23.9	11.2	18.0	-	18.3	6.1
-	-	-	-	-	-	-	-
-	-	-	-	-	-	-	-
-	-	-	-	-	-	-	-
-	-	-	-	-	-	-	-
19.4	23.7	21.3	18.3	19.2	45.1	19.9	22.6
19.0	54.0	28.0	-	19.0	0.0	21.8	28.0
17.5	204.0	20.2	23.3	28.0	-	21.4	39.3
20.0	37.9	20.3	18.2	15.3	91.9	20.1	30.1
20.1	19.3	21.0	17.8	19.9	36.5	19.5	24.0
20.1	18.2	18.6	18.3	16.4	32.4	18.4	20.4
19.2	16.2	19.5	11.4	15.9	28.4	17.1	14.5
19.6	16.8	18.4	14.4	22.6	43.3	12.9	15.0
19.4	21.1	19.8	17.2	17.4	37.5	14.1	18.9
21.2	18.8	21.6	13.6	17.2	39.3	17.7	36.0
18.2	66.3	19.8	13.4	18.9	87.6	21.3	31.1
28.0	0.0	21.7	20.5	18.4	41.8	23.0	27.7
-	-	23.2	13.9	19.9	30.6	26.3	27.3
-	-	-	-	-	-	-	-
-	-	-	-	-	-	-	-
-	-	-	-	-	-	-	-

· 저자 ·

김상아 동서울대학 실버복지과 교수
사회복지학과 보건학 두 분야에서 박사학위를 전공하고 복지와 보건서비스의 통합 제공 및 정신보건 관련
연구를 수행하고 있으며, 강릉시정신보건센터와 알코올상담센터 센터장으로 지역사회 정신보건사업에 참여
하고 있다.

박웅섭 관동의대 예방의학교실 주임교수
취약계층과 주민들의 건강증진을 위한 지역보건정책, 의료생협, 지방자치활동에 참여하고 있으며 지역에서
노숙자쉼터, 취약아동들의 정신보건안전망, 오벽지 농촌노인들의 진료활동을 통해 현실 참여를 위해 노력
하고 있다.

최명희 강릉시정신보건센터 연구실장
정신전문간호과정을 전공하고, 신경정신과 관련 현장의 모든 분야를 경험하며 정신질환자의 임상적 관리와
재활에 노력을 기울여왔다. 강릉시정신보건센터에서 연구와 홍보 사업을 담당하고 있으며, 강릉시 관내 정
신건강증진 교육 및 정신장애인의 정신사회재활 프로그램을 진행하고 있다.

허영혜 관동의대 예방의학교실 연구강사
학부와 대학원에서 사회복지학을 전공하였으며, 지역사회의 알코올 문제와 정신건강, 건강생활실천에 많은
관심을 가지고 관련 연구를 수행하고 있다.

(저자명은 가나다순입니다.)

2007 강릉시

정신건강 실태와 대응전략

· 초판 인쇄	2007년 12월 27일
· 초판 발행	2007년 12월 27일
· 지 은 이	김상아 · 박웅섭 · 최명희 · 허영혜
· 펴 낸 이	채종준
· 펴 낸 곳	한국학술정보㈜
	경기도 파주시 교하읍 문발리 513-5
	파주출판문화정보산업단지
	전화 031) 908-3181(대표) · 팩스 031) 908-3189
	홈페이지 http://www.kstudy.com
	e-mail(출판사업부) publish@kstudy.com
· 등 록	제일산-115호(2000. 6. 19.)
· 가 격	14,000원

ISBN   978-89-534-8490-0 93510 (Paper Book)
          978-89-534-8491-7 98510 (e-Book)